Ovarialkarzinom

# Ovarialkarzinom

Fortschritte für das diagnostische und therapeutische Handeln

Herausgegeben von Josef Zander

Mit Beiträgen von

A.C. Almendral; A. Atzinger; J. Baltzer; A. Breit; K.W. Brunner;
J. Derbolowsky; M. Eder; O. Käser, Chr. Köhler; E. Kuß;
A. Leonhardt; H. Lochmüller; K.J. Lohe, H. Merkl; A. Pfleiderer;
U. Rhode; F. Rutledge; E. Schneider; H. Schuster; H.-J. Soost;
H. Vahrson; J. Zander

Mit 91 Abbildungen und 96 Tabellen

Urban & Schwarzenberg · München–Wien–Baltimore 1982

Anschrift des Herausgebers:

Herr Professor Dr. med. J. Zander, Direktor der I. Frauenklinik der Universität, Maistraße 11, 8000 München 2

Gebrauchsnamen, Handelsnamen, Warenbezeichnungen und dergleichen, die in diesem Buch ohne besondere Kennzeichnung aufgeführt sind, berechtigen nicht zu der Annahme, daß solche Namen ohne weiteres von jedem benützt werden dürfen. Vielmehr kann es sich auch dann um geschützte Warenzeichen handeln.

**CIP-Kurztitelaufnahme der Deutschen Bibliothek**

**Ovarialkarzinom :** Fortschritte für d. diagnost.
u. therapeut. Handeln / hrsg. von Josef Zander.
Mit Beitr. von: Almendral, A.C. ... – München ;
Wien ; Baltimore : Urban und Schwarzenberg,
1982.
  ISBN 3-541-10591-7
NE: Zander, Josef [Hrsg.]; Almendral, Alfonso C.
[Mitverf.]

Alle Rechte, auch die des Nachdrucks, der Wiedergabe in jeder Form und der Übersetzung in andere Sprachen behalten sich Urheber und Verleger vor. Es ist ohne schriftliche Genehmigung des Verlages nicht erlaubt, das Buch oder Teile daraus auf fotomechanischem Wege (Fotokopie, Mikrokopie) zu vervielfältigen oder unter Verwendung elektronischer bzw. mechanischer Systeme zu speichern, systematisch auszuwerten oder zu verbreiten (mit Ausnahme der in den §§ 53, 54 URG ausdrücklich genannten Sonderfälle).
Satz und Druck: Passavia. Printed in Germany.
© Urban & Schwarzenberg. Wien – München – Baltimore 1982.

ISBN 3-541-10591-7

## Vorwort

Die hohe Sterblichkeitsrate durch das Ovarialkarzinom hat einen erheblichen Anteil an der Gesamtsterblichkeit an allen Malignomen des weiblichen Genitales. Ovarialkarzinome werden in der Mehrzahl der Fälle erst erkannt, wenn sie nicht mehr heilbar sind. Bemühungen, die Frühdiagnostik zu verbessern, blieben bisher ohne Erfolg. In der Behandlung fortgeschrittener Ovarialkarzinome sind gewisse Fortschritte zu verzeichnen; sie haben aber die Sterblichkeitsraten bis heute nicht wesentlich vermindert.
Das Ovarialkarzinom bedarf aus solchen Gründen höchster klinischer und wissenschaftlicher Aufmerksamkeit. Fortschritte können nur erzielt werden, wenn die Bekämpfung dieser Krebsform multidisziplinär erfolgt.
Diese Monographie ist aus einer Fortbildungsveranstaltung der I. Frauenklinik der Universität München in Verbindung mit dem Tumorzentrum München, welche im März 1980 stattfand, entstanden. Sie hatte das Ziel, Diagnostik und Behandlung des Ovarialkarzinoms aus multidisziplinärer Sicht für die ärztliche Praxis darzustellen.
Die Vorträge wurden durch Ergänzungen und Erweiterungen dem Charakter der Monographie angepaßt. Allen Autoren möchte ich herzlich für ihre Bereitschaft zur Mitarbeit danken.

München, Juli 1982 *Josef Zander*, München

*Herrn Professor Dr. med. Otto Käser aus Basel,
dem die operative Gynäkologie so viel zu danken hat,
zur Vollendung des 70. Lebensjahres gewidmet.*

# Inhaltsverzeichnis

**Vorwort** .......................... V

**1 Ovarialkarzinom – Problemkarzinom.**
*J. Zander* ........................ 1

1.1 Wachstum und Ausbreitung ......... 1
1.2 Früherkennung .................... 1
1.3 Stadieneinteilung ................. 2
1.4 Chirurgische Behandlung .......... 2
1.5 Chemotherapie .................... 2
1.6 Strahlenbehandlung ............... 3
1.7 Second-Look-Operation ............ 3
1.8 Lebensverlängerung versus Lebensqualität ........................... 4
1.9 Nachsorge ........................ 5
1.10 Behandlung und Nachsorge auf multidisziplinärer Grundlage ............ 5
1.11 Prophylaxe ....................... 5
1.12 Klinische Forschung .............. 5
1.13 Schlußfolgerung .................. 6

**2 Häufigkeit und Epidemiologie.**
*A. Pfleiderer* .................... 7

2.1 Risikofaktoren des Ovarialkarzinoms . 8
2.2 Probleme epidemiologischer Analysen . 8
2.3 Die Häufigkeit des Ovarialkarzinoms . 9
2.4 Analyse der Risikofaktoren ........ 13
2.5 Schlußfolgerungen ................ 18
Literatur ........................... 19

**3 Klassifikation der Ovarialtumoren.**
*M. Eder* .......................... 22

3.1 Die häufigen, allgemeinen, epithelialen Tumoren ............... 24
3.2 Die Keimstrang-Stroma-Tumoren .... 27
3.3 Die Keimzelltumoren .............. 28
3.4 Schlußfolgerungen ................ 29
Literatur ........................... 29

**4 Ausbreitung, klinische Stadieneinteilung und Symptome.** *K. J. Lohe* und *J. Baltzer* 31

4.1 Ausbreitung ...................... 31
4.2 Klinische Stadieneinteilung ....... 32
4.3 Symptomatik ...................... 33
4.4 Schlußfolgerung .................. 34
Literatur ........................... 34

**5 Ansätze zur Frühdiagnostik des Ovarialkarzinoms.** *H. J. Soost* ......... 35

5.1 Tumorzellen in Zervix- und Vaginalschnitten .......................... 35
5.2 Untersuchung von Douglas-Punktaten . 36
5.3 Feinnadelpunktion von Ovarialtumoren 37
5.4 Schlußfolgerung .................. 39
Literatur ........................... 40

**6 Ansätze zur Chemie und Immunologie des Ovarialkarzinoms.** *E. Kuß* ....... 41

6.1 Definition und Klassifizierung von „Tumor-Markern" ................... 41
6.2 Ovarialkarzinome mit zelltypischen Markern .......................... 44
6.2.1 Stromazell-Karzinome ............ 44
6.2.2 Keimzell-Karzinome .............. 49
6.2.3 Schlußfolgerung ................. 49
6.3 Ovarialkarzinome ohne zelltypischen Marker ........................... 49
6.3.1 Karzinoembryonale Marker ........ 49
6.3.2 Nicht-karzinoembryonale Marker .. 52
6.3.3 Schlußfolgerung ................. 57
Literatur ........................... 57

**7 Radiologische Diagnostik unter besonderer Berücksichtigung der Computertomographie.** *A. Breit*, *U. Rohde* und *A. Atzinger* ........................ 63

7.1 Herkömmliche radiologische Methoden 63
7.1.1 Nicht invasive radiologische Methoden 63
7.1.2 Invasive radiologische Methoden .. 63
7.2 Computertomographie ............. 65
7.3 Schlußfolgerung .................. 70
Literatur ........................... 70

**8 Ultraschalldiagnostik.** *J. Baltzer* und *Chr. Köhler* ........................ 72

8.1 Ergebnisse der Ultraschalldiagnostik . 72
8.2 Bewertung der Ultraschalldiagnostik beim Ovarialkarzinom ............. 76
8.3 Schlußfolgerung .................. 76
Literatur ........................... 77

## Inhaltsverzeichnis

**9 Chirurgie der malignen Ovarialtumoren.**
*O. Käser* und *A.C. Almendral* ......... 78

9.1 Präoperative Maßnahmen ............ 78
9.2 Chirurgische Stadieneinteilung ........ 79
9.3 Situationen bei der Laparotomie ...... 81
9.4 Grenzen der chirurgischen Therapie ... 83
9.5 Zusätzliche operative Maßnahmen .... 84
9.6 Die sekundären Operationen ......... 85
9.7 Bedeutung und Platz der Laparoskopie . 85
9.8 Schlußfolgerung ................... 86
Literatur ........................ 86

**10 Die radiologische Behandlung unter Einschluß der Instillationstherapie.**
*H. Vahrson* ...................... 88

10.1 Perkutane Bestrahlungsmethoden ..... 88
10.2 Kolloidale Strahler ................. 89
10.3 Wert der Bestrahlungsverfahren ....... 93
10.4 Wertigkeit der gesamten postoperativen Behandlung ...................... 98
10.5 Schlußfolgerung ................... 99
Literatur ........................ 99

**11 Testung der Tumorsensibilität gegen Zytostatika.** *A. Pfleiderer* ............ 100

11.1 Methoden der Tumorsensibilitätstestung 100
11.2 Die Chemosensibilitätstestung nach Volm .......................... 101
11.3 Die Einbauraten und ihre Beziehung zu klinischen Parametern ........... 102
11.4 Die Beziehung der Meßergebnisse zum klinischen Verlauf unter Chemotherapie 102
11.5 Schlußfolgerung ................... 104
Literatur ........................ 104

**12 Chemotherapie des fortgeschrittenen Ovarialkarzinoms.**

Erfahrungen am M.D. Anderson-Hospital und Tumor-Institut der Universität von Texas, Houston/USA. *F. Rutledge* ..................... 106

12.1 Mono- und Polychemotherapie und ihre Ergebnisse ................... 106
12.2 Fälle mit günstiger Prognose für die Chemotherapie ................... 109
12.3 Toxische Wirkungen von Zytostatika .. 111
12.4 Schlußfolgerungen ................. 112

**13 Erfahrungen in der Behandlung des fortgeschrittenen Ovarialkarzinoms in der Schweiz.** *K.W. Brunner* .............. 114

Literatur ........................ 117

**14 Zusammenstellung der beim Ovarialkarzinom am häufigsten angewandten zytotoxisch wirksamen Substanzen.**
*J. Zander* ......................

14.1 Gruppe Alkylantien ................ 118
14.2 Gruppe Antimetabolite ............. 122
14.3 Gruppe Antibiotika ................ 124
14.4 Gruppe Alkaloide ................. 126
14.5 Gruppe Varia .................... 128
Literatur ........................ 129

**15 Die Betreuung von Patientinnen mit Ovarialkarzinom während und nach der Behandlung.** *H. Lochmüller, E. Schneider* und *J. Derbolowsky* ................ 130

15.1 Betreuung unmittelbar nach der Diagnosestellung und im Verlauf der Erstbehandlung ............... 130
15.2 Betreuung im Verlauf der Nachsorge . 132
15.3 Betreuung bei Fortschreiten der Erkrankung bzw. beim Rezidiv ...... 133
15.4 Betreuung von Patienten mit therapieresistentem Ovarialkarzinom ........ 133
15.5 Die Betreuung in der letzten Phase ... 134
15.6 Schlußfolgerungen ................. 134
Literatur ........................ 134

**16 Erfahrungen einer Nachsorgeklinik bei Patientinnen mit Ovarialkarzinom.**
*H. Merkl, A. Leonhardt* und *H. Schuster* 136

Schlußfolgerung ................. 140
Literatur ........................ 140

**17 Empfehlungen des Ausschusses „Onkologie" der Deutschen Gesellschaft für Gynäkologie und Geburtshilfe zur gegenwärtigen Situation der Diagnostik und Therapie des Ovarialkarzinoms** .... 141

17.1 Einleitung ....................... 141
17.2.1 Vorsorge und Früherkennung ....... 141
17.2.2 Verdachtsfall ..................... 142
17.2.3 Vorgehen bei Verdachtsfall .......... 142

| | | | |
|---|---|---|---|
| 17.3 | Prätherapeutische Diagnostik........ 142 | 17.6.2 | Chemoresistenz und Testung ........ 146 |
| 17.3.1 | Die präoperative Diagnostik bei sicherem oder wahrscheinlichem Malignom ...................... 142 | 17.6.3 | Auswahl der Präparate ............. 146 |
| 17.3.2 | Diagnostik bei Laparotomie......... 143 | 17.6.4 | Remission und Second-look-Operation ...................... 147 |
| | Primärtherapie ................... 144 | 17.6.5 | Dauer der Chemotherapie........... 147 |
| 17.4 | Operation ....................... 144 | 17.7 | Sonstige Medikamente bei der Zusatzbehandlung ................ 147 |
| 17.4.1 | Operation bei ein- oder doppelseitigem Ovarialkarzinom ohne Hinweis auf Metastasen ..................... 144 | 17.7.1 | Hormontherapie.................. 147 |
| | | 17.7.2 | Immuntherapie ................... 147 |
| 17.4.2 | Operation bei Ausbreitung im kleinen Becken .................. 144 | 17.8 | Die Behandlung der sogenannten Sekundärfälle ................... 147 |
| 17.4.3 | Operationen bei in gesamten Abdomen ausgedehntem Karzinomwachstum ... 144 | 17.8.1 | Progression trotz Chemotherapie..... 147 |
| 17.4.4 | Besondere Risiken bei und nach der Operation von Ovarialkarzinomen ... 145 | 17.8.2 | Wiederauftreten des Karzinoms nach Remission (Rezidiv)............... 148 |
| 17.5 | Strahlentherapie ................. 145 | 17.9 | Nachsorge ...................... 148 |
| 17.5.1 | Postoperative Strahlentherapie im Stadium I und II................. 145 | 17.9.1 | Die Nachsorge bei radikal operiertem Ovarialkarzinom.................. 148 |
| 17.5.2 | Postoperative Strahlentherapie beim Tumoraszites.................... 145 | 17.9.2 | Die Nachsorge bei nicht radikal operiertem Karzinom.............. 148 |
| 17.6 | Die Chemotherapie im Rahmen der Primärtherapie .................. 146 | 17.9.3 | Laboruntersuchungen ............. 148 |
| | | 17.9.4 | Invalidisierung oder soziale Hilfemaßnahmen? ................ 148 |
| 17.6.1 | Indikation zur Chemotherapie ....... 146 | | |

**Anschriften der Autoren** .............149

# 1. Ovarialkarzinom – Problemkarzinom

*Josef Zander*

Etwa 5% aller Krebsarten der Frau in den westlichen Ländern sind Ovarialkarzinome. Die Inzidenz liegt bei 10 bis 15 jährlich entdeckten Neuerkrankungen von 100000 Frauen. Die Wahrscheinlichkeit, daß eine Frau irgendwann in ihrem Leben an einem Ovarialkarzinom erkrankt, liegt etwa bei 1:100. Im Genitalbereich steht es in bezug auf die Häufigkeit unmittelbar hinter dem Karzinom der Cervix uteri und des Endometriums an dritter Stelle.

Die *5-Jahres-Überlebensraten* sind mit 20–30% sehr viel niedriger als die aller anderen Karzinome im Genitalbereich. Die hohe Sterblichkeitsrate von Frauen mit Ovarialkarzinom bildet den Hauptanteil an der Sterblichkeit bei den Krebserkrankungen des weiblichen Genitales in ihrer Gesamtheit. 1973–1975 starben allein in den USA jährlich 10000 bis 11000 Frauen an einem Ovarialkarzinom.

Das Sterben an einem Ovarialkarzinom ist vielfach mit besonderem Leid verbunden. Jeder Frauenarzt, der Sterbende mit einem Ovarialkarzinom begleitet hat, weiß das. Der Patient nimmt die Entwicklung der ausgeprägten Kachexie bei gleichzeitig extrem gespanntem Abdomen vielfach sehr deutlich wahr und erkennt nicht selten die Hoffnungslosigkeit seines Zustands.

Die Bemühungen in den letzten Jahrzehnten haben zwar zu neuartigen, verbesserten und für die Zukunft auch hoffnungsvollen Behandlungsmöglichkeiten geführt; wirklich entscheidende Fortschritte sind aber bis heute noch nicht erzielt worden. In der Früherkennung sind wir keinen Schritt vorangekommen. Die Sterblichkeit bleibt unverändert hoch. Unter den Malignomen des weiblichen Genitales ist das Ovarialkarzinom nach wie vor in besonderer Weise das Problemkarzinom.

Im folgenden soll eingangs zu dieser Monographie eine Übersicht über die Besonderheiten dieses Karzinoms gegenüber anderen Krebsarten im Genitalbereich der Frau gegeben werden.

## 1.1 Wachstum und Ausbreitung

Ovarialkarzinome zeigen eine ausgeprägte Variabilität in ihrer malignen Potenz. Zwischen den gutartigen epithelialen Tumoren und den Karzinomen stehen die „Borderline-Fälle" mit geringer maligner Potenz. Sie weisen zwar epitheliale, dem Karzinom entsprechende Zellproliferationen auf; eine Invasion des Stromas durch die Tumorzellen ist jedoch nicht erkennbar. Im übrigen finden sich alle Differenzierungsgrade von gut differenzierten (Grad 1) bis zu weitgehend entdifferenzierten, anaplastischen Tumoren (Grad 3).

Anders als bei den übrigen Karzinomen im Genitalbereich steht bei Ovarialkarzinomen über eine relativ lange Zeit weniger das aggressive Wachstum gegen das unmittelbar angrenzende Gewebe, sondern vielmehr das Wachstum *entlang* den intraabdominalen Wand- und Organstrukturen im Vordergrund. An den Folgen *dieses* spezifischen Wachstums und nicht an den Folgen der Zerstörung intraabdominaler Strukturen sterben dann auch die meisten Patienten.

## 1.2 Früherkennung

Einer der Hauptgründe für die hohe Sterblichkeit ist in dem völligen *Versagen der Früherkennung* zu suchen. In seinen frühen intraabdominalen Entwicklungsstadien mit noch relativ günstiger Prognose ist dieses Karzinom in der Mehrzahl der Fälle nicht tastbar. Die vielfach sehr weichen tumorösen Veränderungen an den Ovarien entziehen sich bei den üblichen Vorsorgeuntersuchungen dem Tastvermögen auch erfahrener Untersucher. Eine charakteristische Frühsymptomatik fehlt.

Entwickeln sich Symptome mit tastbaren Tumoren, Zunahme des Leibesumfangs und Gewichtsverlust, so ist das Karzinom in der Regel schon weit fortgeschritten und vielfach unheilbar. In etwa 60 bis 80% aller Ovarialkarzinome wird die Diagnose erst gestellt, wenn das Stadium III oder IV erreicht ist. Versuche, spezifische Methoden für die Früherkennung zu entwickeln, welche für Vorsorgeuntersuchungen großer Populationen geeignet wären, sind bisher gescheitert.

Von seiten der Frauen werden in die üblichen Vorsorgeuntersuchungen im Genitalbereich in Hinsicht auf eine frühzeitige Erkennung oder gar Verhinderung eines Ovarialkarzinoms vielfach zu hohe Erwartungen gesetzt. Gerade dieses Malignom im Genitalbereich kann – auch bei regelmäßigen gynäkologischen Vorsorgeuntersuchungen – zumeist nicht rechtzeitig erkannt werden.
(Vgl. Kap. 5)

## 1.3 Stadieneinteilung

Die primäre klinische Stadieneinteilung ist beim Ovarialkarzinom, abgesehen von ihrer Unzuverlässigkeit, auch praktisch ziemlich bedeutungslos. Eine Laparotomie ist ganz unabhängig von der klinischen Stadieneinteilung bei Verdacht auf Ovarialkarzinom immer als primäre Maßnahme erforderlich. Grundlage für das weitere Vorgehen ist die operative Stadieneinteilung (operative staging). Ihre Festlegung erfolgt durch eine systematische Untersuchung der gesamten Bauchhöhle anläßlich der Operation. Sie wird durch die histologische Untersuchung verdächtiger Gewebsstrukturen in den verschiedenen Regionen der Bauchhöhle ergänzt (histologische Stadieneinteilung).
(Vgl. Kap. 9.2)

## 1.4 Chirurgische Behandlung

Aus dem Vorhergesagten ergibt sich, daß das erste Ziel der primären chirurgischen Maßnahme eine möglichst zuverlässige Diagnostik der intraabdominalen Ausbreitung des Ovarialkarzinoms ist.

*Therapeutisches Ziel* der chirurgischen Behandlung ist bei einem frühen Entwicklungsstadium die vollständige Entfernung der Ovarialtumoren unter Einschluß der unmittelbar gefährdeten Nachbarorgane (Uterus und Tuben) und des ebenfalls gefährdeten großen Netzes. Bei fortgeschrittenen Krebsen (Stadium III und IV) besteht das therapeutische Ziel darin, soviel Tumorgewebe wie nur möglich zu entfernen, auch wenn von vornherein klar ist, daß die vollständige operative Entfernung des Ovarialkarzinoms unmöglich ist. Bei weitgehender Reduktion der größeren Tumormassen in der gesamten Bauchhöhle bis zu Resttumoren mit einem Durchmesser von weniger als 1,5 bis 2,0 cm (minimal residual disease) können durch die nachfolgende Chemotherapie eindeutig bessere Resultate erzielt werden. Man spricht deshalb bei den fortgeschrittenen Ovarialkarzinomen auch von der zytoreduktiven chirurgischen Behandlung, deren Aufgabe in erster Linie darin besteht, günstige Voraussetzungen für die Chemotherapie zu schaffen.

Eine mehr konservativ-operative Einstellung, welche wohl unter dem Einfluß allzu großer Hoffnungen entstand, die man anfänglich in die Chemotherapie setzte, ist inzwischen weitgehend aufgegeben worden. Selbstverständlich ist das Ausmaß der Radikalität des operativen Vorgehens gegenüber den damit verbundenen Risiken ganz besonders auch bei den vielfach älteren Patienten im Einzelfall abzuwägen.
(Vgl. Kap. 9)

## 1.5 Chemotherapie

Erfahrungen für die Chemotherapie liegen für die Behandlung des Ovarialkarzinoms seit mehr als 30 Jahren vor. Aus der ursprünglichen Monotherapie entwickelte sich mit der Entdeckung neuer wirksamer Substanzen die Polychemotherapie. Methoden zur Prüfung der Tumorsensibilität auf die einzelnen Zytostatika sind noch in der Erforschung. Man hofft, dadurch Hinweise für einen mehr tumorspezifischen Einsatz der Chemotherapie zu erhalten.

Gegenüber allen anderen Malignomen im Genitalbereich nimmt die Chemotherapie in der Behandlung des Ovarialkarzinoms heute eine absolute Sonderstellung ein. Bei einem beträchtlichen Anteil vor allem der fortgeschrittenen Karzinome der Stadien III und IV können eindeutige Tumorremissionen erzielt werden, die zwar in der Mehrzahl der Fälle relativ kurzfristig sind, aber doch vielfach zu einer für die Patienten sehr spürbaren Minderung des Leidens führen. In etwa 10 bis 20% dieser Patienten kommt es sogar zu vollständigen Tumorremissionen mit Überlebenszeiten von mehr als 5 Jahren (Abb. 1-1).

Die Analyse solcher Fälle hat ergeben, daß bei einer systematischen postoperativen Chemotherapie die Chancen für eine lange Überlebenszeit, vielleicht sogar Heilung, unter folgenden Bedingungen verhältnismäßig günstig sind: Die Patientin soll nicht älter als 45 Jahre sein, der Tumor soll histologisch den Reifegrad 1 aufweisen, bei der vorausgegangenen chirurgischen Behandlung sollen belassene Tumorreste höchstens einen Durchmesser von 2 cm haben (minimal residual disease).

Obwohl Beobachtungen dieser Art Anlaß zu Hoffnungen für die weitere Entwicklung der Chemotherapie geben, stehen im Augenblick für die Mehrzahl der Patientinnen mit Ovarialkarzinom noch immer die Enttäuschungen im Vordergrund.
(Vgl. Kap. 12, 13, 14)

## 1.6 Strahlenbehandlung

Über den Einsatz und die Wirksamkeit radiologischer Behandlungsmethoden sind die Auffassungen unterschiedlich. Die intraabdominale Instillation von Radiogold war zunächst durch hohe Komplikationsraten belastet. In den letzten Jahren hat die Anwendung radioaktiver Isotope ($^{198}$Au, $^{90}$Y, $^{32}$P) jedoch durch sorgfältige klinische Studien als Zusatzbehandlungsmethode bei den frühen Stadien des Ovarialkarzinoms wieder an Bedeutung gewonnen. Die perkutane Bestrahlung hat möglicherweise ebenfalls ihr Anwendungsgebiet. Klare Richtlinien, die von allen Seiten akzeptiert werden können, fehlen.
(Vgl. Kap. 10)

## 1.7 Second-Look-Operation

Ziel dieser Zweitoperation ist heute in erster Linie die sorgfältige Kontrolle des Erfolgs einer chemotherapeutischen Behandlung. Sie ist allen indirekten Methoden zur Ermittlung des intraabdominalen Befundes (Palpation, Ultraschallschnittbild, Computertomographie) an Präzision überlegen. Das Ergebnis des Vergleichs der Befunde bei der Second-look-Operation mit den Befunden der primären operativen Behandlung ist eine wichtige Entscheidungshilfe für das weitere chemotherapeutische

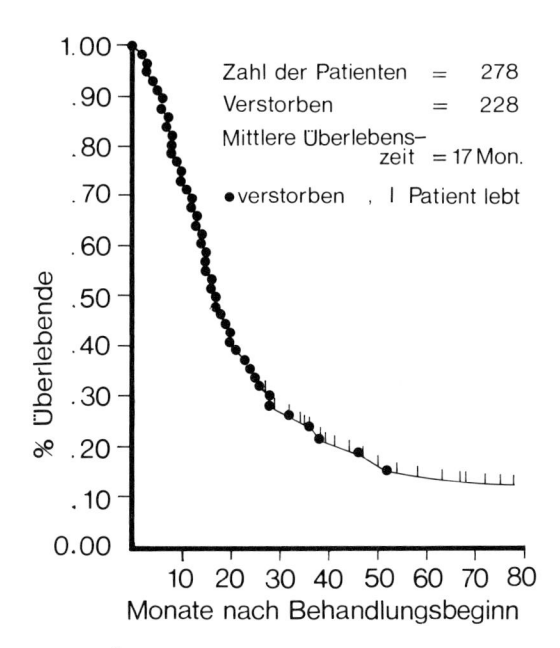

*Abb. 1-1.* Überlebenszeit bei 278 Patienten mit fortgeschrittenem Ovarialkarzinom der Stadien III und IV. Es handelt sich um Patientinnen des M.D. Anderson Hospitals und Tumor Instituts der Universität von Texas in Houston, USA. Die Patienten wurden postoperativ chemotherapeutisch behandelt.
(Nach J.T. Wharton, J. Herson, C.L. Edwards, J. Seski und M.P. Hodge in: Therapeutic Progress in Ovarian Cancer, Testicular Cancer and the Sarcomas, Hrsg.: A.T. van Oosterom, F.M. Muggia und F.J. Cleton, Leiden University Press (1980) 95.)

# 1. Ovarialkarzinom – Problemkarzinom

Vorgehen (Weiterführen, Veränderung oder vollständiges Absetzen der Chemotherapie). Die Komplettierung der chirurgischen Behandlung durch sekundäre Adnektomie, Hysterektomie und Omentektomie bei vorher inoperablem Befund kann nach erfolgreicher Chemotherapie durchaus möglich sein, steht aber für die Indikationsstellung für eine Second-look-Operation nicht mehr im Vordergrund. Sie ist vielmehr ein diagnostisches Hilfsmittel für eine möglichst effektive Chemotherapie und gleichzeitig auch zur Verhütung einer Überbehandlung mit Zytostatika.
(Vgl. Kap. 9.6)

## 1.8 Lebensverlängerung versus Lebensqualität

Auch wenn ein Ovarialkarzinom nicht mehr heilbar ist, wird es das Ziel der Behandlung sein, das Leben der Patientin so lange wie möglich unter optimalen Bedingungen zu verlängern. Die operativen, radiologischen und chemotherapeutischen Behandlungsmethoden können aber beim Ovarialkarzinom je nach Radikalität und Aggressivität und Toxizität auch bei beachtlicher Lebensverlängerung gleichzeitig zu einer erheblichen Einschränkung des körperlichen und auch des psychischen Wohlbefindens führen. Dem Kriterium der Lebensverlängerung muß deshalb das Kriterium der Lebensqualität zur Seite gestellt werden.

Zuverlässige *Parameter* für die Messung der Lebensqualität stehen allerdings bis heute nicht zur Verfügung. Es ist zu bezweifeln, daß es sie je geben wird. Die individuelle Einstellung des Patienten zu seinem Leben müßte in jedem Fall mit berücksichtigt werden. Das bekannte, 1949 von Karnofsky u. Burchenal angegebene Schema kann einige grobe Hinweise geben, mehr nicht.

Trotzdem muß sich der Arzt bei seinen Überlegungen über eine möglichst optimale Behandlung immer wieder mit der Lebensqualität seines Patienten auseinandersetzen. Hier warten auf den Arzt als Begleiter seines krebskranken Patienten besonders dringliche, zeitaufwendige und höchst differenzierte ärztliche Aufgaben. Das Problem Lebensverlängerung–Lebensqualität soll mit den Abb. 1-2 bis 1-4 noch deutlicher gemacht werden.

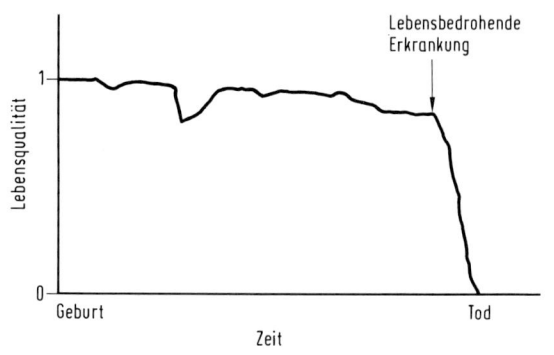

*Abb. 1-2.* Schematische Darstellung der sogenannten Lebensqualität von der Geburt bis zum Tod. Die Unregelmäßigkeiten der Lebenskurve sollen Perioden des Gesund- und Krankseins andeuten.
(Nach R.S. Bush: Malignancies of the Ovary, Uterus, and Cervix. Edward Arnold Publishers, London (1979).)

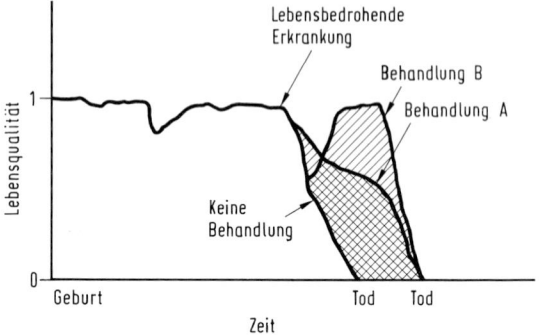

*Abb. 1-3.* Bei einer lebensbedrohlichen Erkrankung bewirken die Behandlungsmethoden A und B eine gleiche Überlebenszeit. Gegenüber Behandlung B muß jedoch bei Behandlung A eine eingeschränkte Lebensqualität in Kauf genommen werden. Aus dieser Sicht ist Methode B eindeutig überlegen.
(Nach R.S. Bush: Malignancies of the Ovary, Uterus and Cervix. Edward Arnold Publishers, London (1979).)

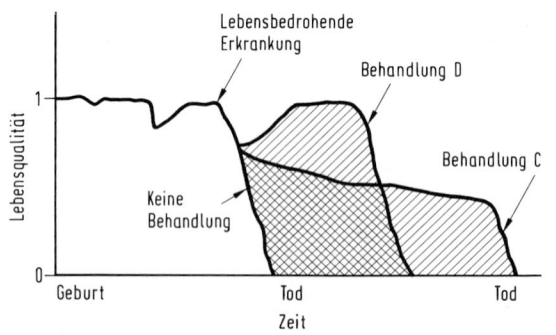

*Abb. 1-4.* Behandlung C bewirkt eine wesentlich längere Überlebenszeit als Behandlung D. Umgekehrt ist die Lebensqualität bei Behandlung C gegenüber Behandlung D deutlich eingeschränkt. Zwischen den Alternativen, kürzere Lebenszeit bei guter Lebensqualität und längere Lebensdauer bei eingeschränkter Lebensqualität, müssen Patient und Arzt ihre Entscheidung finden.

## 1.9 Nachsorge

Die Nachsorge bei Patientinnen mit Ovarialkarzinom ist äußerst aufwendig und bedarf eines intensiven ärztlichen Einsatzes und Engagements. Sie schließt häufig die Überwachung der Chemotherapie mit ein. Die Intervalle für die Nachuntersuchungen können nicht schematisch festgelegt werden. Sie richten sich nach den Primärbefunden und nach dem Verlauf. In jedem Fall sind die Abstände zumindest in den ersten 2 bis 3 Jahren nach der Primärbehandlung sehr kurzfristig.

Bei den fortgeschrittenen Ovarialkarzinomen, also der Mehrzahl dieser Malignome, schließt die Nachsorge die Beurteilung des Behandlungserfolges der Chemotherapie mit ein. Der Zeitpunkt für eine Second-look-Operation und ggf. für eine Veränderung der Chemotherapie muß im Verlauf der Nachsorge festgelegt werden.

Die frühzeitige Diagnostik und Behandlung möglicher Folgeerkrankungen einer Strahlenbehandlung ebenso wie der Chemotherapie gehört ebenfalls zu den dringlichen Aufgaben der Nachsorge. Die verschiedenen toxischen Wirkungen der Zytostatika bedürfen der höchsten Aufmerksamkeit. Zieht man in Betracht, daß die Mehrzahl aller Patientinnen mit Ovarialkarzinom noch immer eine Lebenserwartung von höchstens 1 bis 2 Jahren hat, so ist klar, daß die Nachsorge auch des vollen menschlichen Einsatzes nicht nur für die Patientin, sondern vielfach auch für ihre unmittelbare Umgebung bedarf. (Vgl. Kap. 15 u. 16)

## 1.10 Behandlung und Nachsorge auf multidisziplinärer Grundlage

Die Behandlung und Nachsorge des Ovarialkarzinoms erfordert heute Kenntnisse und Erfahrungen in verschiedenen Spezialgebieten der Medizin. Ärzte stehen im Verlauf der Behandlung und der Nachsorge immer wieder vor neuen Entscheidungen, die einer sorgfältigen Risikoabwägung bedürfen.

Entscheidungen dieser Art können nur dann noch optimal sein, wenn sie auf multidisziplinärer Grundlage entstehen. Gynäkologen, Histopathologen, Radiologen und internistische Onkologen müssen deshalb vielfach in den Entscheidungsprozeß mit einbezogen werden.

## 1.11 Prophylaxe

Eine wirksame Prophylaxe gegen die Entstehung eines Ovarialkarzinoms ist z.Zt. nicht bekannt, es sei denn, man entfernt die Ovarien, bevor sich ein Krebs entwickelt. Viele Gynäkologen diskutieren mit ihren Patientinnen die Möglichkeit einer Adnektomie, wenn nach dem 45. Lebensjahr aus anderen Gründen ein operativer Eingriff im Genitalbereich angezeigt ist. Andere lehnen dies ab, weil sie der Überzeugung sind, es sei aus statistischer Sicht nicht zu rechtfertigen, noch funktionierende Ovarien zu entfernen, nur um damit einen Krebs dieses Organs zu verhindern. Die Meinungen gehen weit auseinander.

In jedem Fall müssen die mit der Entfernung der Ovarien verbundenen Risiken sorgfältig gegen die Risiken bei Belassung der Ovarien abgewogen werden. Besteht keine medizinische Indikation zur Entfernung der Ovarien, so wird jede Frau bei dem gegebenen Anlaß eines anderen Eingriffs vor der Menopause nach entsprechender Aufklärung letztlich ihre eigene Entscheidung finden müssen. Aus einer stärkeren Beachtung von Risikofaktoren aus der Anamnese kann sich in der Zukunft vielleicht eine gewisse Entscheidungshilfe ergeben. Einigkeit besteht darüber, daß bei Eingriffen im Genitalbereich nach Erlöschen der Ovarialfunktion die Ovarien immer mit entfernt werden sollen.

## 1.12 Klinische Forschung

Nur wenige Kliniken in der Welt verfügen über ein Krankengut, welches rein zahlenmäßig sorgfältig geplante klinische Studien über die Auswirkungen verschiedenartiger Behandlungsmethoden beim Ovarialkarzinom mit der Aussicht auf zuverlässige Resultate in einem annehmbaren Zeitraum zuläßt. Solche Studien werden durch die große Variabilität des Ovarialkarzinoms noch erschwert. Kooperative Studien mehrerer Kliniken sind infolgedessen nicht zu umgehen. Die Vergangenheit hat leider gezeigt, daß die notwendig langfristig angelegten Studien auf kooperativer Basis nicht selten aus den verschiedensten Gründen abgebrochen oder verändert werden, bevor überzeugende Resultate vorliegen. Die Beurteilung des Erfolgs von Behandlungsmethoden beim Ovarialkarzinom stieß in der Vergangenheit auf große Schwierigkeiten. Kriterien (in den anglo-amerikanischen Ländern auch als endpoints bezeichnet) waren in erster Linie Überlebensraten, Überlebenskurven, krankheitsfreie Intervalle und die Tumorgröße. Heute kann die Tumorgröße durch die Ultraschalldiagnostik und die Computertomographie besser objektiviert werden. Ebenso hat die Präzisierung der Stadieneinteilung durch das operative Staging anläßlich der Erstoperation im Verein mit der späteren Second-look-Operation wesentlich zur Objektivierung des Erfolgs vor allem von chemotherapeutischen Behandlungsmethoden beigetragen.

## 1.13 Schlußfolgerung

Unter den verschiedenartigen Krebsarten im Bereich des weiblichen Genitales haben sich für das Ovarialkarzinom die von der modernen Medizin erweckten Hoffnungen bisher am wenigsten erfüllt. Ovarialkarzinome können in der großen Mehrzahl nicht zeitig erkannt und dann auch nicht mehr geheilt werden. Diese Karzinome sind unter den Malignomen im Genitalbereich in besonderer Weise Problemkarzinome und werden es wohl auch in absehbarer Zeit bleiben. Gerade deshalb erfordern sie unsere volle Zuwendung nicht nur in der Forschung, sondern auch in der praktisch ärztlichen Tätigkeit.

# 2. Häufigkeit und Epidemiologie

## Eine Übersicht über den aktuellen Stand der Diskussion

*A. Pfleiderer*

In der Universitäts-Frauenklinik Freiburg hat sich in den letzten 30 Jahren die Zahl der primär behandelten Ovarialkarzinome verdoppelt. In Baden-Württemberg scheint seit 1974 die Zahl der jährlich an Ovarialkarzinomen Erkrankten von ca. 13 auf ca. 18 pro 100000 Frauen anzusteigen (Abb. 2-1). Nahezu alle modernen Analysen der Epidemiologie des Ovarialkarzinoms beginnen mit der Feststellung, daß heute in den USA und in Westeuropa jährlich mehr Frauen an einem Ovarialkarzinom sterben als an Korpus- und Zervixkarzinomen zusammen. Das Ovarialkarzinom gilt heute in Westeuropa als *dritthäufigste Todesursache* hinter dem Mamma- und dem Kolonkarzinom.

Die Zunahme der Häufigkeit des Ovarialkarzinoms in unseren Kliniken erklärt sich fast ausschließlich durch eine Zunahme der ausgedehnten Stadien (Tabelle 2-1). Wir nehmen an, daß das einerseits durch die bessere Erkennung und Diagnostik, auch bei älteren Frauen, andererseits durch eine Einweisung aller therapieungünstigen Fälle in die Zentralklinik, in der Hoffnung auf die Möglichkeiten einer modernen Chemotherapie, zustande kommt.

Die nach wie vor hohe Letalität und die seit Jahrzehnten unveränderten Heilungsresultate, die natürlich wesentlich durch die Verschiebung zu ungünstigeren Fällen beeinflußt werden, rückt die Sorge um eine Früherkennung dieses Karzinoms immer mehr in den Vordergrund. Da sich bisher keine Möglichkeiten abzeichnen, durch ein Massenscreening das Ovarialkarzinom frühzeitiger zu entdecken, steht heute die Suche nach den Risikofaktoren dieses Karzinoms im Vordergrund. So hat sich in den letzten Monaten und Jahren die Literatur über die Epidemiologie des Ovarialkarzinoms fast exponentiell vervielfacht.

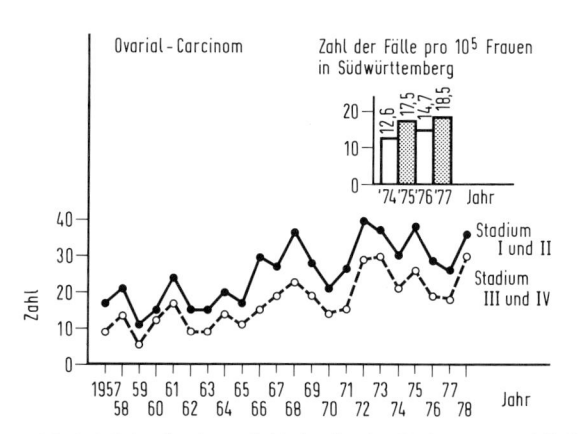

*Abb. 2-1.* Die absolute Zahl der in der Univ.-Frauenklinik Freiburg primär behandelten Ovarialkarzinome in den Jahren 1957 bis 1978 und die Inzidenz des Ovarialkarzinoms in Süd-Württemberg Hohenzollern 1974 bis 1977.

*Tabelle 2-1* Stadienverteilung

|  | Tübingen 1946–1956 | Freiburg 1957–1965 | Freiburg 1972–1976 | Annual Report 1963–1968 |
|---|---|---|---|---|
| Stadium I u. II | 45% | 38% | 28% | 47% |
| Stadium III u. IV | 55% | 62% | 72% | 53% |

## 2. Häufigkeit und Epidemiologie

Eine Analyse der Epidemiologie des Ovarialkarzinoms muß zu den Fragen Stellung nehmen:
Wie häufig ist das Ovarialkarzinom?
Nimmt die Zahl der Fälle tatsächlich zu?
Bei welchen Frauen besteht ein höheres Risiko, ein Ovarialkarzinom zu bekommen?

### 2.1 Risikofaktoren des Ovarialkarzinoms

Als Risikofaktoren werden heute diskutiert:

a. *Geographische Unterschiede*
Hier erhebt sich die Frage, ob es sich um rassische oder umweltbedingte Einflüsse handelt. Vieles spricht für Umweltfaktoren. Ist es die Ernährung, sind es die Spurenelemente, ist es der sozio-ökonomische Status oder das unterschiedliche generative Verhalten, das für die Häufigkeit verantwortlich gemacht werden muß?

b. *Endogene Faktoren*
Wie immer steht hier das Alter an erster Stelle. Daneben werden familiär-genetische Faktoren, bestimmte Blutgruppen, die Koinzidenz mit Mamma-, Endometrium- und Darmkarzinomen diskutiert. Schließlich spielen vielleicht eine Adipositas, Hypertonie und eine Art „endogener" Fertilität eine Rolle.

c. *Bestimmte Erkrankungen als Risikofaktoren*
Besondere Bedeutung wird dem Auftreten von Viruserkrankungen, insbesondere Mumps und Röteln zugemessen. Einige Untersuchungen beschäftigen sich mit der Frage der Appendektomie [37], einer Häufung von Gallenwegs- und Lebererkrankungen oder einer Jod-Mangel-Struma. Die Möglichkeit einer bestrahlungsbedingten Auslösung des Ovarialkarzinoms wird dagegen heute überall abgelehnt.

d. *Endokrine Faktoren und Ovulation*
Im Mittelpunkt der Diskussion stehen heute zweifelsohne endokrine Faktoren. Hier werden die Infertilität [25], die Ovulation, exogene Oestrogengaben und Menstruationsstörungen diskutiert.

### 2.2 Probleme epidemiologischer Analysen

Alle epidemiologischen Untersuchungen haben ihre eigenen Probleme: Von den nahezu zahllosen Möglichkeiten sind im Grunde nur wenige aus Krebsregistern erfaßbar. Dazu gehören im günstigsten Fall der histologische Typ, die geographische Verteilung, das Alter, die Koinzidenz mit anderen Karzinomen, der Familienstand und die Kinderzahl. Grundsätzliche Probleme aller solcher Register sind aber die Vollständigkeit der Erfassung und die Diagnostik im Einzelfall. Daran kranken alle auch noch so guten Krebsregister.

Als wichtigste Quellen einer solchen Analyse dienen heute die Datensammlung der UICC in dem Band „Cancer in 5 Continents" (Waterhouse u. Mitarb. 1976 [70]), der „US Third National Cancer Survey 1969 bis 1971", der ein Gebiet von ca. 21 Millionen Menschen umfaßt, die regionalen Krebsregister in der Bundesrepublik von Hamburg (Sachs u. Hasche 1974 [53]), Baden-Württemberg (Neumann 1979 [48]) und dem Saarland, die Daten aus Bulgarien (Velkov u. Monov 1971 [69], Tsvetanski u. Krusteva 1977 [68]), der CSSR (Rosol u. Mitarb. 1976 [50]), England (Beral u. Mitarb. 1978 [5], Newhouse u. Mitarb. 1977 [47]), Israel (Schenker u. Mitarb. 1968 u. 1978 [52, 53]), den Niederlanden (Hoogendoorn 1976 [31]) und den USA (Cole 1978 [16], Annegers u. Mitarb. 1979 [2], Krain 1972 [39], Soichet 1978 [61], Stewart u. Mitarb. 1966 [64], Sullivan u. Mitarb. 1972 [65]).

Alle uns speziell interessierenden Probleme, besonders über die Risikofaktoren, sind deshalb so nicht lösbar. Hier bleiben als Quelle nur sogenannte „Fall-Kontrollstudien". In solchen Studien werden Patientinnen mit einem Ovarialkarzinom sorgfältig analysiert und mit einem Fall für Fall ausgewählten Kontrollkollektiv verglichen.
Ich kenne bis heute 9 derartige Untersuchungen (Tab. 2-2), davon allein 4 aus dem vergangenen Jahr. Die Problematik aller solcher Untersuchungen liegt einerseits in der Auswahl des Kontrollkollektivs, andererseits in der Sorgfalt und Unvoreingenommenheit der Datenerfassung. Dadurch muß sich jede dieser Untersuchungen auf eine relativ kleine Fallzahl beschränken. Gerade die jüngsten Untersuchungen haben sich ganz besondere Mühe mit der Auswahl dieser Fälle und ihrer Analyse gegeben. Beachtung verdienen hier die Analysen von Joly u. Mitarb. (1974) [35], Newhouse u. Mitarb. (1977) [47], Annegers u. Mitarb. (1979) [2], Casa-

2.3 Die Häufigkeit des Ovarialkarzinoms

*Tabelle 2-2*  Vergleichende Untersuchungen zur Epidemiologie des Ovarialkarzinoms (sog. Fall-Kontroll-Studien)

| Autor | Jahr | Fallzahl | Kontrolle | Auswahl | wichtigste (signif.) Ergebnisse |
|---|---|---|---|---|---|
| West | 1966 | 97 | 91 | gutartige Ovarialtum. | Mumps <, Menstr. Irreg. |
| Wynder u. a. | 1969 | 158 | 132 | andere Patienten | Menstr. stärke, Dysmenorrhoe |
| Joly u. a. | 1974 | 399 | 395<br>362<br>396 | Nicht-neopl. Erkr.<br>Colo-rectale-Ca<br>Mamma-Ca | infertil, subfertil (Disposition) |
| Lau u. a. | 1977 | 149 | 149 | Gesunde Frauen | unverheiratet, Hypertonie |
| Newhouse u. a. | 1977 | 300 | 300 | Gyn. amb. Pat. | unverh., subfertil, Mumps <<br>Röteln <<br>Masern < |
|  |  |  | 300 | Pat. Allg.-Praxis | Ovulations-Hemmer < |
| Demopoulos u. a. | 1979 | 327 | 327 | Gyn. Pat. (Myomop.) | Nulliparität |
| Annegers u. a. | 1979 | 116 | 4 × 116 | Nicht-gyn. Pat. | Nullipar., weniger Hystrekt. |
| Casagrande u. a. | 1979 | 150<br>(< 50 J.) | 150 | Gesunde (umgeb. Haushalte) | Ovulation |
| McGowan u. a. | 1979 | 197 | 197 | Nicht-gyn. Pat. | Nullipar., subfertil, Röteln peripuerperas, prämenstr. Syndrom |

grande u. Mitarb. (1979) [14] sowie McGowan u. Mitarb. (1979) [44]. Überblickt man die wichtigsten Ergebnisse dieser Studien, so steht seit 1974 immer die Fertilität im weitesten Sinne im Vordergrund. Daneben wurden im wesentlichen nur Menstruationsstörungen und die Inzidenz von Virusinfekten als signifikante Unterschiede gefunden (Tab. 2-2).

## 2.3 Die Häufigkeit des Ovarialkarzinoms

Am Anfang jeder Analyse der Epidemiologie müssen die Daten über die Häufigkeit des Ovarialkarzinoms stehen. Aus den mir zugänglichen Arbeiten habe ich die wichtigsten Daten über die altersangepaßten Häufigkeiten in verschiedenen Ländern der Erde zusammengestellt, ohne auf Vollständigkeit Wert zu legen (Abb. 2-2). Es zeichnet sich ab, daß ca. 15 von 100 000 Frauen in den USA und in Westeuropa jährlich neu erkranken. An dieser Häufigkeit hat sich, soweit Daten von früher vorliegen, kaum etwas geändert. Ansteigende Häufigkeiten finden sich nur in Regionen, in denen früher wahrscheinlich die Erfassung schlechter gewesen ist. In der Häufigkeit darunter liegen Afrikaner, auch dann, wenn sie, entsprechend der weißen Bevölkerung wie in den USA, gut erfaßt sind [81]. Die niedrigsten Werte finden sich in Japan, das ein zuverlässiges Krebsregister besitzt.

Die leichter erfaßbaren *Mortalitätsdaten* geben ein entsprechendes Bild. Auch hier liegen in den letzten 20 Jahren die Werte in Westeuropa und in den USA gleichmäßig hoch, während die Zahlen in Japan sehr niedrig sind und nur eine langsam ansteigende Tendenz erkennen lassen [46].

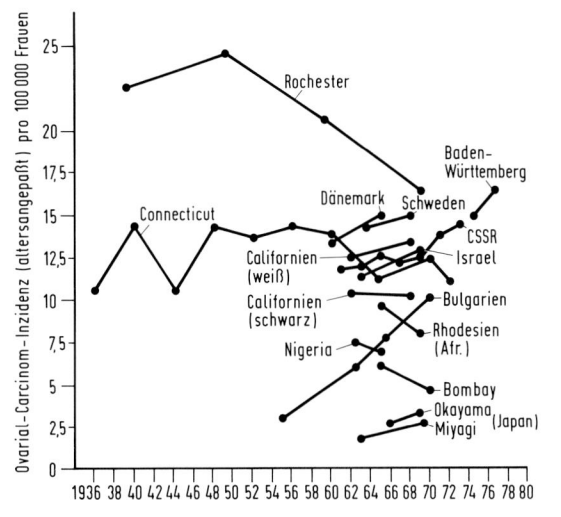

*Abb. 2-2.* Altersangepaßte Inzidenz des Ovarialkarzinoms in verschiedenen Staaten und Ländern zwischen 1936 und 1978.

## 2. Häufigkeit und Epidemiologie

### a. Geographische Verteilung

Überblickt man die altersspezifischen Inzidenzraten in Zahlen, so ergibt sich (Tab. 2-3), daß in den USA pro 100000 Frauen jährlich 13,6 vom weißen, 9,3 vom schwarzen und 6,7 vom chinesischen Bevölkerungsanteil erkranken. In Westeuropa finden wir Zahlen zwischen 10,9 in der Schweiz und 15,1 in Schweden. In Nigeria, Brasilien und Indien liegen die Zahlen deutlich tiefer. Die geringsten Inzidenzraten mit nur 2,8 bzw. 3,3 Fällen pro 100000 werden aus Japan berichtet.

Auch in Israel ist, wie in den USA, in den einzelnen Bevölkerungsgruppen die Ovarialkarzinomrate unterschiedlich (Abb. 2-3). Weitaus am häufigsten finden sich Ovarialkarzinome bei Juden aus Europa und Amerika, weniger häufig bei solchen aus Asien und aus Afrika. Sehr selten sind Ovarialkarzinome bei Nicht-Juden [53].

*Tabelle 2-3* Inzidenz des Ovarialkarzinoms (Altersspezifische Inzidenzrate, bezogen auf standardisierte Weltbevölkerung, [70]

|  | Ovar + Tube |
|---|---|
| Schweden | 15,1 |
| Juden geb. Europa, Amerika | 14,7 |
| Norwegen | 14,2 |
| Canada, British Columbia | 14,0 |
| USA California bay area (weiß) | 13,6 |
| USA Connecticut | 12,5 |
| DDR | 12,1 |
| BRD, Hamburg | 11,5 |
| Schweiz, Genf | 10,9 |
| Finnland | 10,4 |
| Quebec | 9,6 |
| USA California bay area (schwarz) | 9,3 |
| Nigeria, Ibadan | 7,0 |
| USA California bay area Chinesen | 6,7 |
| Brasilien, Sao Paulo | 6,3 |
| Israel. Juden geb. Afrika, Asien | 6,0 |
| Indien, Bombay | 4,8 |
| Japan, Okayama | 3,3 |
| Japan Miyagi | 2,8 |

### b. Histologie

Untersucht man in den USA die Häufigkeit des epithelialen und nicht epithelialen Ovarialkarzinoms (Abb. 2-4), so zeigt sich, daß nur die epithelialen Ovarialkarzinome, nicht die nichtepithelialen, bei allen anderen Rassen seltener sind als beim weißen Bevölkerungsanteil [71].

Das gilt für alle Formen epithelialer Ovarialkarzinome: Die serösen, die muzinösen, die endometrioiden und die hellzelligen. Sie sind alle bei der weißen Rasse trotz geringer Unterschiede häufiger (Tab. 2-4). Malignome des Ovarialstromas dagegen, besonders die Granulosazelltumoren und Malignome der Keimzellen, also Dysgerminome und maligne Teratome, sind bei allen Rassen gleich häufig [72].

Diese Unterschiede lassen sich nicht allein mit rassischen Besonderheiten erklären, da sich die in die USA eingewanderten Japaner schon in der 2. Generation in der Ovarialkarzinomhäufigkeit nahezu an die weiße Bevölkerung der USA angepaßt haben

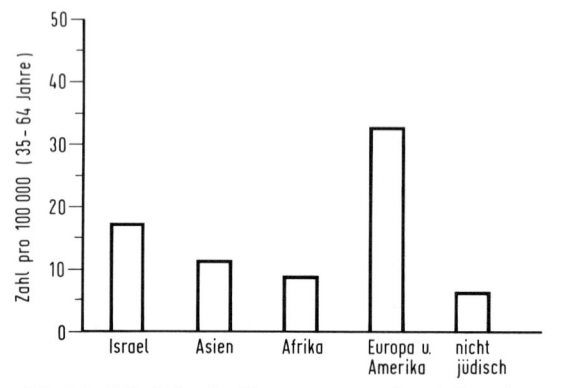

*Abb. 2-3.* Jährliche Inzidenzrate von Ovarialkarzinomen standardisiert für die gesamte jüdische Bevölkerung (35–64 Jahre, 1966–1971) nach dem Kontinent der Geburt (nach Schenker und Mazzor, 1978) [53]

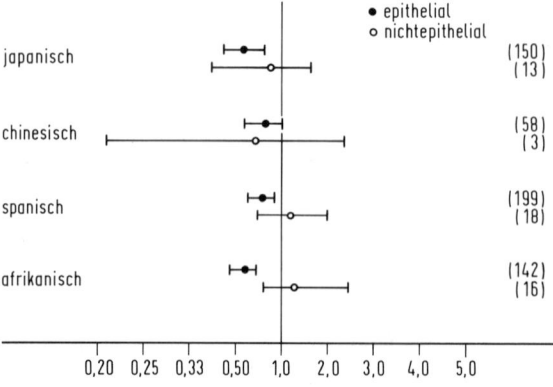

*Abb. 2-4.* Inzidenzrate der epithelialen und nichtepithelialen Ovarialkarzinome bei Frauen von 4 rassisch-ethnischen Gruppen in Beziehung zur Rate bei weißen Frauen. Standardisiert nach Alter und Region mit 95% Konfidenzgrenzen (nach Weiss u. Mitarb. 1977) [72]

2.3 Die Häufigkeit des Ovarialkarzinoms

*Tabelle 2-4* Inzidenz des Ovarialkarzinoms nach histologischem Typ und Rasse (III[rd] Nat. Cancer Surv. 1969, 1971 nach Weiss u. Mitarb. 1977)

| Histologischer Typ | Weiß | | Schwarz | | Relation weiß/schwarz |
|---|---|---|---|---|---|
| | Rate | Zahl der Fälle | Rate | Zahl der Fälle | |
| Epitheliale Tumoren | | | | | |
| alle | 12,1 | 2323 | 8,2 | 232 | 1,5 |
| serös | 3,2 | 624 | 1,9 | 55 | 1,7 |
| muzinös | 2,0 | 373 | 1,3 | 38 | 1,5 |
| endometrioid/hellzellig | 0,6 | 118 | 0,4 | 10 | 1,6 |
| „papillär" | 3,1 | 602 | 2,2 | 62 | 1,4 |
| andere epitheliale | 3,2 | 606 | 2,5 | 67 | 1,3 |
| Nicht-Epitheliale Tumoren | | | | | |
| Keimzellen | 0,29 | 53 | 0,40 | 13 | 0,7 |
| Ovarialstroma | 0,27 | 52 | 0,30 | 9 | 0,9 |
| Alle Ovarialkarzinome | 13,8 | 2666 | 10,4 | 293 | 1,3 |

[20]. Ähnliches scheint auch für andere Rassen zu gelten.

c. *Alter*

Von besonderer Bedeutung für die Inzidenz ist zweifelsohne ihre Beziehung zum Alter. Die Häufigkeit des Auftretens eines Ovarialkarzinoms steigt nach dem 35. Lebensjahr gleichmäßig bis über das 70. Lebensjahr hinaus [17] (Abb. 2-5). Ob der Abfall danach real ist oder nur die schlechtere Erfassung bei alten Frauen widerspiegelt, sei dahingestellt. Die Mortalitätskurve läuft fast parallel und zeigt die ungünstige Prognose dieses Karzinoms [17]. Das wird besonders deutlich, wenn man die Kurven der Inzidenz des Korpuskarzinoms zum Vergleich heranzieht [17]. Auch hier findet sich ein steiler Anstieg, dann jedoch eine Abflachung und ein deutlicher Abfall. Die Mortalitätskurve liegt sehr viel niedriger und dokumentiert die günstigere Prognose dieses Karzinoms.

Wie Hoogendoorn (1976) [31] für die Niederlande zeigen konnte, so geht auch aus der Darstellung von Newhouse u. Mitarb. (1977) [47] hervor (Abb. 2-6), daß der Anstieg der Ovarialkarzinommortalität nahezu allein zu Lasten der Gruppe der über 65jährigen geht. So erklärt sich der Anstieg des Ovarialkarzinoms in Westeuropa und den USA wohl im wesentlichen durch eine bessere Erfassung dieses Karzinoms bei den an Zahl zunehmenden alten Frauen.

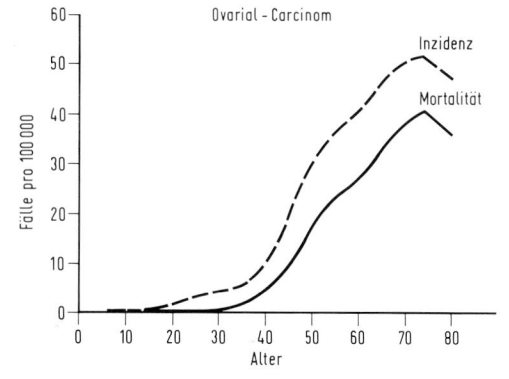

*Abb. 2-5.* Alter, Inzidenz und Mortalität am Ovarialkarzinom. Alle Frauen in USA 1970 (nach Cramer 1978)

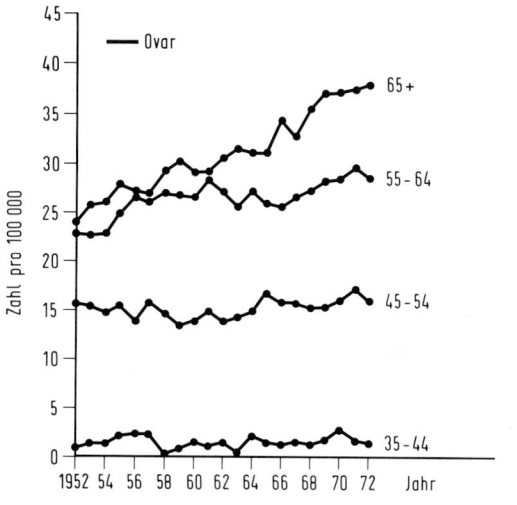

*Abb. 2-6.* Mortalitätsraten pro 100000 Frauen an Ovarialkarzinomen 1952–1972 (nach Newhouse u. a. 1977) [47]

## 2. Häufigkeit und Epidemiologie

### d. Koinzidenz mit anderen Karzinomen

Die Analyse von Krebsregistern erlaubt in besonderem Maße die Feststellung einer Koinzidenz verschiedener Karzinome (Tab. 2-5). So ergibt sich einerseits aus der Analyse von Mehrfachkarzinomen bei gleichen Patientinnen [9, 18, 30, 48, 55, 56], daß das Ovarialkarzinom am häufigsten mit Korpus- und Mammakarzinomen korreliert ist und fast nie zusammen mit einem Zervixkarzinom vorkommt.

*Tabelle 2-5* Ovarialkarzinom

Korrelation mit anderen Karzinomen

Mehrfachkarzinome
  Mamma   2 × Risiko    Ovar
  Ovar    4–5 × Risiko  Mamma
  höchste Korrelation mit Korpus, Mamma und Kolon

Geographische Verteilung
  Mortalität: Stärkste Korrelation: Mamma u. Ovar
  Inzidenz (USA)
    Mamma, Ovar u. Korpus (Cluster) korreliert untereinander und mit dem Cluster Magen-Darm-Karzinom bei Frau und Mann
    negative Korrelation zum Zervix-Karzinom

Die Analyse des US Cancer Survey durch Winkelstein u. Mitarb. (1977) [76] zeigt, daß in den einzelnen Regionen der USA in einer Bevölkerung von ca. 21 Millionen eine Häufung von Mamma-, Ovarial- und Korpuskarzinomen immer parallel geht und diese besonders häufig sind, wo Zervixkarzinome selten auftreten. Dieses Cluster „Mamma, Ovar, Korpus" zeigt eine hohe Korrelation zur Häufigkeit der Karzinome des Magen-Darm-Traktes bei Mann und Frau. Solche Erfahrungen, die in gleicher Weise für geographische Mortalitätsstatistiken gelten, weisen auf eine gemeinsame Ätiologie hin. Natürlich müssen hier in erster Linie Umweltfaktoren diskutiert werden. Das reziproke Verhalten zwischen Zervixkarzinomen auf der einen, Mamma-, Ovarial- und Korpuskarzinomen auf der anderen Seite, läßt jedoch das generative Verhalten bedeutender als z. B. ernährungsbedingte Faktoren erscheinen [76].

### e. Familiengröße und Familienstand

Beral u. Mitarb. (1978) [5] korrelierten die Familiengröße mit der Häufigkeit von Ovarialkarzinomen in England, Wales und den USA (Abb. 2-7). Hier besteht eine lineare Beziehung dergestalt, daß mit der Verkleinerung der Familie die Mortalität an Ovarialkarzinomen ansteigt. Das gilt auch für viele andere Länder: Durchschnittliche Familiengröße und Mortalität stehen in Korrelation.

Weiss u. Mitarb. (1977) [72] haben den Cancer Survey auf den Familienstand der Ovarialkarzinompatientinnen hin analysiert (Tab. 2-6). Dabei fanden sie Ovarialkarzinome sehr viel häufiger bei Unverheirateten als bei Verheirateten (vgl. auch [40]). In diesen Rahmen fügt sich auch die Mitteilung von Fraumeni u. Mitarb. (1968) [26], daß Nonnen sehr viel häufiger als andere Frauen an einem Ovarialkarzinom sterben.

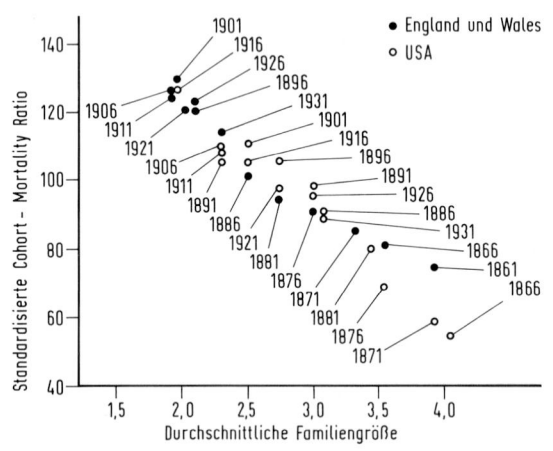

*Abb. 2-7.* Altersstandardisierte Mortalitätsrate an Ovarialkarzinomen korreliert mit der durchschnittlichen Familiengröße von Frauen der Geburtsjahrgänge 1861 bis 1931 in England, Wales und den USA [5].

*Tabelle 2-6* Jährliche Inzidenz von Ovarialkarzinomen bei nie- und immerverheirateten Frauen, aufgeschlüsselt nach dem Alter (III[rd] Nat. Cancer Survey 1969–1971 nach Weiss u. a. 1977)

| Alter (Jahre) | Ovarial-Ca Inzidenz (pro 100000 Frauen) | |
|---|---|---|
| | nie verheiratet | immer verheiratet |
| 25–34 | 5,5 | 3,6 |
| 35–44 | 26,4 | 10,3 |
| 45–54 | 51,2 | 28,2 |
| 55–64 | 66,1 | 37,6 |
| 65– | 61,9 | 47,1 |

## 2.4 Analyse der Risikofaktoren

a. *Umwelt*

Analysiert man die Risikofaktoren im einzelnen, so sollte man mit den Umweltfaktoren beginnen (Tab. 2-7). Hier gibt es bis heute keine gesicherten Daten. Wir befinden uns, soweit ich das übersehe, noch auf dem Gebiet vieler Spekulationen. Für eine Bedeutung der Ernährung spricht noch am ehesten die geographische Verteilung der Karzinome und die Beobachtung, daß mehr Ovarialkarzinome in Ländern mit hoher Fettaufnahme [4, 45, 79] sowie höherem Konsum von Fleisch, Zucker und Eiern beobachtet werden [12, 13, 56, 58]. Auch die Zunahme von Kolon- und Ovarialkarzinomen bei Japanern in den USA wird auf die Ernährung zurückgeführt. Dazu kommt die schon erwähnte positive Korrelation des Clusters Mamma-, Ovar-, Korpus- mit Magen-Darm-Karzinomen [55], die geringen Zahlen solcher Karzinome bei Adventisten [23] und Mormonen [43] und das häufigere Auftreten bei sozio-ökonomisch besser Gestellten. Die Hypothese einer Ovarialkarzinomentstehung durch Jodmangel ist noch weniger erwiesen [21, 63]. Die Frage nach der Bedeutung der Pollution ist modern: Abgesehen von einer positiven Korrelation zum Bleigehalt des Trinkwasser [7, 57] sowie der Analyse zweier Schweizer Praktiker, die entlang einer stark befahrenen Straße ein gehäuftes Auftreten besonders auch von Ovarialkarzinomen beobachteten [11], fehlt es hier an Analysen. Gegen die Bedeutung der Pollution spricht besonders, daß kein Unterschied zwischen Stadt- und Landbevölkerung beobachtet wurde [35, 46, 68]. Auch die von Graham u. Graham (1967) [29] vermutete Möglichkeit der ätiologischen Bedeutung einer Asbestose hat sich nicht bestätigen lassen [77].

Schließlich liegen zahlreiche, sorgfältige Untersuchungen über vorausgehende Bestrahlungen vor, die alle keine entscheidende Häufung von Ovarialkarzinomen, auch nach längerer Zeit [49, 62], ergaben. Alle Fallkontrollstudien, die dieses Problem aufgriffen, fanden zwar z.T. Zahlunterschiede, die jedoch wegen der extrem kleinen Zahlen nicht signifikant waren [2 (Tab. 2-13), 40, 77].

b. *Sozio-ökonomische Stellung*

Von der überwiegenden Mehrzahl aller Untersucher wird festgestellt, daß bei sozio-ökonomisch besser gestellten Frauen ein relativ höheres Risiko bestünde, an einem Ovarialkarzinom zu erkranken [5, 23, 24, 39, 79]. Das geht auch aus der relativ großen Fallkontrollstudie von Joly u. Mitarb. (1974) [35] hervor (Tab. 2-8).

Ähnliche Resultate ergaben sich aus der Analyse des US Cancer-Survey. Allerdings kann der sozio-ökonomische Stand nicht von der Ernährung und dem generativen Verhalten losgelöst betrachtet werden. Die Akademikerin wird sich immer anders ernähren, weniger Kinder haben und wohl auch seltener Ovulationshemmer einnehmen.

c. *Familiär genetische Fixierung*

Immer wieder beobachten wir *Familien mit einem gehäuften Vorkommen* von Ovarialkarzinomen [41, 59]. Bei dieser Patientin (Abb. 2-8) sind die Mutter, die Großmutter und die Großtante an einem Ovarial- respektive Tubenkarzinom gestorben. Als die 45jährige jüngere Schwester wegen eines Uterus myomatosus zur Operation kam, fanden sich als Zufallsbefund ein Sarkom im Myom und auffallend starke Proliferationen im Tubenepithel. Inzwischen ist auch die Tochter mit 30 Jahren an einem Mammakarzinom erkrankt. Solche Familien lassen an eine genetische Koppelung des Ovarialkarzinoms denken.

*Tabelle 2-7* Umweltfaktoren in der Ätiologie des Ovarialkarzinoms?

---

Ernährung
  Es liegen keinerlei gesicherte Daten vor
  Für eine Bedeutung der Ernährung könnte sprechen:
  1. Geographische Verteilung
    mehr Fälle in Ländern hoher Fettaufnahme
    Zunahme bei Japanern in USA
  2. Positive Korrelation Mamma-Ovar-Korpus- mit Magen-Darm-Karzinomen
  3. Häufiger bei sozio-ökonomisch besser gestellten
  Spurenelemente
    Jodmangel?
Pollution
  Blei?
  Asbest – vermutet – widerlegt
  Bestrahlung – bei mehrfacher Analyse keinerlei Hinweis
Kein Unterschied Stadt-Land-Bevölkerung

## 2. Häufigkeit und Epidemiologie

*Tabelle 2-8*  Häufigkeit sozio-ökonomischer Merkmale (mehr als 1 Jahr Post-Secondary-School, Lebens- oder Krankenhausversicherung) bei Patienten mit Ovarialkarzinomen (Fallkontrollstudie nach Joly u. Mitarb. 1974)

|  | Ov-Ca | Nicht-neoplast. Erkrg. | Ov-Ca | Colo-rect-Carcinome | Ov-Ca | Mamma Ca |
|---|---|---|---|---|---|---|
| 1 oder mehr Jahre „post-sec-schools" | 19,5% | 13,9% | 20,9% | 17,2% | 19,3% | 15,8% |
| mit Lebensversicherung | 62,5% | 57,9% | 62,5% | 64,8% | 62,0% | 69,4% |
| mit Krankenhausversicherung | 71,0% | 64,5% | 69,3% | 58,0% | 71,3% | 59,3% |

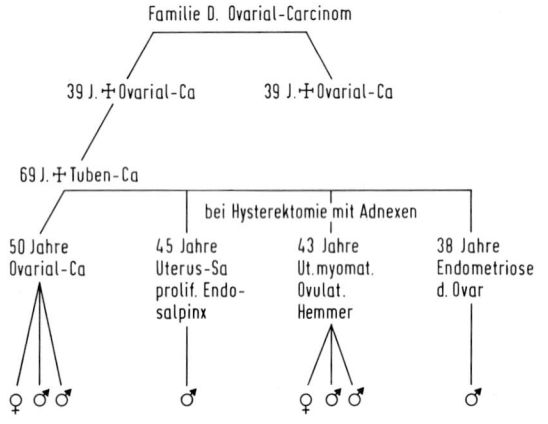

*Abb. 2-8.* Familie mit auffallender Häufung von Ovarialkarzinomen.

*Tabelle 2-9*  Familiäres Vorkommen von Ovarialkarzinomen

1. Es gibt Familien mit gehäuftem Vorkommen von Ovarial- (und Mamma) Ca
   Dabei tritt das Karzinom in jüngerem Alter auf.
   Eine Beziehung zur Parität scheint nicht zu bestehen.
   Wahrscheinlich genetisch fixiert. Übertragung auch durch den Vater?
   Risiko Ov/Ma-Ca: Verw. 1. Grades 48%
   2. Grades 37%
   3. Grades 28%
   nicht verwandt: 11%

2. Die Mehrzahl aller Ovarialkarzinome scheint genetisch nicht fixiert
   kein gehäuftes familiäres Vorkommen

Familien mit gehäuftem Vorkommen von Ovarial- und Mammakarzinomen sind verschiedentlich beschrieben worden. Dabei tritt das Karzinom in jüngerem Alter auf. Eine Beziehung zur Parität scheint nicht zu bestehen. Lynch u. Mitarb. (1978) [42] sowie Fraumeni u. Mitarb. (1975) [27] haben mit ihren Arbeitsgruppen solche Familien sorgfältig untersucht und finden bei Verwandten 1. Grades ein Risiko mit einem Ovarial- oder Mammakarzinom zu erkranken von 48%, bei solchen 2. Grades von 37% und bei solchen 3. Grades von 28%. In solchen Familien muß durchaus eine genetische Fixierung, die möglicherweise sogar auch durch den Vater übertragen werden kann, diskutiert werden (Tab. 2-9).

Unabhängig davon besteht jedoch für die Mehrzahl aller epithelialen Ovarialkarzinome kein gehäuftes familiäres Vorkommen. Dafür sprechen insbesondere die Fallkontrollstudien aus neuester Zeit [22, 35, 38, 40, 79].

e. *Viruserkrankungen*

Bei den erwähnten 9 Fallkontrollstudien wurde bei 5 auch nach dem Vorkommen von Viruskrankheiten in der Vorgeschichte gefahndet (Tab. 2-10). Dabei beobachteten West (1966) [74] und Newhouse u. Mitarb. (1977) [47], daß signifikant seltener Mumpserkrankungen aufgetreten waren. Die Ergebnisse von Wynder u. Mitarb. (1969) [79] wiesen zwar in eine ähnliche Richtung, waren jedoch nicht so eindeutig. Newhouse u. Mitarb. (1977) [47] fanden darüberhinaus Masern und Rötelinfektionen ebenfalls seltener und Joly u. Mitarb. (1974) [35] berichteten über weniger Influenza und Pneumonien in der Vorgeschichte. Im Gegensatz dazu beobachteten MC Gowan u. Mitarb. (1979) [44] (Tab. 2-11) keinen Unterschied in der Mumpsinzidenz, sehen jedoch seltener prae- und häufiger postpubertal Röteln. Alle Erklärungen für diese Beobachtungen sind bis heute spekulativ.

2.4 Analyse der Risikofaktoren

*Tabelle 2-10* Viruserkrankungen in der Ätiologie des Ovarialkarzinoms

|  |  | West 66 | Wynder 69 | Joly 74 | Newhouse 77 | McGowan 79 | Soichet 78 |
|---|---|---|---|---|---|---|---|
| weniger | Mumps | + + | (+) |  | + + | ∅ | ∅ |
|  | Röteln |  |  |  | + + | häufiger 12–18 J. |  |
|  | Masern |  |  |  | + + |  |  |
|  | Influenza |  |  | + |  |  |  |

keine Untersuchung: Lau 77, Annegers 79, Casagrande 79, Demopoulos 79

*Tabelle 2-11* Ausgewählte Infektionskrankheiten und das Risiko einen malignen Ovarialtumor zu bekommen (Fallkontrollstudie nach McGowan u. Mitarb. 1979)

|  | Alter |  |  |
|---|---|---|---|
|  | 6–11 | 12–18 | 19– |
| Mumps | 1,08 | 1,35 | 0,90 |
| Masern | 0,82 | 2,67 | 0,82 |
| Röteln | 0,02 | 3,90* | 1,38 |

* signifikant für 0,05

f. *Endokrine Parameter*

Die Mehrzahl aller Untersuchungen weisen jedoch auf endokrine und generative Parameter (Tab. 2-12). Die Hypothese, die Anthony (1976) [3] und Hoover u. Mitarb. (1977 u. 1978) [32, 33] vertraten, das Ovarialkarzinom sei in seiner Häufigkeit durch Oestrogene mitverursacht, konnten 6 Fallkontrollstudien (vgl. die Darstellung in [2] (Tab. 2-13)), nicht bestätigen. Auch das Studienergebnis von Hoover u. Mitarb. (1977) [32], Diäthylstilböstrol in der Schwangerschaft bedeute einen Risikofaktor für Ovarialkarzinome der Kinder, haben Annegers u. Mitarb. (1977) [1] und Bibbo u. Mitarb. (1978) [10] widerlegt (vgl. auch [66]). Dagegen stellen Newhouse u. Mitarb. (1977) [47], Casagrande u. Mitarb. (1979) [14] und McGowan u. Mitarb. (1979) [44] in ihren Fallkontrollstudien gleichlautend fest, daß Ovarialkarzinompatienten seltener Ovulationshemmer eingenommen hatten.
Casagrande u. Mitarb. (1979) [14] beobachteten darüberhinaus bei Frauen mit starken Unverträglichkeitsreaktionen gegen Ovulationshemmer ein besonders hohes Ovarialkarzinomrisiko (Tab. 2-14). Aus der gleichen Untersuchung ergibt sich (Tab. 2-14), daß auch Zervixpolypen – ähnliche Feststellungen gibt es im übrigen noch mehr [77, 36] – einem Risikofaktor für Ovarialkarzinome gleichkommen. Ob hier an hormonelle Faktoren, an eine Virusinfektion oder eine zufällige Koinzidenz zu denken ist, ist unbekannt.

Versucht man, die zahlreichen Untersuchungen zu diesem Thema noch ohne Berücksichtigung der Schwangerschaft zusammenfassend darzustellen, so ergibt sich (Tab. 2-12) kein Hinweis auf eine Häufung von epithelialen Ovarialkarzinomen bei abnormer Sexualdifferenzierung [60]. Das Menarche- und Menopausenalter sind in keiner Untersuchung signifikant von der Kontrolle verschieden [38]. Der Menarche-Menopausen-Abstand ist jedoch nach zwei Untersuchungen bei Ovarialkarzinompatienten größer als bei entsprechenden Kontrollfällen. (Tab. 2-12). Welche Bedeutung dem Menstruationsverhalten zukommt, wird dagegen unterschiedlich beantwortet. Während bei den Analysen von Lau u. Mitarb. (1977) [40] und Casagrande u. Mitarb. (1977) [14] sowie in der Übersicht von Engeler (1974) [22] keinerlei Beziehungen zum Menstruationsverhalten bestehen, fanden Wynder u. Mitarb. (1969) [79] häufiger Dysmenorrhoen, verstärkte Blutungen und etwas mehr praemenstruelle Beschwerden, West (1966) [74] häufiger menstruelle Irregularitäten.

Bemerkenswert ist, daß McGowan u. Mitarb. (1979) [44] feststellen konnten, daß Patientinnen mit Ovarialkarzinomen signifikant häufiger praemenstruelle Beschwerden gehabt hätten (Tab. 2-15). Dieses Resultat bestätigt die früheren Untersuchungen von Wynder u. Mitarb. (1969) [79].

g. *Schwangerschaft und Ovulation*

Die Mehrzahl der positiven Korrelationen zum Risiko, ein Ovarialkarzinom zu bekommen, konzentrieren sich auf fehlende Schwangerschaften einerseits und die Ovulation andererseits. New-

## 2. Häufigkeit und Epidemiologie

*Tabelle 2-12* Endokrine Parameter und Ovarialkarzinom

|  | Korrelation | Fallkontrollstudien | bei anderen Untersuchungen |
|---|---|---|---|
| Abnorme Geschlechts-Differenzierung | nein | kein Hinweis | 1/1 |
| Menarchealter | nein | 5/5[1)] | 2/2 |
| Menopausenalter | nein | 7/7 | 2/2 |
| Abstand: Menarche/Menop. | ja | 2/2 |  |
| Menstruationsverhalten | ja | 2/5 | 1/1 |
| Corpus-/Cervixpolypen | ja | 1/1 | 1/1 |
| exogene Östrogene | nein | 6/6 | 1/3 |
| Ovulationshemmer | ja | 3 | — |

[1)] Zahl der Studien, die den Parameter untersuchen und die vorstehende Korrelation finden

*Tabelle 2-13* Risikofaktoren für das Auftreten von Ovarialkarzinomen (Fallkontrollstudie nach Annegers u. Mitarb. 1979)

|  | Relat. Risiko | 95% Vertr.-grenze | Patienten pos. | Patienten neg. | Kontrolle pos. | Kontrolle neg. |
|---|---|---|---|---|---|---|
| Nulliparität | 1,8 | 1,2–2,8 | 51 | 64 | 139 | 321 |
| Adipositas | 1,4 | 0,8–2,5 | 17 | 96 | 52 | 399 |
| Hypertonie | 0,8 | 0,5–1,2 | 35 | 81 | 164 | 296 |
| vorausgehende Beckenbestrahlung | 1,8 | 0,9–3,5 | 12 | 104 | 24 | 440 |
| Östrogengaben exogen |  |  |  |  |  |  |
| alle | 0,5 | 0,3–0,9 | 25 | 91 | 148 | 316 |
| 6 Monate | 1,0 | 0,5–1,9 | 13 | 103 | 33 | 431 |
| conjugierte Östrogene |  |  |  |  |  |  |
| alle | 0,9 | 0,4–1,8 | 9 | 107 | 40 | 424 |
| 6 Monate | 0,7 | 0,2–1,8 | 3 | 113 | 16 | 448 |

*Tabelle 2-14* Risikofaktoren für das Auftreten von Ovarialkarzinomen (Fallkontrollstudie nach Casagrande u. Mitarb. 1979)

|  | Faktor vorhanden Patienten | Faktor vorhanden Kontrolle | Relatives Risiko abgerundet | Relatives Risiko umgerechnet auf log OA* |
|---|---|---|---|---|
| Adipositas | 34 | 20 | 2,00 | 2,10 |
| Gallenblasenerkrankungen | 17 | 5 | 4,00 | 3,54 |
| Zervixpolyp (mit Ther.) | 8 | 2 | 4,00 | 4,50 |
| akute Unverträglichkeit von Ovulationshemmern | 12 | 3 | 4,00 | 4,83 |

* OA = Ovulationsalter

*Tabelle 2-15* Häufigkeit prämenstureller Symptome in der Vorgeschichte von Patienten mit Ovarialkarzinomen (nach McGowan u. Mitarb. 1979)

|  | Ca. Pat. | Kontr. | Signif. |
|---|---|---|---|
| Irritabilität | 65 (42%) | 45 (29%) | p < 0,05 |
| Erkrankung | 65 (42%) | 45 (29%) | p < 0,05 |

house u. Mitarb. (1977) [47] zeigen die Verschiebung zur Nulliparität und geringerer Kinderzahl (Tab. 2-16).

Unter den Schwangerschaftszahlen immer verheirateter Frauen ergeben sich in der Studie aus Washington DC hochsignifikante Unterschiede (Tab. 2-17). Verheiratete Frauen mit einem Ovarialkarzinom hatten eindeutig weniger Schwangerschaften als die in der Kontrollgruppe. Die Signifi-

## 2.4 Analyse der Risikofaktoren

*Tabelle 2-16* Kinderzahl und Ovarialkarzinom (Fallkontrollstudie nach Newhouse u. Mitarb. 1977)

| Kinderzahl | Ovarial-Ca Patienten | Kontrollgruppe Krankenhauspat. | Kontrollgruppe Allgemeinpraxis |
|---|---|---|---|
| keine | 121 (40,3%) | 35 (11,7%) | 64 (21,3%) |
| 1 | 64 (21,3%) | 67 (22,3%) | 53 (17,7%) |
| 2 | 66 (22,0%) | 97 (32,3%) | 83 (27,7%) |
| 3 | 32 (10,6%) | 55 (18,3%) | 48 (16,0%) |
| 4 oder mehr | 17 ( 5,7%) | 46 (15,3%) | 52 (17,3%) |

*Tabelle 2-17* Schwangerschaftszahl bei immer Verheirateten und Ovarialkarzinom (Fallkontrollstudie nach McGowan u. Mitarb. 1979)

| Schwangerschaftszahl | Maligner Ovarialtumor | Kontrolle |
|---|---|---|
| 0 | 35 | 17 |
| 1–2 | 47 | 44 |
| 3–4 | 47 | 43 |
| 5 > | 15 | 31 |
| Zahl immer verheiratet | 144 | 135 |

kanz ist hier so hoch, daß ein Zufall durch die kleine Zahl ausgeschlossen ist.
Um zu erkunden, ob die Infertilität per se mit der Entwicklung eines Ovarialkarzinoms in Zusammenhang steht, wurden in dieser Studie die Frauen gefragt, ob sie Schwierigkeiten gehabt hätten, schwanger zu werden. Das traf häufiger für Ovarialkarzinompatientinnen zu. Faßt man nur solche Frauen mit Fertilitätsproblemen zusammen, so ist die Schwangerschaftszahl bei Frauen mit nachfolgendem Ovarialkarzinom wiederum geringer als bei den entsprechenden Kontrollen.
Auch aus der Studie aus Los Angeles (Tab. 2-18), die sich nur auf 25- bis 49jährige Patientinnen und Kontrollen bei Gesunden bezieht, geht hervor, daß das relative Risiko mit steigender Zahl von Lebendgeburten, mit steigender Zahl unvollständiger Schwangerschaften und mit zunehmender Dauer der Einnahme von Ovulationshemmern abnimmt. Keines dieser Ergebnisse ist für sich allein eindeutig.
Addiert man, wie das Casagrande u. Mitarb. [14] getan haben, die Zeiten der Anovulation als „ge-

*Tabelle 2-18* Die Bedeutung der Anovulation für das Auftreten eines Ovarialkarzinoms (Fallkontrollstudie nach Casagrande u. Mitarb. 1979)

| | | Pat. Ov-Ca | Kontr. | Relat. Risiko |
|---|---|---|---|---|
| Zahl der Lebendgeburten | 0 | 40 | 30 | 1,00 |
| | 1–2 | 62 | 61 | 0,75 |
| | 3– | 48 | 59 | 0,59 |
| Zahl der incompl. Schwangersch. | 0 | 112 | 90 | 1,00 |
| | 1 | 23 | 37 | 0,54 |
| | 2– | 15 | 23 | 0,54 |
| Ovulationshemmereinnahme (Monate) | ≤6 | 109 | 100 | 1,00 |
| | 7–83 | 31 | 36 | 0,73 |
| | 84– | 10 | 14 | 0,62 |

schützte" Zeit zusammen, so ergibt sich eine noch strengere und jetzt mit p = 0,02 signifikante Korrelation (Tab. 2-19). Diese Korrelation wird noch sehr viel eindeutiger, wenn man das sogenannte „ovulatorische Alter", das heißt, die Zeit aller Ovulationen im logarithmischen Maßstab vergleicht.

*Tabelle 2-19* Die Bedeutung der „Geschützten Zeit" für das Auftreten eines Ovarialkarzinoms (Fallkontrollstudie nach Casagrande u. Mitarb. 1979)

| geschützte Zeit (Jahre) | Ovarial-Ca Patienten | Kontrolle | Relat. Risiko |
|---|---|---|---|
| 0 | 29 | 18 | 1,00 |
| −3 | 54 | 52 | 0,67 |
| −6 | 44 | 46 | 0,60 |
| −9 | 12 | 19 | 0,38 |
| >9 | 11 | 15 | 0,46 |
| | 150 | 150 | |

### h. Risikofaktor Ovulation

Faßt man das Resultat der verschiedenen Analysen zusammen (Tab. 2-20), so ergibt sich eine überraschend hohe Übereinstimmung: Unverheiratete, Nulliparae und infertile Frauen haben fast bei allen entsprechenden Untersuchungen häufiger Ovarialkarzinome bekommen. Darüberhinaus korrelieren die Kinderzahl und die Zahl der Schwangerschaften bei den meisten Fallkontrollstudien mit der Inzidenz des Ovarialkarzinoms.

## 2. Häufigkeit und Epidemiologie

*Tabelle 2-20*  Generative Funktion und Ovarialkarzinom

|  |  | 9 Fall-Kontroll-studien | andere Unter-suchungen |
|---|---|---|---|
| Familienstand |  |  |  |
| unverheiratet | ja | 6[1]/8[2] | 7/10 |
| Parität |  |  |  |
| Familiengröße | ja | 1/2 | 1/1 |
| Nulliparae | ja | 5/6 | 4/6 |
| Kinderzahl | ja | 4/6 | 3/4 |
| Grav. Zahl | ja | 3/5 | 1/1 |
| Alter bei 1. Grav. | nein | 1/3 | 1/2 |
| Infertilität | ja | 2/2 |  |
| Ovulation | ja | 3/3 | 2/2 |

[1] Zahl der Fallkontroll-Studien mit positiver Korrelation

[2] Zahl der Fallkontroll-Studien, die den vorstehenden Parameter untersuchen

Alle diese Beobachtungen weisen auf die zentrale Bedeutung der Ovulation. Je häufiger Ovulationen auftreten, um so eher muß die Frau mit einem Ovarialkarzinom rechnen. Dafür sprechen auch Beobachtungen an Tieren. So finden sich epitheliale Ovarialkarzinome am häufigsten bei Hunden [54] und bei Hühnern [28, 75] und hier um so mehr, je häufiger diese Tiere ovulieren.

Donald Woodruff, einer der Altmeister der gynäkologischen Tumormorphologie, formuliert das in einer Publikation 1979 [78] folgendermaßen:

„Die wiederholten Brüche im Zoelomepithel des Ovars, die sich während der Ovulation ereignen (vgl. dazu auch [82]), bedeuten für das Ovar ein größeres Risiko, Neoplasien zu entwickeln, und stehen damit im Kontrast zu der unzerstörten mesothelialen Oberfläche der Testes. Experimentelle Daten haben dokumentiert, daß der Transfer von Material aus der Zervix in das Abdomen innerhalb von 25 Minuten möglich ist. So wäre es möglich, daß Agentien die Peritonealhöhle durch die Tube erreichen, das Beckenperitoneum irritieren, Proliferationen produzieren und mit unbekannten Faktoren zusammen die Entwicklung eines Ovarialkarzinoms auslösen."

Die Hypothese klingt bestechend. Ich glaube jedoch, daß wir noch weit davon entfernt sind, sie bewiesen zu sehen.

## 2.5 Schlußfolgerungen

Das Ovarialkarzinom nimmt *nicht* zu. Die wiederholt registrierten Steigerungsraten erklären sich einerseits mit einer besseren Erfassung, besonders alter Patientinnen, andererseits mit einer Anpassung geographischer Unterschiede. Nach fast allen bisherigen Untersuchungen scheint dies mehr durch einen Wechsel im generativen Verhalten als durch umweltbedingte Faktoren, besonders durch Ernährung, erklärbar.

Ovarialkarzinome finden sich bei den Frauen häufiger, die auch ein Mamma- oder ein Korpuskarzinom bekommen. Diese Gruppe erkrankt besonders selten an einem Zervixkarzinom.

Mit Ausnahme einiger typischer Ovarialkarzinomfamilien ist keine genetisch-familiäre Fixierung bei der Mehrzahl aller Ovarialkarzinome anzunehmen.

Im Mittelpunkt scheint die Häufigkeit der Ovulation zu stehen. Frauen, die häufiger ovulieren, scheinen ein sehr viel höheres Risiko zu haben, an einem Ovarialkarzinom zu erkranken.

Damit lassen sich die meisten Einzelbefunde erklären, insbesondere die Beobachtungen, daß Unverheiratete, Nulliparae, Frauen mit weniger Kindern und kleineren Familien, sozio-ökonomisch besser gestellte Frauen, solche, die seltener Ovulationshemmer einnehmen, häufiger mit einem Ovarialkarzinom erkranken. Möglicherweise sind dies auch Patientinnen, die häufiger mit prämenstruellen Beschwerden und einer Dysmenorrhoe behaftet sind.

Ob die negative Korrelation zu Mumps- und evtl. sogar zu Rötelninfektionen sich damit erklärt, daß Frauen mit vielen Kindern erfahrungsgemäß häufiger solche Erkrankungen bekommen, erscheint fraglich.

Inwieweit sich diese Überlegungen und Hypothesen bewahrheiten, muß noch durch intensive, weitere Analysen geprüft werden. Man sollte nicht vergessen, auf welch tönernen Füßen solche Korrelationen oft stehen.

# Literatur

[1] Annegers, J.F., O'Fallon, W., Kurland, L.T.: Exogenous oestrogens and ovarian cancer. Lancet 2 (8049) (1977) 1188, und Lancet 2 (8043) (1977) 869.

[2] Annegers, J.F., Strom, H., Decker, D.G., Dockerty, M.B., O'Fallon, W.M.: Ovarian cancer: Incidence and case-control study. Cancer 43 (1979) 723.

[3] Anthony, H.M.: Age-specific incidence of cancer of the endometrium, ovary, and breast in the United-Kingdom and the United States: Int. J. Epidemiol. 5 (1976) 231.

[4] Armstrong, B., Doll, R.: Environmental factors and cancer incidende and mortality in different countries, with special reference to dietary practices: Intern. J. Cancer 15 (1975) 617.

[5] Beral, V., Fraser, P., Chilvers, C.: Does pregnanciy protect against ovarian cancer? Lancet 1 (8073) (1978) 1083.

[6] Berg, J.: Incidence of multiple primary cancers. IV. Cancers of the female breast. J. Nat. Cancer Inst. 46 (1971) 161.

[7] Berg, J.W., Burbank, F.: Correlations between carcinogenic trace metals in water supplies and cancer mortality. Ann. NY. Acad. Sci. 199 (1972) 249.

[8] Berg, J.W., Baylor, S.M.: The epidemiologic pathology of ovarian cancer. Hum. Pathol. 4 (1973) 537.

[9] Berg, J.W.: Can nutrition explain the pattern of international epidemiology of hormone dependent cancers? Cancer Res. 35 (1975) 3345.

[10] Bibbo, M., Haenszel, W.M., Wied, G.L., Hubby, M., Herbst, A.L.: A twenty-five-year follow-up study of women exposed to diethylstilbestrol during pregnancy. N. Engl. J. Med. 298 (1978) 763.

[11] Blumer, W., Reich,T.: Blei im Benzin und Krebssterblichkeit. Schweiz. Med. Wschr. 106 (1976) 503.

[12] Campbell, H.: The epidemiology of ovarian cancer. In: Gynecological malignancy: Clinical and experimental studies, ed. Brush, M.G., R.W. Taylor. Williams and Wilkins & Co., Baltimore (1975) 111.

[13] Carroll, K.K.: Dietary factors in hormone-dependent cancers. Curr. Concepts Nutr. 6 (1977) 25.

[14] Casagrande, J.T., Louie, E.W., Pike, M.C., Roy, S., Rock, R.K., Henderson, B.E.: Incessant ovulation and ovarian cancer. Lancet 2 (8135) (1975) 170.

[15] Cassimos, C., Sklavunu-Zurukzoglu, S., Catriu, D., Papanajtodidu, C.: The frequency of tonsillectomy and appendectomy in cancer patients. Cancer 32 (1973) 1374.

[16] Cole, P.: Gynecological cancer epidemiology. In: Corscaden's Gynecologic cancer, 5$^t$ ed. eds. Gusberg, S.B., H.C. Frick. Williams and Wilkins & Co., Baltimore (1978) 466.

[17] Cramer, D.W.: Epidemiology of the gynecologic cancers. Compr. Ther. 4 (1978) 9.

[18] Deligdisch, L., Szulman, A.E.: Multiple and multifocal carcinomas in female genital organs and breast. Gynecol. Oncol. 3 (1975) 181.

[19] Demopoulos, R.I., Selter, V., Dubin, N., Gutman, E.: The association of parity and marital status with the development of ovarian carcinoma: Clinical implications. Obstet. Gynecol. 54 (1979) 150.

[20] Dunn, J.E.: Cancer epidemiology in populations of the United States with emphasis on Hawaii and California and Japan. Cancer Res. 35 (1975) 3240.

[21] Edington, G.M.: Letter: Dietary iodine and risk of breast, endometrial, and ovarian cancer. Lancet 1 (7974) (1976) 1413.

[22] Engeler, V.: Ovarialkarzinom. Fortschr. d. Geburtsh. u. Gynäkol. S. Karger, Basel (1974).

[23] Enstrom, J.E.: Cancer mortality among low-risk populations. UCLA Cancer Cent. Bull. 6 (1979) 3.

[24] Fathalla, M.F.: Factors in the causation and incidence of ovarian cancer. Obstet. Gynecol. Surv. 27 (1972) 751.

[25] Frankl, O.: Beiträge zur Pathologie und Klinik des Ovarialkarzinoms. Arch. Gynäkol. 113 (1920) 29, 455.

[26] Fraumeni, J.F., Lloyd, J.W., Smith, E.M., Wagoner, J.K.: Cancer mortality among nuns. Role of marital status in etiology of neoplastic disease in women. J. Nat. Cancer Inst. 42 (1969).

[27] Fraumeni, J.F., Grundy, G.W., Creagan, E.T., Everson, R.B.: Six families prone to ovarian cancer. Cancer 36 (1975) 364.

[28] Fredrikson, T.N., Fournier, D.J., Esber, H.J., Okulicz, W.C.: Spontaneous genital cancers in hens. A study of incidence, morphogenesis, hormonal background, and steroid receptors. Proc. Am. Assoc. Cancer Res. 20 (1979) 243.

[29] Graham, J.B., Graham, R.: Ovarian cancer and asbestos. Environment Res. 1 (1967) 115.

[30] Henderson, B.E., Gerkins, V.R., Pike, M.C.: Sexual factors and pregnancy. In: Persons at high risk of cancer. An approach to cancer etiology and control. Ed. by J.F. Fraumeni jr. Acad. Press Inc. New York (1975) 267.

[31] Hoogendoorn, D.: Enkele opmerkingen over de stijgende frequentie von kanker van het ovarium. Med. Tijdschr. Geneeskd. 120 (1976) 2144.

[32] Hoover, R., Gray, L.A., Fraumeni, J.F.: Stilboestrol (diethylstilbestrol) and the risk of ovarian cancer. Lancet 2 (1977) 533.

[33] Hoover, R., Fraumeni, J.F.jr., Gray, L.A.: Exogenous oestrogens and ovarian cancer. Lancet 1 (8059) (1978) 325.

[34] James, P.D.: Epidemiology of ovarian cancer. Lancet 1 (854) (1974) 412.

[35] Joly, D.J., Lilienfeld, A.M., Diamond, E.L., Bross,

I.D.: An epidemiologic study of the relationship of reproductive experience to cancer of the ovary. Am. J. Epidemiol. 99 (1974) 190.
[36] Kepp, R.: Klinik des Ovarialkarzinoms. Arch. Gynäkol. 207 (1969) 272.
[37] Kiyan, S.: Appendektomie und Ovarialkarzinom. Med. Welt 18 (1968) 1185.
[38] Kolstad, P., Beecham, J.C.: Epidemiology of ovarian neoplasia: In: Diagnosis and treatment of ovarian neoplastic alterations., ed. by De Watteville. Exc. Med. Am. Elsevier, Amsterdam (1975) 56.
[39] Krain, L.S.: Some epidemiologic variables in ovarian carcinoma. H.S. MHA Health Rep. 87 (1972) 56.
[40] Lau, H.U., Petschelt, E., Poehls, H., Pollex, G., Unger, H.H., Zegenhagen, V.: Zur Epidemiologie des Ovarialkarzinoms. Arch. Geschwulstforsch. 47 (1977) 57.
[41] Lingeman, C.H.: Etiology of cancer of the human ovary: A review. J. Nat. Cancer Inst. 53 (1974) 1603.
[42] Lynch, H.T., Harris, R.E., Guirgis, H.A., Maloney, K., Carmody, L.L., Lynch, J.F.: Familial association of breast/ovarian carcinoma. Cancer 41 (1978) 1543.
[43] Lyon, J.L., Gardner, J.W., Klauber, M.R., Smart, C.R.: Low cancer incidence and mortality in Utah. Cancer 39 (1977) 2608.
[44] McGowan, L., Parent, L., Lednar, W., Norris, H.J.: The women at riks for developing ovarian cancer. Gynecol. Oncol. 7 (1979) 325.
[45] Miller, A.B.: An overview of hormone-associated cancers. Cancer Res. 38 (1978) 3985.
[46] Muir, C.S., Nectoux, I.: Ovarian cancer, some epidemiological features. World Health Stat. Rep. 31 (1978) 51.
[47] Newhouse, M.L., Pearson, R.M., Fullerton, J.M., Boesen, E.A., Shannon, H.S.: A case control study of carcinoma of the ovary. Brit. J. Prev. Soc. Med. 31 (1977) 148.
[48] Neumann, G.: Krebsregister Baden-Württemberg 1977 (1979).
[49] Radzuweit, H.: Über das Schicksal der röntgenkastrierten Frauen. Zbl. Gynäkol. 85 (1963) 1697.
[50] Rosol, M., Strand, L., Havel, U., Andrys, J., Vacha, K.: Untersuchungen zum Inzidenzanstieg der Endometrium- und Ovarialkarzinome in der CSSR während der Jahre 1960 bis 1973. Zbl. Gynäkol. 98 (1976) 175.
[51] Sachs, H., Hasche, C.: Epidemiologie des Korpus- und Ovarialkarzinoms sowie aller Malignome in der weiblichen Bevölkerung Hamburgs 1956 bis 1958 und 1966 bis 1968. Z. Krebsforsch. 81 (1974) 101.
[52] Schenker, J.G., Polishuk, W.Z., Steinitz, R.: An epidemiologic study of carcinoma of the ovary in Israel. Israel J. med. Sci. 4 (1968) 820.
[53] Schenker, J.G., Mazzor, M.: Cancer of ovary in Israel (1966–1971). Gynecol. Oncol. 6 (1978) 397.
[54] Schneider, R.: Epidemiologic studies of cancer in man and animals sharing the same environment. In: Prevention and detection of cancer. Part. I. Prevention Vol. 2. Ed. by H.E. Nieburg, M. Dekker, Inc., New York (1978) 1377.
[55] Schrauzer, G.N.: Cancer mortality correlation studies. I. Statistical associations between cancers at anatomicaly unrelated sites and some epidemiological implications. Med. Hypotheses 2 (1976) 31.
[56] Schrauzer, G.N.: Cancer mortality correlation studies. II. Regional associations of mortalities with the consumptions of foods and other commodities. Med. Hypotheses 2 (1976) 39.
[57] Schrauzer, G.N.: Trace elements, nutrition and cancer: Perspectives of prevention. Adv. Exp. Med. Biol. 91 (1977) 323.
[58] Shennan, D.H., Bishop, O.S.: Diet and mortality from malignant disease in 32 countries. West Indian Med. J. 23 (1974) 44.
[59] Siebers, J.W., Warkentin, B., Bender, K., Vogel, W.: Ovarialkarzinom bei einem eineiigen Zwillingspaar. Geburtsh. u. Frauenheilk. 35 (1975) 107.
[60] Simpson, J.L., Photopulos, G.: The relationship of neoplasia to disorders of abnormal sexual differentiation. Birth Defects 12 (1976) 15.
[61] Soichet, S.: Ethnic-related incidence of ovarian carcinoma in New York City. Isr. J. Med. Sci. 14 (1978) 363.
[62] Speert, H.: The role of ionizing radiation in the causation of ovarian tumors. Cancer 5 (1952) 478.
[63] Stadel, B.V.: Dietary iodine and risk of breast, endometrial, and ovarian cancer. Lancet 1 (7965) (1976) 890.
[64] Stewart, H.L., Dunham, L.J., Casper, J.: Epidemiology of cancers of uterine cervix and corpus, breast and ovary in Israel and New York City. J. Nat. Cancer Inst. 37 (1966) 1.
[65] Sullivan, P.D., Christine, B., Connelly, R., Barrett, H.: Analysis of trends in age-adjusted incidence rates for 10 major sites of cancer. Am. J. Public Health 62 (1972) 1065.
[66] Thomas, D.B.: Role of exogenous female hormones in altering the risk of benign and malignant neoplasms in humans. Cancer Res. 38 (1978) 3991.
[67] Thorhorst, J., Almendral, A.L.: Epidemiologie and Pathologie der Ovarialkarzinome. Therap. Umschau 36 (1979) 524.
[68] Tsvetanski, K., Krusteva, T.: Tendencies and mortality due to ovarian carcinoma in Bulgaria. Onkologiia 14 (1977) 134.
[69] Velkov, G., Monov, N.: Some features of the morbidity from ovarian carcinoma in Bulgaria. Akush Ginekol. (Sofia) 10 (1971) 382.
[70] Waterhouse, J., Correa, P., Muir, C.: Cancer in five continents. Vol. III. Internat. Agency for Research in cancer. Scientif. Publ. No. 15 Lyon (1976).
[71] Weiss, N.S., Homonschuk, T., Young, J.L.: Incidence of the histologic types of ovarian cancer: the U.S. third National Cancer Survey, 1969–1971, Gynecol. Oncol. 5 (1977) 161.

[72] Weiss, N.S., Young, J.L. jr., Roth, G.J.: Marital status and incidence of ovarian cancer: The U.S. third National Cancer Survey 1969–1971. J. Nat. Cancer Inst. 58 (1977) 913.

[73] Weiss, N.S., Petersen, A.S.: Racial variation in the incidence of ovarian cancer in the United States. Am. J. Epidemiol. 107 (1978) 91.

[74] West, R.O.: Epidemiologic study of malignancies of the ovaries. Cancer 19 (1966) 1001.

[75] Wilson, J.E.: Adenocarcinomata in hens kept in a constant environment. Poult Sci 37 (1958) 1253.

[76] Winkelstein, W., jr., Sacks, S.T., Ernster, V.L., Selvin, S.: Correlations of incidence rates for selected cancers in the nine areas of the third national cancer survey. Am. J. Epidemiol. 105 (1977) 407.

[77] Wolnik, L., Bauer, H.: Beitrag zur Epidemiologie des Ovarialkarzinoms. Onkologie 2 (1979) 96.

[78] Woodruff, J.D.: The pathogenesis of ovarian neoplasia. Johns Hopkins Med. J. 144 (1979) 117.

[79] Wynder, E.L., Dodo, H., Barber, H.R.K.: Epidemiology of cancer of the ovary. Cancer 23 (1969) 352.

[80] Wynder, E.L.: Nutrition and cancer. Fed. Proc. 35 (1976) 1309.

[81] Young, J.L., jr., Devesa, S.S., Cutler, S.J.: Incidence of cancer in United States blacks. Cancer Res. 35 (1975) 3523.

[82] Zajicek, J.: Ovarian cystomas and ovulation. A histogenetic concept. Tumori 63 (1977) 429.

# 3. Klassifikation der Ovarialtumoren

*M. Eder*

Nur wenige Organe im Körper bieten ähnlich große Schwierigkeiten bei der Klassifikation der Tumoren wie das Ovar. Hierfür sind zahlreiche Gründe verantwortlich; die wichtigsten davon sind:
1. Bei einem Teil der Ovarialveränderungen ist eine *Grenzziehung* zwischen tumoröser und nicht-tumoröser Gewebsvermehrung unmöglich, dies gilt z. B. für die Frage der Grenzziehung zwischen Kystombildung und einfacher Zystenbildung. Daraus wird verständlich, daß die Zahlenangaben über die Gesamthäufigkeit oder über die Häufigkeit bestimmter Teilgruppen von Ovarialtumoren z. T. erheblich differieren.
2. Eine aus der Morphologie ablesbare *Dignitätsbestimmung* ist bei einigen Ovarialtumoren schwierig, z. T. unmöglich; differierende Zahlenangaben über die Häufigkeit bestimmter maligner Tumoren des Ovars sind hierauf zurückzuführen.
3. Die ungewöhnliche *Variationsbreite* im Erscheinungsbild der Ovarialtumoren ist auf die Sonderstellung dieses Organs zurückzuführen; dies ist sicher einer der Gründe dafür, daß die sonst in der Tumorpathologie üblichen Klassifikationsprinzipien bei den Ovarialtumoren auf Schwierigkeiten stoßen. So ist nur daran zu erinnern, daß das spezialisierte Ovarialstroma beim Übergang von Thekazellen zu Theka-Granulosa-Zellen den Übergang von mesenchymaler zu epithelialer Lagerungsform zeigt, woraus verständlich wird, daß bei einigen Tumoren des Ovars Grundbegriffe wie Karzinom oder Sarkom nicht anwendbar sind. Fügt man nun noch hinzu, daß am Ovar Tumoren vorkommen, die aus mehr als nur einem Gewebe bestehen, und daß andererseits am Ovar Gewebe bekannt sind, die mehr als nur einen Tumortyp bilden, so ist die Problematik der Ovarialtumoren-Klassifikation bereits genügend charakterisiert.

Selbst bei Anwendung einer einheitlichen Klassifikation variieren aber die Häufigkeitsangaben über bestimmte Ovarialtumortypen nicht unbeträchtlich. Gründe dafür sind einerseits Schwierigkeiten bei einer einheitlichen Zuordnung zu bestimmten Subtypen der Tumoren des Ovars, andererseits stammt die Mehrzahl der Zahlenangaben aus größeren Zentren, deren Patientengut z. T. unterschiedlichen Selektionsfaktoren unterworfen ist.

Bei der Problematik der Tumorbestimmung insgesamt und der Dignitätsbewertung erscheint eine allgemein-pathologische Vorbemerkung nötig. Weitreichend durchgesetzt hat sich die *Tumordefinition von* Willis (1967) [7], nach der unter Tumor eine Neubildung mit überschießendem Wachstum verstanden wird, die mit der Umgebung nicht mehr koordiniert ist und deren Wachstum auch dann anhält, wenn der auslösende Reiz nicht mehr wirksam ist. Diese für alle Tumoren geltende Definition wird im Falle der malignen Tumoren durch die Feststellung ergänzt, daß ein Tumor dann maligne ist, wenn er mit Invasion und Metastasierung in der Regel unbehandelt zum Tode führt. Es ist wesentlich festzuhalten, daß jede dieser biologischen Eigenschaften – Wachstumsüberschuß, unkoordiniertes Verhalten zur Umgebung (wie etwa Differenzierungsverlust), reizunabhängige Wachstumsfortsetzung, Invasivität und Metastasierungsfähigkeit – biologische Einzelschritte darstellen, die bei der Fülle der Tumoren, die im Organismus auftreten, sowohl in der zeitlichen Reihenfolge als auch in der Quantität verschieden sein können. Es kann davon ausgegangen werden, daß für die Mehrzahl der Tumoren des Menschen ein Mehrstufenablauf in der Entstehung anzunehmen ist, in dem nach der Phase der molekularen Veränderung (Initiation) in der nachfolgenden Latenzperiode eine Vermehrung initiierter Zellen stattfindet, eine Selektion eintritt und dann auch zelluläre Veränderungen sichtbar werden. Erst nach der damit abgeschlossenen zellulären Transformation beginnt die Tumormanifestation mit den weiteren Schritten der Invasion und Metastasierung. Für einen großen Teil der Tumoren gilt, daß das Ausmaß der zellulären Veränderungen, z.B. der Differenzierungsverlust, aber auch der Grad der zellulären Atypie und Mitosevermehrung mit der Entwicklung der weiteren Malignitätseigenschaften korreliert. Hierauf beruht die Bedeutung eines histologischen Gradings. Diese Korrelation besteht aber nicht für alle Tumoren. Weiter ist wesentlich, daß die Aufstellung einer histologischen Gradbestimmungsreihe immer nur dann zulässig ist, wenn sie sich auf eine einheitliche, histogenetisch definierte Geschwulstgruppe oder Subgruppe bezieht. Wie in anderen Organen finden sich auch im Ovar Tumoren, deren Zellen zwar die Invasionseigenschaft erlangen, aber nicht oder nur spät die für die Metastasenbildung notwendigen Eigenschaften aufweisen. Daß in diesen Fällen die prognostische Bewertung ungewöhnlich schwierig ist, bedarf keiner weiteren Begründung. Unbeschadet hiervon ist aber eindeutig, daß die Entwicklung der Invasionseigenschaft am Ort der Entstehung, also im Ovar, der entscheidende biologische Schritt zur Malignität ist, so daß Zellvermehrungen mit Auftreten von zellulären Atypien unterschiedlichen Grades ohne Invasionsentwicklung die Grenzsituation darstellen. Für solche Tumoren ist der Begriff *Tumoren mit geringem Malignitätspotential* synonym mit dem Begriff *Borderline-Veränderung* eingeführt worden. Sie sind nicht zu verwechseln mit jenen Tumoren, die lokal invasiv wachsen, also bereits ihre Malignität erwiesen haben, jedoch spät metastasieren: Hierbei handelt es sich um Tumoren mit niedriger Malignität. Seit langer Zeit wird für die Beobachtung, daß bei Tumorbildungen des Ovars ohne Invasion eine Ablösung und Verschleppung von Zellen von der Oberfläche des Ovars zu einem Angehen und Weiterwachsen in der Bauchhöhle an anderer Stelle führen kann, der Begriff *Implantation* verwandt.

Ziel jeder Tumorklassifikation ist, Tumoren zu *Gruppen* zusammenzufassen, in denen die Ausprägung der Tumoreigenschaften ungefähr gleichartig ist, so daß sich Aussagen über die mittlere Prognose, vielleicht auch über Unterschiede zwischen den Tumorgruppen hinsichtlich der Beeinflußbarkeit aufzeigen lassen. Das Grundprinzip von Tumorklassifikationen ist, Subgruppen nach differenten morphologischen Strukturen zu bilden und diese Gruppen in klinischen Beobachtungsreihen in der Ausprägung der Malignitätseigenschaften zu verfolgen. Von Rudolf Virchow begonnen und von Max Borst zur ersten Vollendung gebracht, sind derartige histogenetische Geschwulstklassifikationen heute auch Basis der internationalen WHO-Klassifikationen für Tumoren. Diese morphologischen Gruppenbildungen beruhen auf der Ableitung von und der Vergleichbarkeit mit dem entsprechenden Muttergewebe. Dieses Ableitungsprinzip ist dann gut durchführbar, wenn differenzierte Gewebe den Mutterboden für Geschwülste bilden.
Frühzeitig war deshalb für die Tumoren des Ovars klar, daß eine derartige histogenetische Tumorgruppenbildung an diesem *Keimdrüsengewebe* auf Schwierigkeiten stoßen muß. Bereits vor über 100 Jahren (und durch die Jahrzehnte hindurch weiter zu verfolgen) ist deshalb versucht worden, Ovarialtumoren zwar dem histogenetischen Grundprinzip folgend zu untergliedern, gleichzeitig aber die embryologische Entwicklung und damit die Sonderstellung dieses Keimdrüsenorgans mit zu berücksichtigen. Daraus ist aber verständlich, daß mit dem jeweiligen Fortschritt embryologischer Kenntnisse die Gruppenbildungen für Ovarialtumoren immer wieder verändert worden sind. Eine Vielzahl von Klassifikationen war das Ergebnis. Erst vor etwas mehr als einem Jahrzehnt hat deshalb die Einsicht in die Notwendigkeit einer allgemein vergleichbaren Tumorklassifikation für die Ovarialtumoren dazu geführt, nach einer Reihe von internationalen Konferenzen einen Kompromiß einzugehen, als dessen Resultat 1973 der WHO-Vorschlag zur Klassifikation der Ovarialtumoren erschienen ist [4]. In ihm wird eine histogenetische Klassifizierung der Ovarialtumoren nur z.T. zur Grundlage der Namensgebung verwandt, andere Tumoren werden rein deskriptiv nach dem Erscheinungsbild charakterisiert und histogenetisch nicht zugeordnet. Es ist deshalb wichtig zu betonen, daß die in der WHO-Klassifikation vorgeschlagene und weitgehend akzeptierte histogenetisch-ontogetisch-embryologische Namensgebung und Gruppenbildung für die Ovarialtumoren nur als Ordnungsprinzip verwandt worden ist, ohne daß damit

3. Klassifikation der Ovarialtumoren

auch eine Aussage über eine tatsächlich zugrundeliegende histogenetische Ableitung getroffen wurde. Die Fülle der Ovarialtumoren ist dabei in *5 Hauptgruppen* aufgegliedert worden:
1. Die Gruppe der allgemeinen, gewöhnlichen und häufigen (common) epithelialen Tumoren;
2. die Gruppe der sog. Keimstrang-Stroma-Tumoren (sex cord stroma tumors);
3. die Lipidzelltumoren, die von vielen Autoren als eine Sondererscheinung der Stromatumoren aufgefaßt werden;
4. die Gruppe der Keimzelltumoren;
5. der Sonderfall der Gonadoblastome, die hauptsächlich aus zwei Zellbestandteilen bestehen, nämlich einerseits Keimzelltumoren gleichen und andererseits Tumoranteile aufweisen, die den Keimstrangtumoren entsprechen.

Daß die von der WHO getroffene Gruppenbildung ein brauchbares Klassifikationsprinzip darstellt, ist heute weitgehend anerkannt. Ihre Anwendung ist deshalb so dringend empfehlenswert, weil nur die Verwendung eines gleichartigen Klassifikationsprinzips auch den Vergleich etwa von Therapiestudien über die Grenzen hinweg gestattet.*

## 3.1 Die häufigen, allgemeinen epithelialen Tumoren

Diese Tumorgruppe ist deshalb die wichtigste, weil sie nicht nur die häufigen serösen und muzinösen Kystome beinhaltet, sondern auch die große Hauptgruppe der Ovarialkarzinome und auch für diese eine Untergliederung vorsieht.

Daß in dieser Gruppe auch die Brennertumoren als Sonderfall geführt werden, bedarf nur kurzer Erwähnung, da die große Zahl der histologisch typischen Brennertumoren benigne ist; es sind nur wenige Fälle maligner Brennertumoren bekannt geworden. Nicht selten werden die Brennertumoren als zufälliger Nebenbefund bei der Untersuchung von Total-Operations-Präparaten angetroffen.

Wenn man den entscheidenden Fortschritt, den die WHO-Klassifikation gebracht hat, erläutern will, so ist es sinnvoll, den Gegensatz dieser Klassifikation zu den früher üblichen Benennungsprinzipien her-

---

* Alle hier gezeigten Abbildungen entstammen der WHO-Klassifikation mit freundlicher Genehmigung der WHO.

auszustellen. Die serösen, meist papillär gebauten Ovarialkystome und die Muzinkystome des Ovars boten früher und bieten heute keinerlei Probleme. Ihnen stand eine große Gruppe von Ovarialkarzinomen gegenüber, in der Regel drüsig gebaut, teils mit papillären Tumorstrukturen versehen, gelegentlich mit Schleimbildung der Tumorzellen ausgestattet. Verfolgt man die stufenweisen Entwicklungsschritte bis hin zu der heute gültigen WHO-Klassifikation, so war die erste Erkenntnis, daß die Bezeichnungen serös und muzinös zwar vom Inhalt der Kystome abgeleitet worden sind, das Epithel dabei aber typische Charakteristika des serösen und muzinösen Epithels aufweist (Abb. 3-1). Mit der daraus folgenden Konsequenz, Tumoren nach dem Epithelverhalten zu klassifizieren, ergab sich die Möglichkeit, Karzinome auch dann als serös (im Sinne von aus serösem Epithel bestehend) zu bezeichnen, wenn keine Hohlraumbildung mit seröser Flüssigkeit entwickelt war.

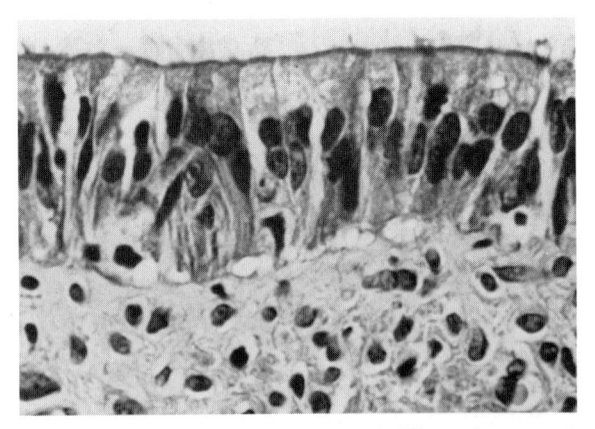

*Abb. 3-1a.* Flimmerepithel eines hochdifferenzierten serösen Tumors

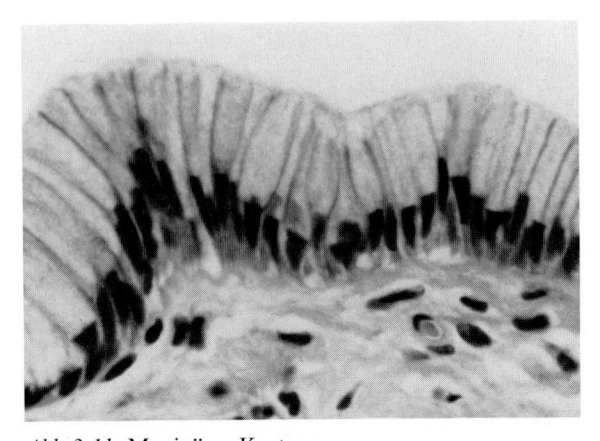

*Abb. 3-1b.* Muzinöses Kystom

3.1 Die häufigen, allgemeinen, epithelialen Tumoren

Dem analogen Vorgehen, das Epithelverhalten als Kriterium der Zuordnung zu muzinös gebauten Tumoren, gleichgültig ob Kystome oder Karzinome, zu verwenden, stand nun die bereits seit Jahrzehnten bekannte Tatsache zur Seite, daß im Ovar gelegentlich im Zusammenhang mit Endometriosezysten entstandene Karzinome auftreten, die histologisch vollständig den Endometriumkarzinomen gleichen. Erst die konsequent verfolgte Idee, daß diese differenten Epithelstrukturen ein Analogon zu den Differenzierungspotenzen des Müllerschen Epithels darstellen können [1], führte dazu, die Ovarialtumoren nach dem Epithelverhalten in *seröse, muzinöse und endometroide* Tumoren zu gliedern und die früher auch vielfach als mesonephroide bezeichneten Tumoren mit der deskriptiven Bezeichnung *Klarzelltumoren* anzufügen. Die Argumente, die für die Berechtigung der Existenz einer eigenständigen Gruppe der endometroiden Ovarialtumoren vorgetragen wurden, fanden rasch Anerkennung: Gehäuft finden sich nämlich bei den Tumoren, die Santesson und Kottmeier (1968) [1] als endometroid klassifiziert hatten (Abb. 3-2), wie bei den endometrialen Karzinomen Plattenepithelmetaplasien im Tumor bis hin zum Bild der Adenoakanthome (Abb. 3-3). Nicht selten sind mit endometroiden Adenokarzinomen des Ovars auch Adenokarzinome des Endometriums kombiniert, so daß die Frage auftrat, ob es sich bei den Ovarialtumoren nicht um Metastasen handelt. Beobachtungen aber, bei denen die Adenokarzinome des Endometriums exophytisch ins Lumen entwickelt und noch nicht infiltrativ waren, im Ovar aber analog gebaute Karzinome fortgeschritten infiltrativ vorlagen, sprachen dafür, daß es sich hierbei nicht um Metastasen in dem einen oder dem anderen Organ handeln könne, sondern offenbar um parallele Tumorentwicklungen in Ovar und Endometrium.

Wenn somit in der Gesamtgruppe der allgemeinen epithelialen Tumoren die Epithelstruktur (serös, muzinös, endometroid und klarzellig) das eine Ordnungsprinzip darstellt, so war es nötig, ein zweites Ordnungsprinzip einzuführen, das die Dignitätsaussage beinhaltet. Immer war schon bekannt, daß neben den einfachen, eindeutig gutartigen serösen oder muzinösen Kystomen und den eindeutigen, mit Invasion charakterisierten serösen und muzinösen Adenokarzinomen (Abb. 3-4) des Ovars Tumoren zur Beobachtung kommen, die sich von den einfachen Kystomen durch eine erheblich gesteigerte Proliferationstendenz des Epithels unterscheiden, wobei gleichzeitig auch beträchtliche zelluläre Atypien von Kern und Zytoplasma vor-

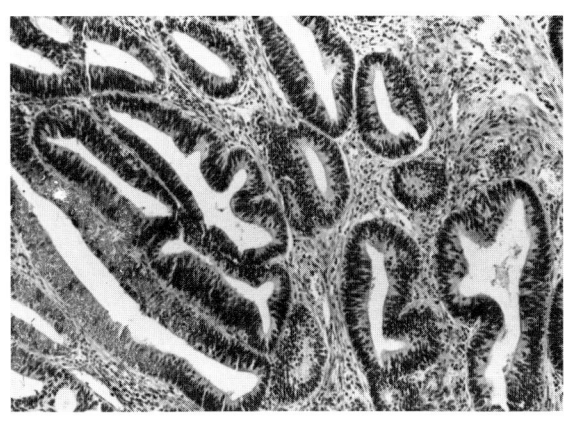

*Abb. 3-2.* Endometroides Adenokarzinom

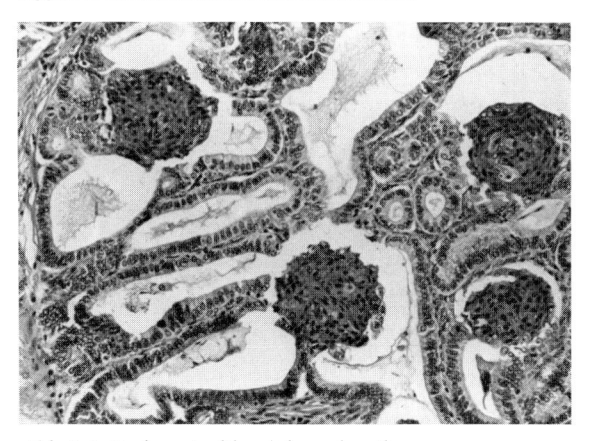

*Abb. 3-3.* Endometroides Adenoakanthom

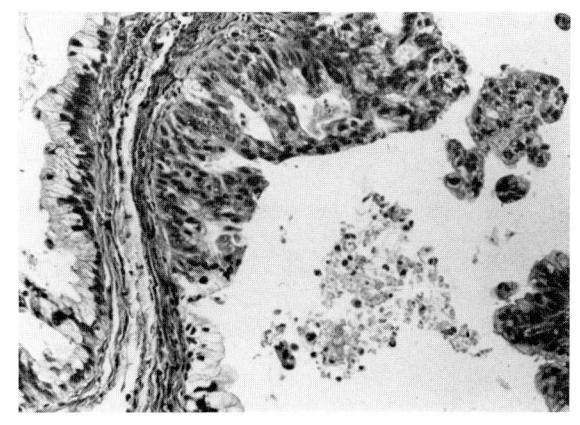

*Abb. 3-4.* Muzinöses Zystadenokarzinom

## 3 Klassifikation der Ovarialtumoren

liegen können, ohne daß aber ein invasives Wachstumsverhalten auch bei genauester Untersuchung feststellbar ist (Abb. 3-5 u. 3-6). Vielfältige Bezeichnungen für diesen Grenzzustand, wie etwa proliferierendes, papilläres, seröses Ovarialkystom mit Zellatypie, sind hierfür verwandt worden. Zunehmend hat sich für Tumoren dieser Bauart die eingangs bereits erwähnte englische Kurzbezeichnung *Borderline-Veränderung* eingebürgert, die in der WHO-Klassifikation synonym mit dem Begriff *Tumoren mit geringem Malignitätspotential* verwandt wird. Gerade für diese Zwischengruppe zwischen den einfachen, eindeutig gutartigen Kystomen und den eindeutigen Karzinomen stellt sich die Frage – und das gilt sowohl für seröse wie für muzinöse Tumoren –, ob es sich hierbei um einen Übergangszustand von einem gutartigen Kystom in ein eindeutig invasives Karzinom handelt oder ob hier eine eigenständige Krankheitsgruppe vorliegt.

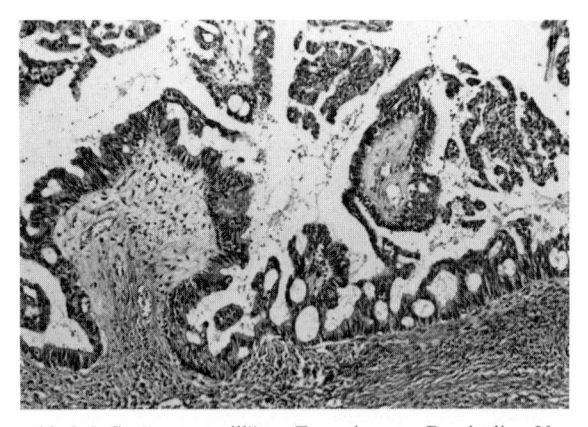

*Abb. 3-5.* Seröses, papilläres Zystadenom, Borderline-Veränderung

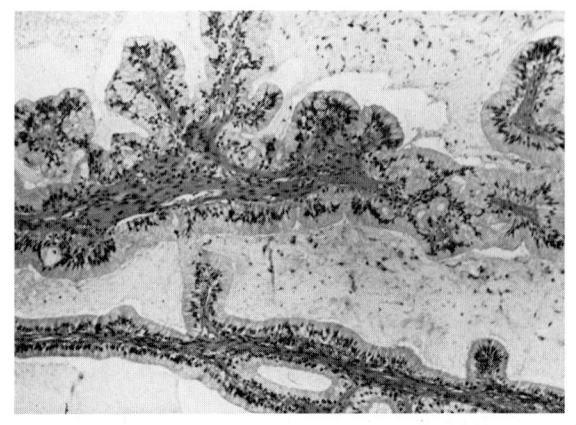

*Abb. 3-6.* Muzinöses Kystom, Borderline-Veränderung

Santesson und Kottmeier (1968) [1] haben hierzu eine wichtige Beobachtung vorgelegt: In Langzeitbeobachtungen haben sie Überlebenskurven von eindeutigen invasiven Karzinomen mit Tumoren dieser Borderline-Gruppe verglichen und jeweils den Überlebenskurven von total operierten Fällen die von solchen gegenübergestellt, die nur unvollständig operativ entfernt werden konnten. Bei den invasiv gewachsenen Karzinomen fand sich die zu erwartende sehr viel größere Absterberate bei den Fällen, die nicht total operiert werden konnten. Die bemerkenswerte Beobachtung betrifft das Verhalten der Überlebenskurve der Fälle, die mit sog. Borderline-Veränderungen nicht total operiert werden konnten. Dabei zeigte sich nämlich, daß die Absterbekurve dieser Patientinnen nicht von der abwich, die mit Borderline-Veränderungen total operiert werden konnten. Für den Fall, daß die Mehrzahl der sog. Borderline-Veränderungen ein temporäres Übergangsstadium zum eindeutig invasiv wachsenden Karzinom darstellte, wäre zu erwarten gewesen, daß bei den vieljährigen Verlaufsbeobachtungen die nicht total operierten Borderline-Veränderungen in ihrer Absterbequote sich mehr oder weniger der Kurve der eindeutig invasiven Fälle nähern müßte. Da dies aber nicht der Fall ist, kann wohl zu Recht die Schlußfolgerung gezogen werden, daß es sich hierbei tatsächlich um eine eigenständige Krankheitsgruppe handelt, bei der die hohe Proliferationsaktivität und die gleichzeitig entwickelte Zellatypie dafür sprechen, daß bei zellulärer Transformation der zelluläre Verlust der physiologischen Wachstumskontrolle vorliegt, jedoch nicht die für die Invasion notwendigen Zellveränderungen entwickelt worden sind.

Diese Erkenntnis war bestimmend dafür, für die Gesamtgruppe der häufigen epithelialen Tumoren eine *Dreigliederung* in der Dignitätsbestimmung vorzunehmen, nämlich

1. die Gruppe der eindeutigen gutartigen (serösen, muzinösen, endometroiden, klarzelligen) Ovarialtumoren,
2. die Gruppe der nach dem Epithelverhalten analog gegliederten Borderline-Veränderungen, den Tumoren mit geringem Malignitätspotential, und
3. die Gruppe der malignen Tumoren, charakterisiert durch die erwiesene Invasionseigenschaft.

Dabei stellt sich natürlich die Frage, welchen Sinn denn über z. B. rein statistische Vergleichszwecke hinaus etwa die vorgeschlagene Untergliederung bei den Ovarialkarzinomen in seröse, muzinöse, endometroide und klarzellige hat. Santesson und Kottmeier (1968) [1], die an der Entwicklung einen so wesentlichen Anteil haben, stützen sich in ihren Untersuchungen auf ein ungewöhnlich genau durchgearbeitetes und vor allem über Jahre hin verfolgtes Krankengut. In diesen Verlaufsuntersuchungen stellten sie fest, daß z. B. die Gruppe der endometroiden Ovarialkarzinome im Mittel eine erheblich bessere Prognose zeigt, als etwa die serösen Adenokarzinome des Ovars. Hinzugefügt werden muß: unter den über die Jahrzehnte hin in Stockholm durchgeführten therapeutischen Maßnahmen; die Untersuchungen betreffen einen Zeitraum, der vor der Anwendung der Zytostatikatherapie lag. So einleuchtend somit z. B. für Therapievergleichsstudien die konsequente Anwendung der WHO-Klassifikation für Ovarialtumoren, z. B. für die Ovarialkarzinome, erscheint, so kann man sich beim Vergleich der Literatur des Eindrucks nicht erwehren, daß Schwierigkeiten in der Anwendung dieser Klassifikation zu bestehen scheinen, und zwar bei der Zuordnung von Ovarialkarzinomen zu den endometroiden Karzinomen und der Restgruppe der nicht zuzuordnenden Ovarialkarzinome. Auffälligerweise finden sich nämlich erhebliche Differenzen beim Vergleich von Studien, die sich auf die WHO-Klassifikation berufen, in der Häufigkeit der Tumoren, die diesen beiden Tumortypen des Ovars zugeordnet werden. Hier wird erst die Zukunft zeigen, ob es vielleicht unter Anwendung von zusätzlichen, z. B. histochemischen Spezialverfahren gelingt, eine präzisere einheitliche Zuordnung zu ermöglichen.

## 3.2 Die Keimstrang-Stroma-Tumoren

Vor allem auf Scully (1968, 1970) [2, 3] geht diese zusammenfassende Tumorgruppen-Bezeichnung zurück. In ihr wird zum Ausdruck gebracht, daß diese Tumoren zwei Kategorien von Gewebsneubildungen umfassen, die eine zeigt Tumorzellen, die den Granulosa- bzw. den Sertoli-Zellen gleichen, also den eigentlichen Keimstrangelementen, die andere zeigt im Tumor Erscheinungen der Thekazellen bzw. Leydigzellen, also den entsprechenden Stromaanteilen von Ovar und Hoden.

Der *Granulosazelltumor* bietet sowohl wegen seiner Variabilität im histologischen Aufbau als auch der schwierigen Dignitätseinschätzung oft erhebliche Probleme. Teilweise zeigen diese Tumoren eine typische epitheliale Lagerung, die Tumorzellen können sowohl tubulär angeordnet sein als auch kleine oder große Follikel bilden, nicht selten finden sich hierbei die typischen Call-Exner-Körperchen (Abb. 3-7). Andererseits können Granulosazelltumoren diffus ausgebreitete Tumorzellareale aufweisen ohne Strukturierung (Abb. 3-8), so daß das histologische Bild eines mesenchymalen, sarkomähnlichen Tumors entwickelt ist. Daß Granulosazelltumoren häufig Östrogenbildung aufweisen, ist geläufig. Andererseits gibt es auch solche, die hormonell inaktiv sind, selten können sogar androgene Hor-

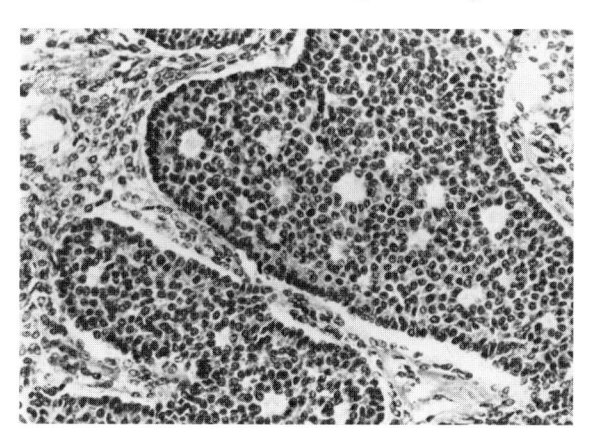

*Abb. 3-7.* Granulosazelltumor, kleinfollikuläre Lagerung, Call-Exner-Körperchen

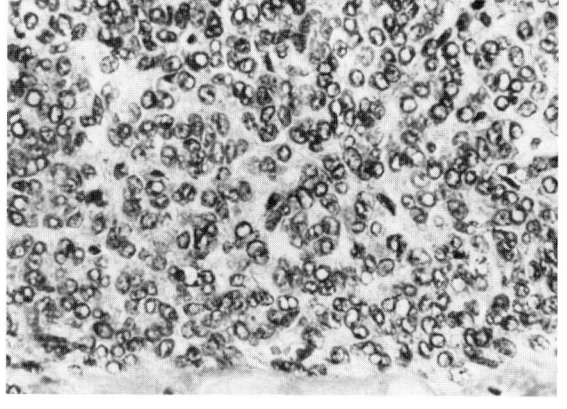

*Abb. 3-8.* Granulosazelltumor, diffuse Lagerung

mone gebildet werden. Eine prognostische Voraussage des biologischen Verhaltens dieser Tumoren ist vielfach nicht möglich. Der klinische Verlauf ist im Mittel insgesamt relativ günstig, so daß die Mehrzahl der Autoren, die sich mit diesem Problem beschäftigt haben, ebenso wie die WHO-Arbeitsgruppe den allgemeinen Begriff Granulosazelltumor verwendet, eine sichere prognostische Voraussage für viele Fälle für unmöglich hält und insgesamt den Tumor als Geschwulst mit niedriger Malignität einordnet.

Im Unterschied hierzu sind Geschwülste der *Thekom-Fibrom-Gruppe* generell biologisch gutartig, der Thekazelltumor ist oft lipidreich und meist östrogenbildend. Mischformen zwischen Thekomen und Fibromen sind nicht selten.
Eine weitere Gruppe von Geschwülsten, die in diese gleiche Tumorklasse gehört, die der *Gynandroblastome*, ist selten. Die Tumoren enthalten Sertoli- und Leydigzellen, z.T. auch undifferenzierte, mehr embryonal aussehende Gonadenzellen. Der Begriff Arrhenoblastom wird hierbei von der WHO-Klassifikation vermieden, weil zwar eine Mehrzahl dieser Fälle mit Maskulinisierungserscheinungen einhergeht, einige Tumoren aber endokrin inaktiv sind und einige sogar Östrogen bilden können. Eine morphologische Untergliederung nach dem Differenzierungsverhalten anzugeben, ist empfohlen, da es gering differenzierte Tumoren dieser Art gibt, die sarkomähnlich aussehen. In der Vorhersage des biologischen Verhaltens ist große Zurückhaltung geboten.

## 3.3 Die Keimzelltumoren

Seit langer Zeit war von diesen Neubildungen des Ovars klar, daß sie von eiwertigen multipotenten Zellen ausgehen müssen. Wesentlich beeinflußt worden ist die Ordnung für die entsprechenden, hierher gehörigen Tumoren im Ovar durch die Fortschritte in der Kenntnis über die vergleichbaren Tumoren des Hodens. Die Tatsache nämlich, daß im Hoden einerseits monoton aufgebaute Geschwülste, die Seminome, auftreten können, andererseits die Teratome, deren multipotente Zelleigenschaft sich in variabler Form manifestiert, und daß im Hoden Seminome und Teratome nicht selten in Kombination auftreten, war ein entscheidender Grund dafür anzunehmen, daß auch die Seminome von Keimzellen ausgehen. Das Ordnungsprinzip für die Hodentumoren, nämlich Seminome und die Gruppe der Teratome und embryonalen Tumoren unter einer gemeinsamen Überschrift, nämlich Keimzelltumoren, zusammenzufassen, ist auf das Ovar übertragen worden. Der dem Seminom analoge Tumor im Ovar ist das *Dysgerminom*. Während am Hoden aber die Gruppe der Teratome, von wenigen Ausnahmen abgesehen, in aller Regel sich früher oder später maligne verhält, ist die überwiegende Mehrzahl der Teratome am Ovar benigne. Vor allem Teilum (1968, 1971) [5, 6] ist die Erkenntnis zu danken, daß unter der Gruppe der embryonalen Tumoren solche vorkommen, die nicht nur Strukturen des Embryos selbst nachahmen, sondern auch des umgebenden Dottersackgewebes. Dies hat zur Einführung des Begriffes *Yolk sac tumor (Dottersacktumor)* geführt, der heute allgemein als *endodermaler Sinustumor* bezeichnet wird. Übertragen auf das Ovar ergibt sich somit die Klassifikation der Gruppe der Keimzelltumoren des Ovars mit den Untergruppen Dysgerminom, endodermaler Sinustumor, dann die im Ovar seltenen Tumoren, die embryonalen Karzinome, das Polyembryom und das Chorionkarzinom, sowie die zahlenmäßig häufigste Gruppe der Teratome.

Das *Dysgerminom* (Abb. 3-9) gleicht nicht nur histologisch, sondern auch in seinem biologischen Verhalten – auch bezüglich der guten therapeutischen Ansprechbarkeit – in ganz auffälliger Weise dem Seminom des Hodens. Charakteristisch sind die großen Tumorzellen, die mit reichlich Glykogen beladen sind. Ebenso wie beim Seminom finden sich unterschiedlich häufig Lymphozytenansammlungen; das nicht seltene Auftreten von Epitheloidzellgranulomen im Tumor, aber auch im Lymphknoten im Abflußgebiet, wird auf Tumorzerfallsprodukte zurückgeführt.
Der hochmaligne *endodermale Sinustumor* zeigt histologisch die z.T. an Dottersackstrukturen erinnernde buchten- und buckelförmige Anordnung der Zellen (Abb. 3-10); das hufnagelförmige Vorspringen in die schmalen Lumina der Tumorzellen

Ebensowenig wie sich die WHO-Klassifikation der Ovarialtumoren mit Problemen der Histogenese auseinandersetzt, beschäftigt sie sich mit Problemen der Grenzziehung zwischen Geschwulst und geschwulstartiger Neubildung. Deshalb wird die Gruppe der *Teratome* in ihren einzelnen Erscheinungsformen deskriptiv untergliedert und die Dermoidzyste des Ovars als zystische Form des Teratoms logischerweise hier eingeordnet. Daraus resultiert aber, daß wegen der Häufigkeit der adulten Teratome bzw. Dermoidzysten rund 25% aller als Ovarialtumorfälle operierten Geschwülste dieser Tumorgruppe zugehören. Daß in den in aller Regel gutartigen Teratomen des Ovars (nur in wenigen Prozent) sekundär Karzinome auftreten können, ist lange bekannt, überwiegend handelt es sich hier um Plattenepithelkarzinome. Als prognostisch ungünstig wird die Ruptur eines solchen Karzinoms, das in einer Dermoidzyste entstanden war, angegeben, da hierbei Karzinomzellen freien Zugang zur Bauchhöhle haben.

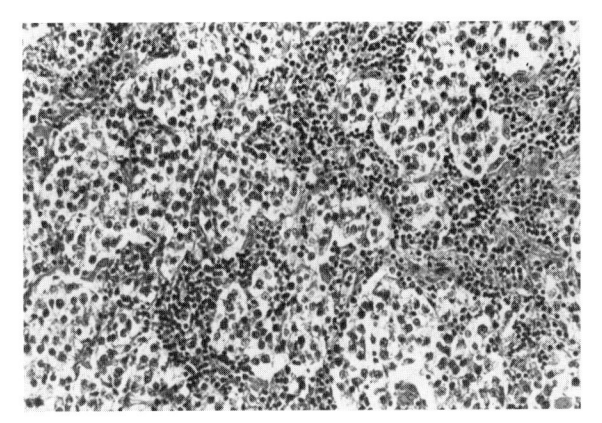

*Abb. 3-9.* Dysgerminom, Lymphozyten im Stroma

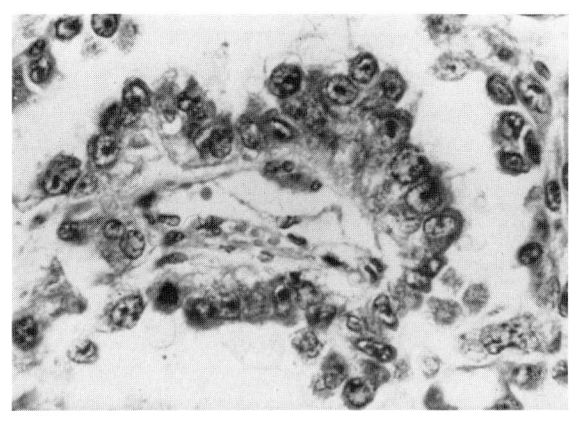

*Abb. 3-10.* Endodermaler Sinustumor

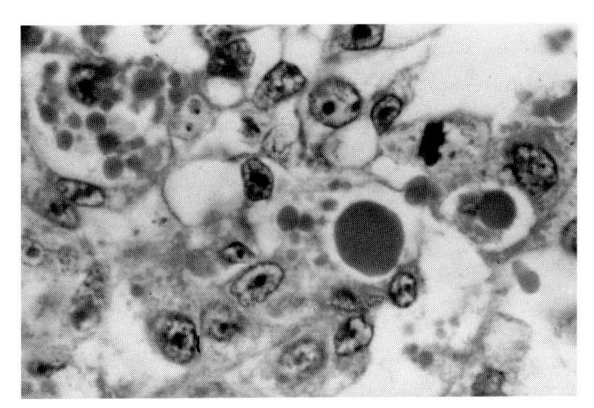

*Abb. 3-11.* Endodermaler Sinustumor, hyaline Körperchen

ist recht charakteristisch, ebenso wie das diagnostisch wichtige Auftreten hyaliner Kugelbildungen (s. Abb. 3-1). Von ihnen ist vermutet worden, daß sie das Stapelprodukt des α-Fetoproteins seien, was wir selbst aber immunhistochemisch nicht bestätigen können.

## 3.4 Schlußfolgerung

Ziel jeder Tumorklassifikation ist eine ausreichende differenzierende Aufgliederung, die Verwendung einer einheitlichen Terminologie unbeschadet unterschiedlicher wissenschaftlicher Auffassungen und Ableitungen und eine entsprechende Charakterisierung der Prognose durch klinische Verlaufsstudien. Die von der WHO vorgeschlagene Klassifikation der Ovarialtumoren hat sich deshalb rasch durchgesetzt, weil sie diese Bedingungen erfüllt, auch wenn es noch immer einige Probleme hierbei gibt.

## Literatur

[1] Santesson, L., Kottmeier, H.L.: General Classification of Ovarian Tumours; in: Ovarian Cancer, edited by Gentil, F., A.C. Junqueira, UICC Monograph Series Volume 11, Springer, Berlin, Heidelberg, New York (1968).

[2] Scully, R.E.: Sex-cord Mesenchyme Tumours. Pathologic Classification and its Relation to Prognosis and Treatment; in Ovarian Cancer, edited by Gentil, F., A.C. Junqueira, UICC Monograph Series Volume 11, Springer, Berlin, Heidelberg, New York (1968).

[3] Scully, R.E.: Recent Progress in Ovarian Cancer. Hum. Path. 1, 73 (1970).

[4] Serov, S.F., Scully, R.E., Sobin, L.H.: Histological Typing of Ovarian Tumours. International histological classification of Tumours No. 9. World Health Organization, Geneva (1973).

[5] Teilum, G.: Tumours of Germinal Origin; in: Ovarian Cancer, edited by Gentil, F., A.C. Junqueira, UICC Monograph Series Volume 11, Springer, Berlin, Heidelberg, New York (1968).

[6] Teilum, G.: Special Tumours of Ovary and Testis, Lippincott, Philadelphia (1971).

[7] Willis, R.A.: Pathology of Tumours, Butterworths London, 4th Ed. 1967.

# 4. Ausbreitung, klinische Stadieneinteilung und Symptome

*K.J. Lohe* und *J. Baltzer*

Ausbreitung, Stadieneinteilung und Symptomatik bei Patientinnen mit Ovarialkarzinom stehen in enger Beziehung zueinander.

## 4.1 Ausbreitung

Das Ovarialkarzinom, unter diesem Begriff sollen alle malignen epithelialen Tumoren zusammengefaßt werden, entsteht heimtückisch in der Ovarialsubstanz, wächst in der Mehrzahl in Zysten und produziert unterschiedliche Mengen seromuzinöser Flüssigkeit. Die an Größe zunehmenden, mit Flüssigkeit gefüllten Hohlräume verursachen das in der Regel schnelle Weiterwachsen der Tumoren. Die intraperitoneale Lage der Ovarien ermöglicht ein beachtliches Größenwachstum bei zunächst nur spärlicher Symptomatik. Gleichzeitig ist von vornherein die Möglichkeit einer breitflächigen Tumorausbreitung im gesamten Bauchraum gegeben.

Auf der anderen Seite kann ein gelegentlich von der Ovaroberfläche ausgehender Tumor, ohne größere Ausmaße zu erreichen, benachbarte Organe befallen, uncharakteristische Beschwerden, intermittierende Schmerzen und Durchfälle hervorrufen und sich trotzdem der palpatorischen Feststellung entziehen.

Folgende wesentliche Ausbreitungsmöglichkeiten beim Ovarialkarzinom sind gegeben:
1. Intraperitoneale Tumoraussaat (67%),
2. Vaskuläre Tumorinvasion (20%),
3. Kontinuierliche Tumorausbreitung (10%),
4. Tumorausbreitung entlang präformierter Räume (2%) und
5. Implantationsmetastasen (1%).

(Häufigkeitsangaben nach Janovski u. Paramanandhan [1973] [4]).

Die *intraperitoneale Tumoraussaat* ist der geläufigste Weg der Tumorausbreitung beim Ovarialkarzinom.

Über Lymphgefäße der Tumorkapsel und beim Kapseldurchbruch gelangen Tumorzellen in die Peritonealflüssigkeit und können sich im gesamten Bauchraum verteilen und an der Oberfläche der Bauch- und Beckenorgane ansiedeln. Die Implantation der Tumorpartikel scheint gewissen Strömungsrichtungen der Peritonealflüssigkeit zu folgen. Bevorzugte Implantationslokalisation sind der Douglassche Raum, das Peritoneum oberhalb des Ligamentum infundibulo-pelvicum, die parakolischen Rinnen, die rechte Zwerchfellhälfte, die Leberoberfläche und natürlich das große Netz. Dieses Verteilungsmuster hat diagnostische und therapeutische Bedeutung.

Im weiteren Verlauf kommt es zum krebsigen Befall der verschiedenen Anteile des Magen-Darm-Traktes. Die erkrankten Patientinnen klagen über uncharakteristische Magen- und Verdauungsbeschwerden, Übelkeit, Blähung des Leibes, irritables Kolon, Gewichtsabnahme und suchen häufig zunächst Hilfe und Rat beim Internisten.

Durch die zunehmende Tumorummauerung von Darmschlingen mit Bildung eines großen Konglomerattumors und schließlich Darmverschluß steigern sich Schmerzen, Übelkeit, Erbrechen und Gewichtsverlust, bis die letztlich hochgradig kachektischen Patientinnen von ihrem qualvollen Leiden erlöst werden.

Typisches Merkmal des Ovarialkarzinoms ist der häufig begleitende Aszites, dessen Existenz zumeist erst auf die Erkrankung aufmerksam macht und auf das Vorhandensein von Bauchfellmetastasen hinweist. Aszites verursacht Spannungsgefühl im Bauch mit Zunahme des Leibesumfanges und trägt zur gastrointestinalen und respiratorischen Dysfunktion bei.

Die *vaskuläre Tumorinvasion* unterscheidet zwischen lymphogener und hämatogener Tumorpropagation.

Die lymphogene Tumorzellaussaat mit Ausbildung regionärer Lymphknotenmetastasen spielt hierbei die entscheidende Rolle. Der Lymphabfluß des dicht versorgten Eierstockes vollzieht sich im wesentlichen über folgende Gefäßverbindungen [6, 8]:
1. entlang der Ovarialgefäße und der Ligamenta infundibulo-pelvica hin zu den aortalen bzw. paraaortalen Lymphknoten zwischen der Bifurkation der Aorta und den Nierenstielen,
2. über die Parametrien hin zu den Beckenwänden mit den externen iliakalen und hypogastrischen Lymphknoten,
3. entlang der Ligamenta rotunda zu den externen iliakalen und inguinalen Lymphknoten und
4. über Lymphgefäßverbindungen des Zwerchfells vom Bauchraum zur Pleurahöhle oder zu den oberen paraaortalen Lymphknoten hin.

Nach lymphographischen Untersuchungen von Musumeci und Mitarbeitern (1977) [7] scheinen retroperitoneale Lymphknotenmetastasen erst beim fortgeschritteneren Ovarialkarzinom gehäuft aufzutreten. Sie fanden im klinischen Stadium III 29%, im Stadium IV 53% und im Stadium I nur 8% regionäre Lymphknotenmetastasen.

Der hämatogene Gefäßeinbruch ist in seiner klinischen Bedeutung nicht endgültig geklärt. In Blutgefäßlichtungen nachgewiesene Tumorzellen sind mit Metastasen nicht identisch und haben keinen Einfluß auf die Überlebensraten [9]. Die hämatogene Tumordissemination ist aufgrund von Autopsiebefunden [1] in fortgeschrittenen Fällen nicht selten. Die häufigsten Lokalisationen sind Leber, Lunge, Knochen, Niere, Nebenniere, Haut und Gehirn.

Die *kontinuierliche Tumorausbreitung* erfaßt nach dem Kapseldurchbruch des Karzinoms die unmittelbar benachbarten oder anliegenden Organe, so das Rektosigmoid, Netz, Dünndarm, Beckenwand, Peritoneum, Uterus, Tube und Parametrium. Der Befall dieser anatomischen Strukturen ist häufig nur oberflächlich, sodaß sich bei der chirurgischen Intervention eine anatomische Ebene herstellen läßt. Fortgeschrittenes kontinuierliches Tumorwachstum führt zu direkter Penetration oder Obstruktion von Darmanteilen oder Ureter.

Unter *Tumorausbreitung entlang präformierter Räume* wird der Transport und die Verschleppung von abgeschilferten Tumorzellen durch die Tube und die Gebärmutterhöhle bis zur Vagina hin verstanden. Unterwegs ist die Implantation von Tumorzellen an beliebiger Stelle möglich. Jedem Zytologen sind vereinzelt Fälle bekannt, wo im zervikalen oder vaginalen Zellabstrich sogar Psammomkörper eines primären Ovarialkarzinoms entdeckt wurden.

Die Tumorausbreitung durch *Implantationsmetastasen* kann nach diagnostischen oder therapeutischen Eingriffen erfolgen. Am häufigsten entstehen solche Metastasen in Narben der Bauchdecke nach Aszitespunktion oder chirurgischer Intervention, nachdem verschleppte Tumorzellen sich ansiedeln und weiterwachsen konnten.

## 4.2 Klinische Stadieneinteilung

Auf den Prinzipien der verschiedenen Ausbreitungsmöglichkeiten basiert die klinische Stadieneinteilung beim Ovarialkarzinom. Sie soll die anatomische Tumorausdehnung unter Berücksichtigung klinischer und operativer Befunde festhalten und so einen Vergleich therapeutischer Maßnahmen und Ergebnisse verschiedener Zentren ermöglichen.

Zwei Stadieneinteilungen sind am geläufigsten:
– seit 1964 diejenige der FIGO (1979) (Tab. 4-1) und
– seit 1968 die TNM-Einteilung der UICC (1976), die in der Zwischenzeit dem System der FIGO weitestgehend angepaßt wurde (Tab. 4-2).

Die FIGO-Normen sind in das TNM-System übertragbar.

Kottmeier (1968) [5] hat beide Stadieneinteilungen an seinem Krankengut verglichen und festgestellt, daß die anatomische Ausdehnung des Ovarialkarzinoms insgesamt mit dem TNM-System präziser festzulegen sei. Das TNM-System hat zusätzlich den Vorteil, als System für alle malignen Tumoren anwendbar zu sein. Es hat aber auch neben der schwereren Einprägsamkeit vielleicht den Nachteil, die regionären Lymphknoten beim Ovarialkarzinom zu berücksichtigen, die im Vergleich zu anderen Primärkarzinomen offensichtlich nicht eine so bedeutungsvolle Rolle spielen [2].

Zur operativen und histologischen Stadieneinteilung s. S. 79.

*Tabelle 4-1* Klinische Stadieneinteilung beim Ovarialkarzinom der FIGO

*Tabelle 4-1* Klinische Stadieneinteilung der FIGO bei primärem Ovarialkarzinom

| | |
|---|---|
| *Stadium 1* | Tumor beschränkt auf die Ovarien |
| Stadium 1a. | Tumor auf ein Ovar beschränkt. Kein Aszites. |
| | (i) Kein Tumor auf der Oberfläche des Ovars. Kapsel intakt. |
| | (ii) Tumor auf der Oberfläche des Ovars und/oder Kapselriß |
| Stadium 1b. | Tumor auf beide Ovarien beschränkt. Kein Aszites. |
| | (i) Kein Tumor auf der Oberfläche des Ovars. Kapsel intakt. |
| | (ii) Tumor auf der Oberfläche des Ovars und/oder Kapselriß |
| Stadium 1c. | Tumor beschränkt auf eine oder beide Ovarien. Aszites enthält maligne Zellen oder positive peritoneale Spülung |
| *Stadium 2* | Tumor hat eines oder beide Ovarien befallen mit Ausdehnung ins Becken |
| Stadium 2a. | Tumor mit Ausdehnung und/oder mit Metastasen zum Uterus und/oder einer oder beider Tuben, aber ohne Befall des viszeralen Peritoneums. Kein Aszites |
| Stadium 2b. | Tumor dehnt sich auf andere Beckengewebe aus und/oder befällt das viszerale Peritoneum. Kein Aszites. |
| Stadium 2c. | Tumor dehnt sich auf den Uterus aus und/oder auf eine oder beide Tuben und/oder andere Beckengewebe. Aszites enthält maligne Zellen oder positive peritoneale Spülung. |
| *Stadium 3* | Tumor befällt eines oder beide Ovarien mit Ausdehnung auf den Dünndarm oder das Omentum, ist aber makroskopisch auf das kleine Becken beschränkt, oder intraperitoneale Metastasen außerhalb des kleinen Beckens oder positive retroperitoneale Lymphknoten oder beides. |
| *Stadium 4* | Tumor hat eines oder beide Ovarien wie auch entferntere Organe befallen. Pleuraerguß mit positiver Zytologie. |

*Tabelle 4-2* TNM-Einteilung beim Ovarialkarzinom der UICC

| | |
|---|---|
| *T –* | *Primärtumor* |
| TIS | Präinvasives Karzinom (Carcinoma in situ) |
| TX | Der Tumor kann nicht eingestuft werden (keine Laparotomie) |
| T1 | Der Tumor ist auf ein Ovar beschränkt |
| T2 | Der Tumor ist auf beide Ovarien beschränkt |
| T3 | Der Tumor ist auf den Uterus und/oder auf die Tuben ausgedehnt |
| T4 | Der Tumor dehnt sich direkt auf andere anatomische Strukturen der Umgebung aus |
| | *Anmerkung:* Die Anwesenheit von Aszites bleibt ohne Berücksichtigung |
| *N –* | *Regionale Lymphknoten* |
| NX | Wenn es nicht möglich ist, die regionalen Lymphknoten zu bestimmen, wird das Symbol NX verwendet, so daß etwaige histologische Erkenntnisse angefügt werden können: z.B. NX– oder NX+ |
| N0 | Kein Befall der regionalen Lymphknoten |
| N1 | Regionale Lymphknoten sind befallen |
| *M –* | *Fernmetastasen* |
| M0 | Keine Fernmetastasen nachweisbar |
| M1 | Implantations- oder andere Metastasen sind vorhanden |
| | M1a Lediglich im kleinen Becken |
| | M1b Im gesamten Abdomen |
| | M1c Außerhalb des Abdomens und des Beckens |

## 4.3 Symptomatik

Die spezifischen Wachstums- und Ausbreitungsmöglichkeiten von Ovarialtumoren in die freie Bauchhöhle hinein erklären das erst verhältnismäßig späte Auftreten von Symptomen bzw. Beschwerden. Ovarialkarzinome am Anfang ihrer Entwicklung haben einen symptomlosen und uncharakteristischen Verlauf. Stellen sich erst Symptome ein, so sind sie zumeist Ausdruck eines schon fortgeschritteneren Tumorwachstums. Engeler (1974) [2] hat am Krankengut der Universitäts-Frauenklinik Zürich festgestellt, daß zum Zeitpunkt der Diagnosestellung des Ovarialkarzinoms 60% der 568 Tumoren bereits im Stadium III oder IV waren. Das sogenannte kleine Ovarialkarzinom mit einem Tumordurchmesser unter 5 cm sei hierbei nur in 3%, also ausgesprochen selten, vorgekommen.

Das große Spektrum an im Grunde für die Grunderkrankung nicht spezifischen Symptomen vermittelt die Untersuchung von Engeler (1974) [2] bei 568 Patientinnen mit Ovarialkarzinom. Uncharakteristische und wechselnde Bauchschmerzen (86%) wie auch die beobachtete Zunahme des Leibesumfanges (78%) stehen im Vordergrund. Eine Vielzahl weiterer Symptome sind beschrieben (Gewichtsverlust 44%, Miktionsstörungen 37,5%, Appetitlosigkeit 27%, Obstipation oder Diarrhoe 24%, Erbrechen oder Übelkeit 21%, Müdigkeit 18%, Resistenz im Abdomen 16%, Blutungsstörungen 16%, Gewichtszunahme 5%).

## 4.4 Schlußfolgerung

Bei kritischer Betrachtung des uncharakteristischen Symptomenbildes und der spezifischen Ausbreitungsmöglichkeiten bei Patientinnen mit Ovarialkarzinom wird es verständlich, daß auch heute noch die Früherkennung des Ovarialkarzinoms erhebliche Schwierigkeiten bereitet.

## Literatur

[1] Bergman, F.: Carcinoma of the Ovary. Clinicopathological Study of 86 Autopsied Cases with Special Reference to Mode of Spread. Acta Obst. et Gynec. Scandinav. 45 (1966) 211.
[2] Engeler, V.: Ovarialkarzinom. S. Karger (1974).
[3] FIGO-Stadieneinteilung. Annual Report on the Results of Treatment in Gynecological Cancer. 17. Vol. Ed. H.L. Kottmeier. Stockholm (1979).
[4] Janovski, N.A., Paramanandhan, T.L.: Ovarian Tumors. G. Thieme (1973).
[5] Kottmeier, A.L.: Clinical Staging in Ovarian Carcinoma. In: Ovarian Cancer. Ed. F. Gentil, A.C. Junqueira. Springer (1968).
[6] Maier, J.G.: Radiotherapy Treatment of Ovarian Cancer. In: L. McGowan, Gynecologic Oncology. Appleton-Century-Crofts (1978).
[7] Musumeci, R., Banfi, A., Bolis, G., Candiani, G.B., G. de Palo, F. di Re, Luciani, L., Lattuada, A., Mangioni, C., Mattioli, G., Natale, N.: Lymphangiography in Patients with Ovarian Epithelial Cancer. An Evaluation of 289 Consecutive Cases. Cancer 40 (1977) 1444.
[8] Plentl, A.A., Friedman, E.A.: Lymphatic System of the Female Genitalia. W.B. Saunders (1971).
[9] Roberts, S.S., McGrew, E.E., Valaitis, J., Cole, W.H.: Cancer Cells in the Blood: Incidence and Importance to Prognosis and Treatment. In: Ovarian Cancer. Ed. F. Gentil, A.C. Junqueira. Springer (1968).
[10] TNM. Klassifizierung der malignen Tumoren und allgemeine Regeln xur Anwendung des TNM-Systems. 2. Aufl., Springer (1976).

# 5. Ansätze zur Frühdiagnostik des Ovarialkarzinoms

*H.-J. Soost*

Die Zytodiagnostik von Tumoren höherer Genitalabschnitte ist leider nicht so erfolgreich wie die des Zervixkarzinoms und seiner Vorstufen. Dies fängt schon beim Endometriumkarzinom an, bei dem in Zervixabstrichen nur 60% positive zytologische Befunde zu erwarten sind. Eine brauchbare diagnostische Treffsicherheit von etwa 90% bietet nur die intrauterine Entnahme, deren routinemäßige Durchführung in der Praxis problematisch ist. Noch schwieriger stellt sich die Situation bei der morphologischen Diagnostik von Ovarialtumoren dar.

## 5.1 Tumorzellen in Zervix- und Vaginalabschnitten

Die zytologische Diagnostik eines Ovarialkarzinoms aus einem Zervix- oder Vaginalabstrich (Abb. 5-1, 5-2) ist nur selten möglich. *Voraussetzungen* dafür sind,

daß es sich um einen fortgeschrittenen Tumor handelt, der bereits Metastasen im Cavum uteri gesetzt hat oder

daß die Tumorzellen aus dem Tumor bzw. der freien Bauchhöhle durch Tuben und Uteruskavum in den Zervikanal gelangt sind.

Auch letzteres gibt es gelegentlich sogar bei kleinen Ovarialtumoren. Das Fehlen einer Tumordiathese bei Anwesenheit von Drüsenkarzinomzellen kann einen Hinweis auf den extrauterinen Ursprung des Karzinoms geben.

Gelegentlich gibt das Auftreten von *Psammomkörperchen* in Zervixabstrichen einen Hinweis auf das Vorliegen eines Ovarialkarzinoms (Abb. 5-3). Es handelt sich um konzentrisch geschichtete kalzifizierte Gebilde, teils freiliegend, teils von Drüsenzellen umgeben. Psammomkörperchen können jedoch auch bei gutartigen Veränderungen an Ovar oder Endometrium vorkommen. Sie sind also nicht pathognomonisch für ein Karzinom.

Noch seltener ist das Auftreten von Tumorzellen in Zervixabstrichen bei extragenitalen Tumoren (Abb. 5-4), z.B. des Rektums, des Magens usw.

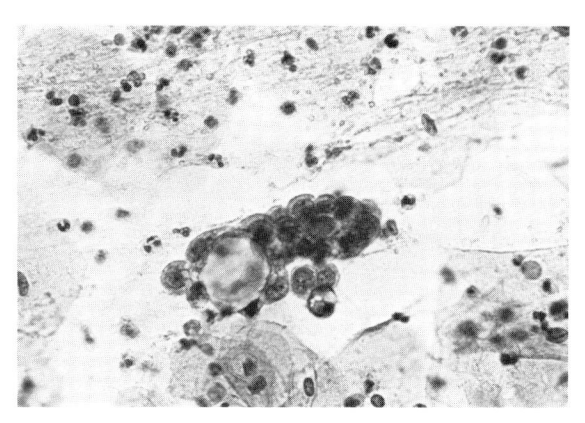

*Abb. 5-1.* Zellverband eines Ovarialkarzinoms im Zervixabstrich. Sauberer Präparathintergrund. Keine Metastasen in Uterus oder Vagina nachgewiesen.
(Obj. 40×, Ok. 40×)

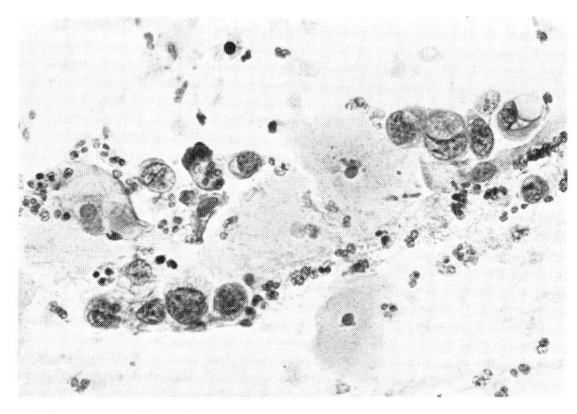

*Abb. 5-2.* Zellen eines Granulosazellkarzinoms im Zervixabstrich einer 68jähr. Frau. Auffallend ist die für das Alter hohe Proliferation des Epithels.
(Obj. 40×, Ok. 10×)

5. Ansätze zur Frühdiagnostik des Ovarialkarzinoms

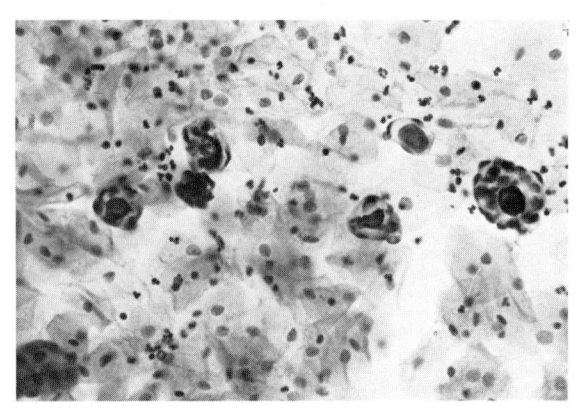

*Abb. 5-3.* Zahlreiche Psammomkörperchen im Zervixabstrich einer 58jähr. Frau mit pseudomuzinösem Ovarialkarzinom.
(Obj. 25×, Ok. 10×)

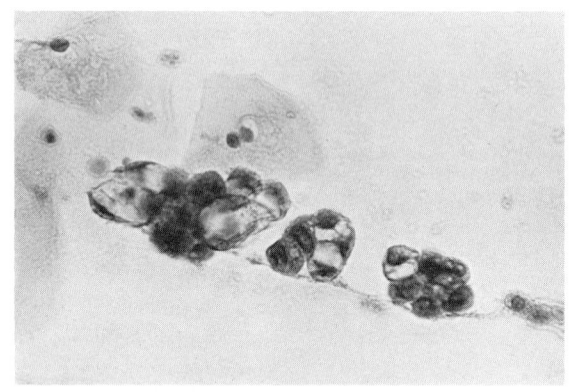

*Abb. 5-4.* Zellen eines Rektumkarzinoms im Vaginalabstrich. Sauberer Präparathintergrund. Keine Metastasen in Uterus oder Vagina nachgewiesen.
(Obj. 40×, Ok. 10×)

Ng und Reagan [13] fanden unter 600000 zytologischen Untersuchungen 66mal positive zytologische Befunde von extrauterinen malignen Tumoren, d.h. 11 pro 100000. Dabei handelte es sich in der Hälfte der Fälle um Ovarialkarzinome, im übrigen um Tubenkarzinome oder Karzinome von Magen-Darm-Trakt, Mamma, Harnblase, Lunge oder Leukämien. In einem Viertel dieser Fälle konnten Metastasen in Uterus oder Vagina nachgewiesen werden.

Es ist also ein äußerst seltenes Ereignis, daß ein Ovarialkarzinom im Frühstadium durch einen Zervixabstrich entdeckt werden kann.

Aus früheren Jahren liegen Veröffentlichungen von Graham und van Niekerk [9] sowie Rubin und Frost [14] vor, nach denen bei 23 bis 43% der Ovarialkarzinome Tumorzellen in Zervix- oder Vaginalabstrichen gefunden wurden. Diese Befunde konnten später nicht mehr bestätigt werden.

## 5.2 Untersuchung von Douglas-Punktaten

Natürlich hat es nicht an Versuchen gefehlt, auch die zytodiagnostische Früherkennung von Ovarialtumoren zu verbessern. Dies ist in erster Linie ein Problem der Materialgewinnung.

Eine dieser Möglichkeiten stellt die *Douglas-Punktion* und die mikroskopische Untersuchung der dabei gewonnenen Peritonealflüssigkeit auf Tumorzellen dar. Spechter [16] hat 1969 in der deutschen Literatur erstmalig darauf hingewiesen und einen Fall beschrieben, in dem er dadurch ein nicht palpables Ovarialkarzinom frühzeitig diagnostizieren konnte.

Die *Technik der Punktion* ist einfach. Wie bei der Douglas-Punktion einer extrauterinen Gravidität punktiert man den Douglas-Raum vom hinteren Scheidengewölbe aus. Dabei werden oft nur wenige Tropfen Flüssigkeit gewonnen. Diese schwemmt man in physiologischer Kochsalzlösung auf. Das Sediment wird zytologisch untersucht.

Tab. 5-1 zeigt die *Ergebnisse* verschiedener Autoren: Während Graham u. Mitarb. [10] unter 576 symptomlosen Frauen durch Douglas-Aspirationszytologie in 1% der Fälle Ovarialkarzinome erkennen konnten, erzielten McGowan u. Mitarb. [12] an über 1000 Patienten bei 47% technisch ungenügende Präparate und nicht einen einzigen positiven Fall. Caterini [2] hatte unter 5000 Punktionen nur drei positive Fälle, aber ebenfalls eine hohe Rate von 27% technisch unbrauchbaren Befunden. Bei Vorliegen von Symptomen lag nach Zervakis u. Mitarb. [17] die Rate der positiven zytologischen Befunde mit 3,5% höher.

Keettel u. Mitarb. [11], die ebenfalls schlechte Ergebnisse erreichten, empfahlen deshalb die *Douglas-Spülzytologie* (Tab. 5-2). Dabei wurden ca. 200 ccm physiologische Kochsalzlösung in den Douglas-Raum eingespritzt und nach 5 Min. wieder abgesaugt. Die Autoren erzielten damit wesentlich bessere Ergebnisse: Nur 2,9% technisch unbrauchbare Befunde (gegenüber 43% vorher) und 13,2% zytologisch positive Befunde.

Günstige Ergebnisse mit dieser Methode wurden ebenfalls von Floyd [3] berichtet.

*Tabelle 5-1* Douglas-aspirationszytologische Befunde (aus [5])

| Autoren | | Aspirationen n | zytologisch positiv n | % | zytologisch falsch-positiv n | % | nicht verwertbar n | % |
|---|---|---|---|---|---|---|---|---|
| Graham et al. | 1962 | 576 | 6 | 1 | 2 | 0,3 | – | – |
| McGowan et al. | 1966 | 1123 | 0 | 0 | – | – | 537 | 47 |
| Graham, Graham | 1967 | 1149 | 22 | 1,9 | – | – | 115 | 10 |
| Zervakis et al. | 1969 | 113 | 4 | 3,5 | 2 | 1,8 | – | – |
| Caterini | 1973 | 5000 | 3 | 0,06 | 12 | 0,24 | 1332 | 27 |
| Funkhouser et al. | 1974 | 1300 | 12 | 0,9 | – | – | – | – |
| Keettel et al. | 1974 | 269 | – | – | 4 | 1,5 | 117 | 43 |

*Tabelle 5-2* Douglas-spülzytologische Befunde (aus [5])

| Autoren | | Aspirationen n | zytologisch positiv n | % | zytologisch falsch-positiv n | % | nicht verwertbar n | % |
|---|---|---|---|---|---|---|---|---|
| Floyd et al. | 1969 | 218 | 13 | 5,9 | 4 | 1,8 | 28 | 12,8 |
| Keettel et al. | 1974 | 938 | 124 | 13,2 | 17 | 1,8 | 27 | 2,9 |

## 5.3 Feinnadelpunktion von Ovarialtumoren

Eine weitere Möglichkeit zur Verbesserung der Früherkennung des Ovarialkarzinoms bietet sich durch die *Punktion des Tumors* selbst. Die Feinnadelbiopsie hat in den letzten Jahren weite Verbreitung gefunden und wird heute bei Mamma, Schilddrüse, Prostata, Lymphknoten zur Gewinnung von Zellmaterial für zytologische Untersuchungen mit großem Erfolg angewandt. Mit der Punktion von Ovarialtumoren haben sich systematisch jedoch bisher nur zwei Arbeitsgruppen in größerem Umfang befaßt, nämlich Angström u. Mitarb. [1] aus Umea in Schweden sowie Geier u. Mitarb. [5, 6, 7] aus Ulm, welche die Methode Mitte der 70er Jahre aufgriffen.

Für die Punktion verwendet man am besten die *Franzén-Spritze* oder eine Modifikation mit dem Cameco-Handgriff. Wichtig ist, daß man bei der Punktion vor dem Zurückziehen der Nadel aus dem Tumor das Vakuum in der Spritze beseitigt, um nicht Zellmaterial aus dem Stichkanal mit zu aspirieren. Das Untersuchungsmaterial wird unmittelbar nach der Aspiration auf Objektträger aufgespritzt und ausgebreitet. Die Präparate können dann luftgetrocknet und nach Giemsa gefärbt oder in Alkohol fixiert und nach Papanicolaou gefärbt werden.

Punktate von *Cystadenoma serosum* enthalten neben flüssigem Zysteninhalt Drüsenzellen, die durch gute interzelluläre Kohäsion charakterisiert sind und evtl. papillär angeordnet liegen. Häufig findet man Leukozyten und Schaumzellen.

Beim *Cystoma pseudomucinosum* ist die Schleimsubstanz sowohl mit der Papanicolaou- als auch mit der Giemsa-Färbung oft schlecht zu erkennen.

Das Fehlen von zellulärem Material und der Nachweis von flüssigem Zysteninhalt machen es wahrscheinlich, daß es sich um einen benignen zystischen Tumor handelt.

Bei *Dermoidzysten* (Abb. 5-5), die zytologisch einfach zu diagnostizieren sind, findet man reichlich kernlose Schuppen, Kalk und/oder strukturlose amorphe Masse.

*Fibrome* sind an den langgestreckten bipolaren Zellen zu erkennen.

Bei *malignen Geschwülsten* (Abb. 5-6) ist der Zellgehalt der Aspirate ungleich höher als bei benignen. Die meisten Ausstrichpräparate sind übersät von dissoziiert liegenden Tumorzellen. Hochdifferenzierte Karzinome zeigen häufig eine adenoide oder papilläre Anordnung der Zellen. In anaplastischen

## 5. Ansätze zur Frühdiagnostik des Ovarialkarzinoms

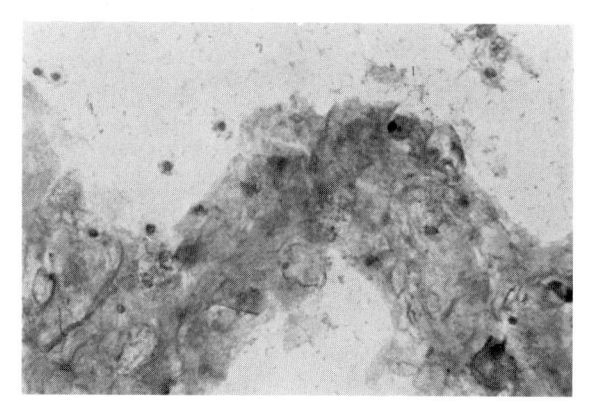

*Abb. 5-5.* Feinnadelpunktat von einer Dermoidzyste. (Obj. 25×, Ok. 10×) (Präparat von G. Geier, Ulm)

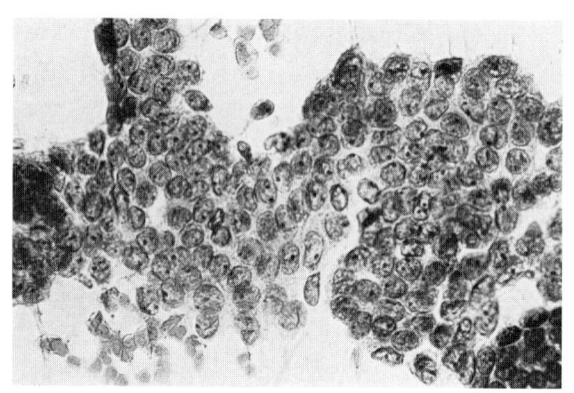

*Abb. 5-6.* Feinnadelpunktat von einem serösen Ovarialkarzinom. (Obj. 25×, Ok 10×) (Präparat von T. Angström, Umea)

Karzinomen besteht eine ausgeprägte Polymorphie und Anisonukleose.

Wie sind *die Ergebnisse der Feinnadelbiopsie von Ovarialtumoren?*
Aufgrund der Untersuchungen von Angström (Tab. 5-3, 5-4) wurden von 38 Karzinomen nur zwei nicht erkannt. Von 42 benignen Geschwülsten wurden drei für Karzinome gehalten. Die Korrelation des Karzinomtyps zeigte zwischen Histologie und Zytologie eine gute Übereinstimmung außer bei endometroiden Karzinomen.
Aus den Untersuchungen von Geier [6] sind folgende Ergebnisse zu berichten:
Von 97 gutartigen Tumoren (Tab. 5-5) waren neun Punktate technisch nicht brauchbar. Es befand sich kein falsch positiver oder verdächtiger Befund darunter.
Von 81 malignen Tumoren (Tab. 5-6) wurden in rd. 85% zytologisch positive oder suspekte Befunde er-

*Tabelle 5-3* Vergleich der Ergebnisse der Zytologie mit den Enddiagnosen (Histologie oder klinische Kontrolle) [1]

| Zytologie | Histologische oder klinische Diagnose | | Total |
|---|---|---|---|
| | gutartige Läsionen | maligne Tumoren | |
| kein Tumorzellnachweis | 36 | 3 | 39 |
| Tumorzellen | 2 | 39 | 41 |
| Total | 38 | 42 | 80 |

*Tabelle 5-4* Vergleich zwischen zytologischer und histologischer Klassifikation von Ovarialkarzinomen (I c = serös, II c = muzinös, III c = endometroid, IV c = mesonephroid. Adenokarzinom, V = solid wachsendes Karzinom – unklassifizierte Karzinome) (aus [1])

| Zytologische Klassifizierung | Histologische Klassifizierung | | | | | Total |
|---|---|---|---|---|---|---|
| | Ic | IIc | IIIc | IVc | V | |
| Ic | 31 | 1 | 5 | 1 | | 38 |
| IIc | 1 | 9 | | | | 10 |
| IIIc | | | 1 | | 1 | 2 |
| IVc | | | | 1 | | 1 |
| V | | | | | 1 | 1 |
| Total | 32 | 10 | 6 | 2 | 2 | 52 |

*Tabelle 5-5* Ergebnisse punktionszytologischer Untersuchungen von 106 benignen Ovarialtumoren (aus [6])

| *Zytologie* | | |
|---|---|---|
| Benigne | 97 = | 91% |
| Suspekt | 0 = | 0% |
| Maligne | 0 = | 0% |
| Technisch nicht verwertbar | 9 = | 9% |
| | 106 = | 100% |

*Tabelle 5-6* Ergebnisse punktionszytologischer Untersuchungen von 81 malignen Ovarialtumoren (aus [6])

| *Zytologie:* | | |
|---|---|---|
| Maligne | 64 = | 76,1% ⎫ 84,5% |
| Suspekt | 6 = | 8,4% ⎭ |
| Benigne | 8 = | 11,3% |
| Technisch nicht verwertbar | 3 = | 4,2% |
| | 81 = | 100% |

*Tabelle 5-7* Gegenüberstellung aspirationszytologischer und histologischer Befunde bei benignen Ovarialtumoren (aus [6])

| Zytologische Klassifizierung | Histologische Klassifizierung | | | | Total |
|---|---|---|---|---|---|
| | Cystadenomata serosa | Cystadenomata mucinosa | Dermoidzysten | Fibrome | |
| Cystadenomata serosa | 45 | – | 4 | 2 | 51 |
| Cystadenomata mucinosa | 1 | 10 | – | – | 11 |
| Dermoidzysten | 1 | – | 12 | – | 13 |
| Fibrome | – | – | – | 4 | 4 |
| nicht beurteilbar | 3 | – | – | 4 | 7 |
| Total | 50 | 10 | 16 | 10 | 86 |

*Tabelle 5-8* Gegenüberstellung aspirationszytologischer und histologischer Befunde bei malignen Ovarialtumoren (aus [6])

| Zytologische Klassifizierung | Histologische Klassifizierung | | | | Total |
|---|---|---|---|---|---|
| | Cystadenocarcinomata serosa | Cystadenocarcinomata mucinosa | Papilläre Adenokarzinome | Solide Adenokarzinome | |
| Cystadenocarcinomata serosa | 18 | – | 2 | 1 | 21 |
| Cystadenocarcinomata mucinosa | – | 4 | – | – | 4 |
| Papilläre Adenokarzinome | 1 | – | 13 | – | 14 |
| Solide Adenokarzinome | 1 | – | – | 9 | 10 |
| Total | 20 | 4 | 15 | 10 | 49 |

hoben. In 11% waren sie benigne, in 4% technisch unbrauchbar.

Die Korrelation zwischen Histologie und Zytologie bei gutartigen Veränderungen (Tab. 5-7) war befriedigend. Die Klassifizierung der Fibrome machte jedoch Schwierigkeiten. Auch von 16 Dermoidzysten wurden nur 12 als solche erkannt.

Ebenfalls die Korrelation zwischen histologischen und zytologischen Befunden (Tab. 5-8) hinsichtlich der Wachstumsart der Karzinome war gut. Von 20 serösen Zystadenokarzinomen wurden 18 als solche, von 15 papillären Adenokarzinomen 13 als solche richtig erkannt.

Eine Unterscheidung zwischen Cystadenoma serosum bzw. simplen serösen Ovarialzysten und funktionellen Follikelzysten ist morphologisch nicht möglich – aber durch Bestimmung des Östrogengehalts [6]. Zysten mit Östradiolkonzentration über 500 pg/ml sollen histologisch funktionellen Zysten entsprechen.

## 5.4 Schlußfolgerung

*Die Schwierigkeiten der Früherkennung maligner Ovarialtumoren liegen weniger in der Morphologie als in der Materialgewinnung.* Die Punktion kann erst gemacht werden, wenn ein Tumor zu tasten ist. Dann handelt es sich in vielen Fällen aber um kein Frühstadium mehr. Um die Rate der falsch negativen Befunde gering zu halten, müßten große Tumoren, die evtl. nur teilweise maligne entartet sind, an verschiedenen Stellen punktiert werden –

was schwierig ist, wenn es nicht bei offenem Bauch oder unter Sicht des Laparoskops geschieht.

Eine Gefahr besteht sicher darin, daß es bei der Punktion von Ovarialtumoren, auch aus einer kleinen Punktionsöffnung, zum Austritt von Tumorzellen in die freie Bauchhöhle kommen kann, die hier möglicherweise einen guten Nährboden finden. Die Punktion sollte deshalb unter strenger Indikation erfolgen. Die Tumorzellstreuung auf dem Blut- oder Lymphwege ist sicher nicht zu fürchten, weil aus malignen Tumoren ohnehin fortlaufend Tumorzellen in geringer Zahl abgegeben werden, ohne daß es deshalb zur Metastasenbildung kommen muß.

Der Einsatz der Feinnadelpunktion bei Ovarialtumoren wird von Geier [6] unter drei *Indikationen* empfohlen:

1. Rezidive nach früher diagnostizierten und behandelten Ovarialkarzinomen,
2. schlechter Allgemeinzustand der Patientin, welcher eine Laparotomie verbietet,
3. Unterscheidung von autonomen und Follikelzysten bei Patientinnen, bei denen dies auf andere Weise nicht gelingt.

Ich danke Herrn Priv.-Doz. Dr. G. Geier, Ulm, und Herrn Doz. Dr. T. Angström, Umea (Schweden), für die Überlassung der Präparate zu den Abb. 5-5 u. 5-6.

## Literatur

[1] Angström, T., Kjellgren, O., Bergmann, F.: The cytologic diagnosis of ovarian tumors by means of aspiration biopsy. Acta cytol. 16 (1972) 336.

[2] Caterini, H.: Douglas-Punktion mit zytologischer Auswertung als Screening für Ovarial-Ca. Kongreß der Joint European Assemly on Cytology and Cancer Prevention, Salzburg (1973).

[3] Floyd, W.S., Boyce, Ch.R., Goodman, P., Mandell, G., Evans, T.N.: Peritoneal lavage and filtration for cytology. Amer. J. Obstet. Gynec. 115 (1969) 425.

[4] Funkhouser, J.W., Hunter, K.K., Thompson, N.J.: The diagnostic value of cul-de-sac aspiration in the detection of ovarian carcinoma. Fifth Intern. Congr. of Cytology, Miami Beach (USA) (1974).

[5] Geier, G.: Der diagnostische Wert der Zytologie beim Ovarialkarzinom. Dtsch. med. Wschr. 101 (1976) 1463.

[6] Geier, G.: Zytologische Diagnostik von Ovarialtumoren. Sonderband 5. Fortbildungstagung für Klinische Zytologie, München (1979), S. 56

[7] Geier, G., Kraus, H., Schuhmann, R.: Die Punktionszytologie in der Diagnostik von Ovarialtumoren. Geburtsh. u. Frauenheilk. 35 (1975) 48–54.

[8] Graham, J.B., Graham, R.M.: Cul-de-sac-puncture in the diagnosis of early ovarian carcinoma. J. Obstet. Gynec. Brith. Cwlth. 74 (1967) 371.

[9] Graham, R.M., v. Niekerk, W.A.: Vaginal cytology in cancer of the ovary. Acta cytol. 6 (1962) 496.

[10] Graham, R.M., Bartels, J., Graham, J.B.: Screening of ovarian cancer by cul-de-sac aspiration. Acta cytol. 6 (1962) 492.

[11] Keettel, W.C., Pixley, E.E., Buchsbaum, H.S.: Experience with peritoneal cytology in the management of gynecologic malignancies. Amer. J. Obstet. Gynec. 120 (1974) 174.

[12] McGowan, L., Stein, D.B., Miller, W.H.: Cul-de-sac aspiration for diagnostic cytology. Amer. J. Obstet. Gynec. 86 (1966) 413.

[13] Ng, A.B.P., Reagan, J.W.: Cellular manifestations of extrauterine cancer. In: Compendium on Diagnostic Cytology, 3. Aufl., hrsg. von G.L. Wied, L.G. Koss, J.W. Reagan. Tutorials of Cytology, Chicago (1974), S. 198.

[14] Rubin, D.K., Frost, J.K.: The cytologic detection of ovarian cancer. Acta cytol. 75 (1963) 191.

[15] Soost, H.-J., Baur, S.: Gynäkologische Zytodiagnostik. Thieme Verlag Stuttgart 1980.

[16] Spechter, H.-S.: Frühdiagnose bei Ovarialtumoren. Dtsch. med. Wschr. 94 (1969) 550.

[17] Zervakis, M., Howdon, W.M., Howdon, A: Cul-de-sac needle aspiration: its normal and abnormal cytology and its value in the detection of ovarian cancer. Acta cytol. 13 (1969) 507.

# 6. Ansätze zur Chemie und Immunologie des Ovarialkarzinoms

*E. Kuß*

## 6.1 Definition und Klassifizierung von „Tumor-Markern"

Ansätze zur Chemie und Immunologie der Karzinome, auch der Ovarialkarzinome, werden gewonnen, indem die Zusammensetzungen homologer Präparationen von sicher „Normalen" und sicher „Erkrankten" miteinander verglichen werden. Durch Differenzenbildung kann beim Kranken oder beim Gesunden gegebenenfalls ein Überwiegen von Komponenten nachgewiesen werden. Diese Komponenten können dann aufgrund ihres Vorhandenseins oder allgemeiner aufgrund ihrer Mengendifferenz als „Marker" ggf. „Tumor-Marker", zur Diagnostik oder Therapiekontrolle herangezogen werden. Es ist festzuhalten, daß mit dem phänomenologischen Begriff „Marker" Substanzen oder Aktivitäten gekennzeichnet werden, deren Nachweisbarkeit mit dem Auftreten von Neoplasien korreliert, ohne daß ein kausaler Zusammenhang mit der Transformation zur Tumorzelle oder der Progression der Tumorzelle vorliegen muß. Die erfahrungsgemäß häufige Rücknahme von zunächst qualitativen zu quantitativen Unterschieden zwischen Gesunden und Erkrankten erweist die Abhängigkeit derartiger Aussagen von den Nachweismethoden [1–4].

„Marker" werden nach verschiedenen Prinzipien klassifiziert. Eine der Möglichkeiten ist die Angabe der Methode, mit der die Präparationen von Erkrankten und Normalen verglichen werden oder zumindest in Gedankenexperimenten verglichen werden könnten (Tab. 6-1).

Es ist zu beachten, daß die Zuordnung einer Komponente zu irgendeiner der „Marker-Klassen" zunächst ausschließlich die Nachweismethode charakterisiert und nicht zwingend etwas über die Funktion des Markers innerhalb des Krankheitsgeschehens aussagt. Dies zu realisieren ist insbesondere im Zusammenhang mit dem Begriff „Marker-Antigen" von grundsätzlicher Bedeutung: Immunisierung eines Organismus bedeutet in dieser allgemeinen Formulierung auch Immunisierung eines in bezug auf den Erkrankten xenogenen Organismus: „Antigen" ist also in diesem Zusammenhang nichts anderes als ein Synonym für „Makromolekül" und damit grundverschieden von den hypothetischen „autologen Immunogenen" der Tumorimmunologie im engeren Sinne [5, 6].

*Tabelle 6-1* Klassifizierung von Tumor-Markern durch Nachweismethoden

| | |
|---|---|
| Wanderung im elektrischen Feld: | „Marker-Zone" (z.B. monoklonales IgG) |
| Veränderung eines Substrates: | „Marker-Enzym" (z.B. saure Phosphatase) |
| Stimulierung eines Organs: | „Marker-Hormon" (z.B. Gonadotropin) |
| Immunisierung eines Organismus: | „Marker-Antigen" (z.B. $\alpha_1$ Fetoprotein) |
| Reaktionen auf Immunogene: | „Marker-Immunreaktion" (z.B. Immunkomplexe) |

Eine zweite Möglichkeit der Klassifizierung ist die Angabe der *Symptome*, die einige Marker hervorrufen können, die also nicht nur in vitro als Indikatoren in Erscheinung treten, sondern auch in vivo das eigentliche Krankheitsbild beeinflussen. Enzyme, aktivierte Proteasen, Lipasen können Selbstverdauung bewirken und damit Nekrosen einleiten. Hormone können das klinische Bild deutlich kennzeichnen (paraneoplastisches Syndrom), sei es pri-

## 6. Ansätze zur Chemie und Immunologie des Ovarialkarzinoms

mär als Teil der neoplastischen Veränderung, sei es sekundär im Gefolge der Reaktion des Organismus auf die Erkrankung [7]; sie können somit das weitere diagnostische Vorgehen leiten. Es wird unterschieden zwischen eutopen und ektopen Produktionen der Enzyme oder Hormone oder eben der „Marker" allgemein. Bei neoplastischen Veränderungen der Stromazellen des Ovars wäre als eutope Überproduktion von Hormonen die der üblicherweise sezernierten gonadalen Steroide Progesteron, Testosteron, Östradiol, zu erwarten. Ektope Überproduktion wäre eben alles, was normalerweise mit den zur Zeit üblichen Methoden im Ovarialgewebe oder im venösen Abfluß des Ovars nicht in gleichem Ausmaß nachzuweisen ist. Die Zuordnung eutop/ektop wird problematisch, wenn z.B. die Sekretion von trophoblastartigen neoplastischen Abkömmlingen der Keimzellen des Ovars gekennzeichnet werden soll. In diesem Fall ist deren Sekretion eutop, zelltypisch, jedoch die Zellart für diese Phase ihrer Differenzierung ektop.

Es hat sich gezeigt, daß Neoplasien häufig einhergehen mit der Produktion von Substanzen, die einer früheren Phase der Ontogenese entsprechen, daß also eutop oder ektop Hormone oder Enzyme oder eben „Antigene", Makromoleküle im Sinne der vorangestellten Definition, von den Krebszellen produziert werden, die für einen embryonalen Phänotyp dieser Zellen mehr oder weniger typisch sind. Diese Substanzen werden unter dem Sammelbegriff „Karzinoembryonale Marker" zusammengefaßt [9–15]. Per exclusionem lassen sich dann andere Substanzen, die zur Untersuchung von Karzinomerkrankungen herangezogen werden, bis auf weiteres als „nicht-karzinoembryonale Marker" definieren (Tab. 6-2).

Die sogenannten *karzinoembryonalen Marker* stellen eine einigermaßen klar definierte Gruppe von Proteinen dar. Sie können der Organogenese entsprechend weiter unterteilt werden in karzinofetale und karzinoplazentare Marker, von denen einige bestimmten Zelltypen zugeordnet werden können. Die Ursache für das Auftreten karzinoembryonaler Marker ist unbekannt; Gen-Derepression oder Persistieren von mRNA werden zur Erklärung herangezogen. Man nimmt also an, daß postembryonal die Transskription bestimmter Gene reprimiert wird oder daß postembryonal das Gen zwar noch transskribiert wird, daß jedoch die Translationsrate der entstandenen mRNA zu niedrig ist, um das entsprechende Protein nachweisen zu können. Die Transformation der Zelle zur Tumorzelle oder die Progression der Tumorzelle bringt es mit sich, daß die Produktion des Proteins wieder in den Nachweisbereich kommt. Die karzinoembryonalen Marker können zellbiologischen Funktionen entsprechend unterschieden werden. Einige sind als Sekretproteine (α-Fetoprotein, AFP; Choriogonadotropin, hCG; plazentares Lactogen, hPl), andere als integrale Membranproteine (Colon- bzw. Carcino-Embryonales Antigen CEA und Verwandte, vielleicht auch Isoenzyme der alkalischen Phosphatase,

*Tabelle 6-2* Klassifizierung von Tumor-Markern der Ovarialkarzinome

| karzinoembryonal | | nicht-karzinoembryonal |
|---|---|---|
| karzinofetal | karzinoplazentar | aktiv/reaktiv |
| AFP (Leber) | AFP (Dottersack) | Steroide (Steroid-Rezeptoren) |
| CEA (Colon) | hCG (Trophoblast) | Diamin-Oxidase, Amylase, Glykosyl-Transferasen |
| | hPl (Throphoblast) | „Ovarialkarzinom spezifische Antigene" |
| | $SP_1$ (Throphoblast) | Ribonuklease |
| | hAP (Throphoblast) | $Ca^{++}$ |
| | CAP (Throphoblast) | LDH, „Leberenzyme" |
| | | Proteasen, (FDP), Peptidasen |
| | | HLA-Antigene/$\beta_2$ Mikroglobulin |
| | | PAAG |
| | | Leukozytäre Faktoren |
| | | (Mitose-, Kontakt-Inhibitoren) |

hitzestabile alkalische Phosphatase hAP) bezeichnet worden. Zu welcher der beiden Gruppen die schwangerschaftsspezifischen bzw. schwangerschaftsassoziierten Proteine (z.B. SP 1) und die Cystinamino-peptidase (Ocytocinase, CAP) gehören, ist unklar. Für die Abgabe der Substanzen ans Blut wird neben der Sekretion, deren Mechanismus in Grundzügen bekannt ist, ein als „Abschilfern" von Elementen der Zelloberfläche bezeichneter Vorgang („shedding") diskutiert. Die Sekretionsrate der Tumorzellen bleibt um das $10^{-2}$- bis $10^{-3}$-fache niedriger als die der auf die Sekretion der jeweiligen Substanz spezialisierten reifen Normalzelle, soweit die für hCG vorliegenden Daten verallgemeinert werden können. Die Abgabe von Membranbestandteilen scheint dagegen bei Tumorzellen höher zu liegen als bei Normalzellen, wobei Proteolyse und/oder Bildung von Immunkomplexen eine Rolle spielen soll [9–16].

Die sehr inhomogene Gruppe der *nicht-karzinoembryonalen Marker* könnte nach Gesichtspunkten der Pathogenese weiter aufgeteilt werden; es könnte z.B. unterschieden werden zwischen Komponenten der neoplastisch aktiven Zellen und Komponenten des übrigen reaktiven oder permissiven Teils des Organismus. Eine eindeutige Zuordnung ist jedoch nicht in jedem Fall möglich. Die Einteilung überlappt mit einer ebenfalls möglichen Einteilung nach den Theorien der immunologischen oder unspezifischen Erkennungs- und Abwehrmechanismen von Krebserkrankungen. Die hypothetische Charakterisierung einer Krebszelle als „fremde Zelle" setzt das Vorhandensein „immunogener Marker" voraus, also das Vorhandensein von Substanzen, die von keiner anderen Zelle des gleichen Organismus dem Abwehrsystem ausgesetzt wird. Dies impliziert wiederum die Möglichkeit von Reaktionen des Wirtsorganismus auf Tumorzellen und damit das Vorhandensein „reaktiver Marker", zu denen das Immunsystem gegebenenfalls „immunreaktive Marker" beisteuert. Auch diese Klassifizierungsmöglichkeiten liegen der Tab. 6-2 als Ordnungsprinzip zugrunde.

Unter den nicht-karzinoembryonalen Markern von Ovarialkarzinomen sind *Steroide* und *Calcium* als die einzigen niedermolekularen Marker aufgeführt. Abnorme Steroid-Konzentrationen können Folgen abnormer Steroid-Produktion von Karzinomzellen (Stromazellen) sein (s. → 6.2); sie können aber auch Folgen der Reaktion normaler steroidproduzierender Zellen auf benachbarten Karzinomzellen sein (s. → 6.3). Rezeptoren von Steroidhormonen sind nicht Marker für Ovarialkarzinome im Sinne der Definition; sie wurden in Parenthese aufgenommen, da sie in letzter Zeit als Diskriminator für endokrine Therapieformen auch der Ovarialkarzinome klinisches Interesse fanden [20].

Diamin-Oxidase, Amylase u.a. Enzyme wurden als Produkte von Tumorzellen beschrieben [17, 21, 22]. „Ovarialkarzinom spezifische Antigene" sind per definitionem Tumorzell-Produkte [17–19, 23]. Die Ursache erhöhter $Ca^{++}$-Konzentration und erhöhter Ribonukleinsäure-spaltender Enzymaktivität (RNAse) bei Ovarialkarzinom konnte nicht eindeutig lokalisiert werden [24, 25]; gleiches gilt für die Laktat-Dehydrogenase-Aktivität (LDH) [3, 26]; erhöhte Aktivität der „Leberenzyme" werden als Reaktionen von Leberzellen auf Metastasen gedeutet [3]. Die Ursache der bei Ovarialkarzinomen erhöhten Aktivität einiger Proteasen, die sich insbesondere auf das Gerinnungssystem auswirken (z.B. Fibrin(ogen)-Abbau-Produkte (FDP)) und einiger Peptidasen (Leuzinaminopeptidase LAP, Cystinaminopeptidase CAP) [27–29] ist unbekannt. Sie wird zum Teil mit der Abschilferung von Zelloberflächen in Zusammenhang gebracht [16]. Auf Einzelheiten wird in Teil 6.3 erneut eingegangen.

Histokompatibilitäts-Antigene HLA und das damit assoziierte $β_2$-Mikroglobulin ($β_2M$) sind Bestandteile des Glykokalix, wie auch das CEA aus der Gruppe der karzinoembryonalen Marker. Sie können also ebenfalls als Folge der bei Krebszellen verstärkten oder verlängerten Abschilferung der Zelloberflächen zu Tumormarkern werden. HLA/$β_2M$ werden aber auch als Rezeptoren im System der Immunregulation bezeichnet [6, 30–33]. Sie können somit auch zur Gruppe der „reaktiven Markern" gezählt werden, zu denen hauptsächlich die von T- und B-Lymphozyten und anderen Leukozyten produzierten Faktoren wie Immunglobuline, Lymphokine und andere Mediatoren der interzellulären Wechselwirkungen gehören. Diese äußerst komplexen Zusammenhänge, auf die sich zur Zeit die Immunologie und ein Teil der theoretischen onkologischen Forschung fokussieren, wurden zum

Teil auch mit der Klinik des Ovarialkarzinoms in Zusammenhang gebracht ([34–38] s.a. 6–3).

Das schwangerschaftsassoziierte $\alpha_2$-Glykoprotein (PAAG) wird in der Leber, aber auch in peripheren Blutlymphozyten synthetisiert (Synonyma: SP3, PZ).

Transfer-Faktor; eine Aktivität, deren Fehlen bei Immundefizit das Angehen von Infektionen, aber auch von Neoplasien erleichtern soll [39].

Interferon; ein u.a. von Leukozyten als Reaktion auf verschiedene Induktoren produzierter Modulator des Immunsystems, insbesondere der NK-Zellen, der bei Infektionen, Transplantationen und bei der Onkogenese wirksam sein soll. Interferon erregte in letzter Zeit besondere Aufmerksamkeit, als über seine biotechnische Synthese berichtet wurde [40].

Kontaktinhibitoren; diese in Zellkulturen zu simulierende Aktivität soll die lokomotorische Aktivität anderer Zellen hemmen, sie gilt als Antagonist des invasiven Wachstums [41].

Mitoseinhibitoren; zu dieser Gruppe gehören die Chalone, hypothetische diffusible Faktoren mit Organ-, aber ohne Spezies-Spezifität, die über einen Rückkopplungsmechanismus die Zellteilung hemmen und damit auch malignes Wachstum beeinflussen sollen. Ob Substanzen dieser Art überhaupt existieren, ist bisher trotz langjähriger Forschungsarbeiten umstritten [42].

Die klinisch wichtigste Klassifizierung der Marker von Ovarialkarzinomen, die nach ihrer diagnostischen Validität [43–45], kann nicht vollzogen werden, da statistisch ergiebige Datensammlungen fehlen. Deswegen werden im folgenden die vorliegenden und zugänglichen Ergebnisse klinischer Untersuchungen im einzelnen besprochen, wobei nach grober histologischer Einteilung der Tumorzellen in Stromazell-, Keimzell- und Epithelzell-Karzinome und nach den hier skizzierten Marker-Klassifizierungen vorgegangen wird, in der praktisch alle Marker aufgeführt sind, deren diagnostische Bedeutung in den letzten Jahren diskutiert wurde [s.a. 11, 12, 15].

## 6.2 Ovarialkarzinome mit zelltypischen Markern

### 6.2.1 Stromazell-Karzinome

Die Stromazellen des Ovars, mit Theca- und Granulosazellen als differenzierte Formen, produzieren und sezernieren bekanntlich Steroide, u.a. hormonaktive Steroide, wie auch die homologen Leydig- und Sertoli-Zellen der Testes und die Zellen der Nebennierenrinde. Auch bei Entartung kann diesen Zellen die Fähigkeit der Steroid-Produktion erhalten bleiben, jedoch kommt es mit der Entartung zu abnormen Mustern der Aktivitäten von Enzymen auch des Steroid-Stoffwechsels, zu abnormen Mustern der Reaktivitäten auf trope Hormone, wie Lutropin und Kortikotropin und somit auch zu abnormen Mustern der Steroid-Sekretion der Zelle und damit schließlich zu abnormen Mustern der Steroid-Konzentrationen im Serum. Hormonaktive Steroide können somit als Marker von Karzinomen steroidproduzierender Zellen dienen.

*Irregularitäten des Stoffwechsels hormonaktiver Steroide* werden auch beim heutigen Stand der Analytik immer noch am zuverlässigsten über die Integration der Hormonwirkung durch den Patienten selbst nachgewiesen. Der Patient wirkt quasi als permanenter Monitor der in vivo-Dynamik hormonaktiver Substanzen. Schon dadurch wird die im allgemeinen diskontinuierliche in vitro-Analytik übertroffen. Cushing-Symptomatik und Virilisierung sind die Ergebnisse des so verstandenen Bioassays auf Kortikoide und Androgene, zu denen noch die Ergebnisse der Vaginalzytologie und Blutungsanamnese als Bioassay auf Östrogene und Gestagene hinzukommen. Da diese Befunde durch keine Laborwerte falsifiziert werden können, ist der Informationszugewinn durch Hormonanalysen im Rahmen der Primärdiagnostik sicher nicht sehr hoch. Bei Unklarheit Hirsutismus/Virilisierung kann auch die Androgen-Konzentration des Blutes höchstens im sogenannten Graubereich liegen. Morphologisch nachweisbare irreguläre Östrogenwirkungen auf das weibliche Genitale sind als Warnzeichen zu werten, auch bei anscheinend normalen Konzentrationen der Östrogene im Serum. Das Hauptproblem der weiteren Diagnostik steroidhormon-aktiver Tumoren ist ihre Lokalisation.

Die skizzierte Analogie der Wirkungen neoplastischer Veränderungen an steroidproduzierenden Zellen von Nebennierenrinde und Gonaden impliziert bereits das Problem der *Differentialdiagnose adrenaler oder ovarieller Überproduktion.* Dieses Problem läßt sich beim heutigen Stand unseres Wissens nicht über die Bestimmung der basalen Produktionsraten von Östrogenen, Androgenen oder Kortikoiden lösen, auch nicht mit Hilfe der Annahme, daß die Fraktion der $\Delta^4$-3-Oxo-Steroidderivate für eine gonadale, die Fraktion der $\Delta^5$-3β-Hydroxy-Steroidderivate für eine adrenale Herkunft sprechen würde. Selbst die sogenannten Funktionstests, Stimulierung durch Corticotropin- oder Lutropin-Gabe oder Suppression durch Glucocorticoid-Gabe ergeben keine Möglichkeit zu einer eindeutigen Lokalisierung der überschießenden Produktion. Für die klare Differenzierung müssen andere Methoden herangezogen werden, wie z.B. Gabe von $^{75}$Se oder $^{131}$J markierten Steroiden mit Szintigraphie der Nebenniere oder Laparoskopie oder Computertomographie oder auch Steroidanalytik, aber nur nach selektiver Probenahme aus den venösen Abflüssen von Nebenniere oder Ovar [46, 47].

Wenn mit irgendeiner Methode die Ursache der Irregularität der Steroidproduktion im Ovar lokalisiert wurde, läßt sich aus dem Muster der Irregularität nicht zwingend die Histologie der Veränderung ableiten. Dieses wird in Tabelle 3 durch die zeilenmäßige „korrekte" Zuordnung von Zelltyp und produzierten Steroiden einerseits und durch die geschweiften Klammern andererseits angezeigt. Die Theorien von der Retrodifferenzierung der neoplastisch veränderten Zellen [9–11] und von der Homologie der Granulosa-/Sertoli-Zellen und der Theca-/Leydig-Zellen hilft, diese Tatsache zu akzeptieren, wenn man zusätzlich bedenkt, daß zwischen den Vorstufen und Folgeprodukten von Steroidhormonen in den produzierenden Zellen Synthesewege netzartig verknüpft sind, deren Regulation auch in normalen Zellen bisher unklar geblieben ist. Es wird also plausibel, daß unter den Stromazell-Karzinomen Mischformen auftreten und daß die histologische Klassifizierung nicht immer mit der erwarteten Steroidproduktion der neoplastisch veränderten Stroma-Zelle übereinstimmt. Häufig wird jedoch der Granulosa-, Theka-Zell-Tumor mit einer gesteigerten Östrogen-/Progesteron-Produktion [48–51], der Sertoli-, Leydig-(Hilus-)Zell-Tumor mit einer gesteigerten Produktion von Androgenen einhergehen [52–56] und der seltene und unterschiedlich definierte Adrenokortikoid-Zell- oder Lipoid-Zell-Tumor kann durch die Produktion von Gluko- und/oder Mineralokortikoiden imponieren [57–58].

*Tabelle 6-3* Steroidale Marker der Stromazell-Karzinome

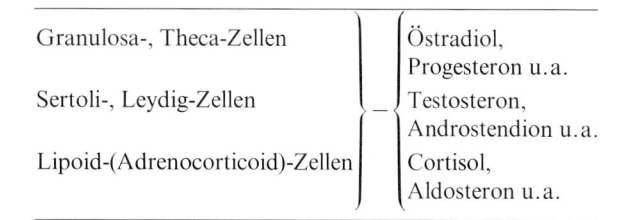

| | |
|---|---|
| Granulosa-, Theca-Zellen | Östradiol, Progesteron u.a. |
| Sertoli-, Leydig-Zellen | Testosteron, Androstendion u.a. |
| Lipoid-(Adrenocorticoid)-Zellen | Cortisol, Aldosteron u.a. |

*Die Hyperöstrogenämie in der Postmenopause* bietet zusätzliche diagnostische Probleme. Als Ursache kommt neben dem östrogenproduzierenden Ovarial- oder dem sehr seltenen Nebennierenrinden-Karzinom [59] auch die mit steigendem Alter und steigendem Gewicht steigende periphere Transformation neutraler, adrenaler (oder ovarieller) Steroide in phenolische Steroide in Frage, die nicht von neoplastischen Veränderungen verursacht wird. Aber auch Brenner-, Krukenberg- und Zystadenokarzinome sollen häufig mit ovarieller Überproduktion steroidaler Hormone verbunden sein [52, 53, 60–62].

Die *Hyperandrogenämie* als Folge adrenaler oder ovarieller Karzinome ist durch starke und progrediente Virilisierung als Folge der erhöhten Testosteron-Produktionsraten (präpubertär $>0,5$ mg/Tag; postpubertär $>1,5$ mg/Tag) und/oder erhöhte Testosteron-Serum-Konzentrationen ($>2,5$ mg/l) gekennzeichnet. Grenzwertiger Hyperandrogenismus als Folge leichter glandulärer oder peripherer Anomalien des Steroidstoffwechsels oder einer mehr hypothetischen Hypersensitivität von Androgen-Erfolgsorganen, verursacht leichte und stationäre, aber subjektiv unterschiedlich stark empfundene Symptome, deren Klassifizierung als idiopathischer Hirsutismus, ovarielle Hyperthekose, polyzystisches Ovar-Syndrom,

Schwierigkeiten bereitet. In diesen Fällen dienen Hormonbestimmungen möglicherweise der wissenschaftlichen Ursachenforschung; die Ergebnisse bleiben aber ohne zwingend belegbaren Einfluß auf die weitere Behandlung. Zusätzliche Bestimmungen von Androstendion neben Testosteron sind selten hilfreich, da die Ovarien über eine aktive 17β-Hydroxysteroid-Oxidoreduktase verfügen. Andererseits kann es besonders bei Hiluszell-Tumoren mit exzessiver Androstendion-Produktion infolge der peripheren Aromatisierung dieses Steroids zur Hyperöstrogenämie mit hyperplastischer Transformation des Endometriums und zu irregulären vaginalen Blutungen kommen [56b]. Die Diagnostik der Nebennierenrindenüberfunktion mit z.B. Bestimmung des Cortisol-Tagesprofils, der Dehydro-Epi-Androsteron-Sulfat-Konzentration im Serum und ähnliches, überlappt mit den speziellen diagnostischen Möglichkeiten der inneren Medizin [46–47].

Der *Wert von Steroid-Bestimmungen* zur primären Diagnose und Differentialdiagnose von Neoplasien steroidproduzierender Zellen ist also gering. Wieweit die modernen Möglichkeiten der Steroidanalytik einen Beitrag zur Verlaufskontrolle erkannter und therapierter Neoplasien steroidproduzierender Zellen leisten können, zeigt Abb. 6-1 mit je einem Beispiel für die Verlaufskontrolle eines androgen- und eines östrogen-produzierenden Tumors. An-

drogen-produzierende Ovarialkarzinome gelten als seltene Ereignisse; auch in diesem Fall aus unserer Klinik handelt es sich um ein Androluteom in graviditate [63]. Von Granulosazell-Tumoren sind zwar in der Literatur einige Hundert Fälle beschrieben, es liegen aber erst zwei bis drei Verlaufskontrollen der Östradiol-Serum-Konzentration vor, so daß nicht zwingend auf die allgemeine klinische Bedeutung der hormonanalytischen Verlaufskontrolle geschlossen werden kann [51].

### 6.2.2 Keimzell-Karzinome

Keimzellen der Ovarien können entarten und sich zu Elementen des Dottersacks und/oder des Syncytio-Trophoblasten differenzieren. Die entsprechenden Zellen sind mit immunchemischen Methoden nachzuweisen, da sie entweder α-Fetoprotein oder Choriogonadotropin im Zytoplasma enthalten und diese Substanzen sezernieren. Die Zell-Spezifität der Marker erleichtert eine grobe Klassifizierung der Keimzell-Karzinome (Tab. 6-4) [11, 64, 65].

Nach der gängigen Theorie geht mit der Karzinogenese die prämeiotisch diploide heterozygote Keimzelle in eine wahrscheinlich postmeiotisch diploide homozygote Tumorzelle über. Wenn demzufolge Meiosis und Chromosomenverdopplung

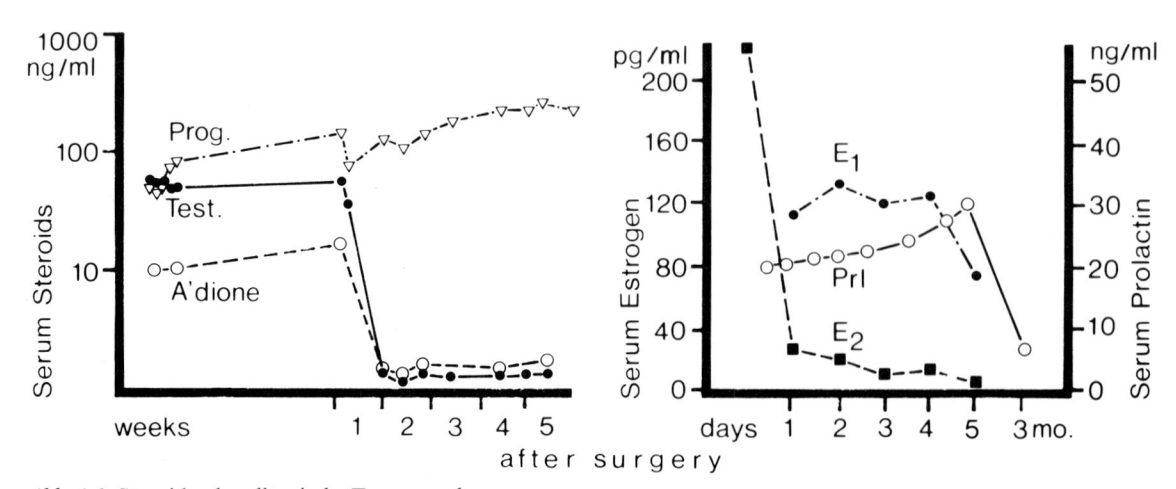

*Abb. 6-1.* Steroide als zelltypische Tumormarker.

a) Verlaufskontrolle nach operativer Entfernung eines Androluteoms. Prog: Progesteron; A'dione: 4-Androsten-3, 17-dion; Test: Testosteron (Zander, J. et al., l. cit. 63).

b) Verlaufskontrolle nach operativer Entfernung eines Granulosa-Zell-Tumors, $E_1$: Östron, $E_2$: Östradiol-17β, Prl: Prolactin (McCormack, T.P., Riddick, D.H., l.c. 51).

*Tabelle 6-4* Marker bei Keimzell-Karzinomen

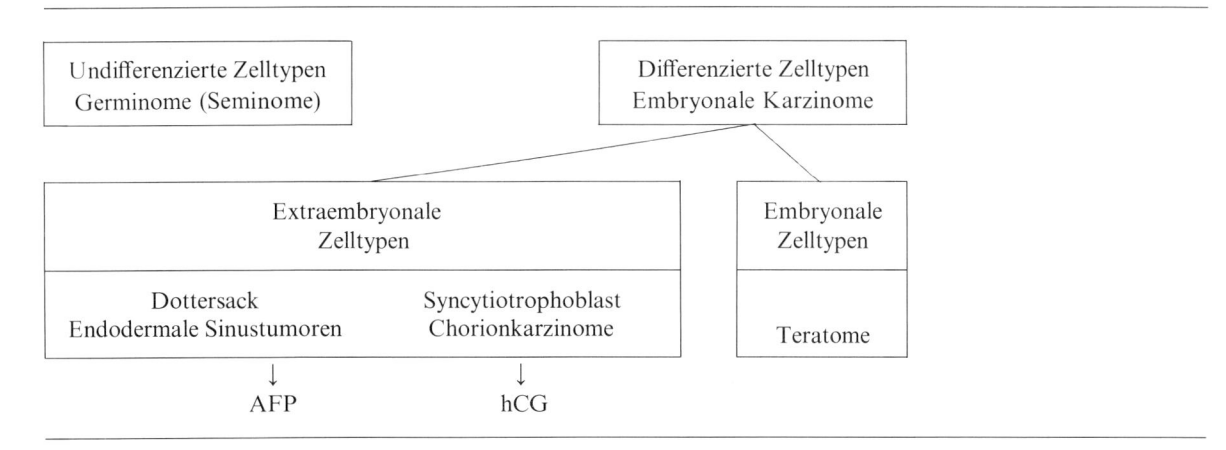

| Undifferenzierte Zelltypen<br>Germinome (Seminome) | Differenzierte Zelltypen<br>Embryonale Karzinome | |
|---|---|---|
| | Extraembryonale Zelltypen | Embryonale Zelltypen |
| | Dottersack — Syncytiotrophoblast<br>Endodermale Sinustumoren — Chorionkarzinome | Teratome |
| | ↓ AFP      ↓ hCG | |

erfolgt sind, könnten ovarielle Keimzelltumoren, anders als ihre testikulären Analoga, durch Parthenogenese entstehen. Für die Molekularbiologie ist von besonderem Interesse, daß in dieser Art Tumorzelle eines der beiden X-Chromosomen ebenso inaktiv ist wie, der Lyon-Hypothese entsprechend, eines der beiden X-Chromosomen in der 46 XX somatischen Zelle. Dies steht im Gegensatz zur prämeiotischen Keimzelle, in der beide X-Chromosomen aktiv sind [66–69].

Keimzell-Karzinome, die beide Substanzen, α-Fetoprotein und Choriogonadotropin, sezernieren, sind Beispiele für das theoretisch mehr oder weniger gut erklärbare Paradoxon, daß Karzinome Zell-Verbände monoklonaler Herkunft und heterogener Zusammensetzung darstellen. Die heterogene Zusammensetzung gilt als Voraussetzung der Progression eines Karzinoms. Für die Keimzell-Karzinome bedeutet dies, daß Elemente des Dottersacks und/oder Syncytio-Trophoblasten nicht nur im endodermalen Sinus-Tumor und im Chorion-Karzinom vorkommen, sondern auch in anderen Keimzell-Abkömmlingen, die mehr oder weniger deutlich als Mischkarzinome zu erkennen sind. Die prinzipiell mögliche Annahme, daß eine Zelle beide Marker produziert, ist durch immunchemischen Nachweis dieser Substanzen in verschiedenen Zelltypen des embryonalen Karzinoms weitgehend ausgeschlossen worden [70–72].

Die *Protein-Synthese- und -Sekretions-Raten* einer Zelle sind wahrscheinlich nicht konstant; für α-Fetoprotein nimmt man an, daß die Sekretionsphase auf die G1- bis S-Phasen des Zellzyklus beschränkt ist. Das bedeutet, daß die Produktion eines Proteins nicht nur durch die Zellzahl, sondern wahrscheinlich auch durch die Wachstumsrate beeinflußt wird. Die Konzentration eines Proteins im Serum ist die Resultierende aus Produktionsrate und Eliminationsrate. Als Eliminationsrate des α-Fetoproteins gilt eine Halbwertszeit von 5 Tagen, für Choriogonadotropin von einem Tag. Für Syncytio-Trophoblasten wurde aus den bisher bekannten Daten geschätzt, daß ein kompakter Zellhaufen von 1 mm$^3$ aus etwa $10^5$ Zellen besteht. Enthält ein Organismus diese Zellmengen, dann stellt sich infolge der Sekretionsleistung der Zellen und der Eliminationsleistung des Organismus eine Choriogonadotropin-Konzentration des Serums von etwa 1 U/l ein. Die Nachweisgrenze von Choriogonadotropin liegt bei etwa 1–5 U/l. Das negative Ergebnis eines Tests auf Choriogonadotropin im Serum erlaubt also bestenfalls den Schluß, daß weniger als $10^5$ Zellen mit der für Syncytiotrophoblasten typischen hCG-Sekretionsrate im Organismus enthalten sind [12, 73, 74].

Vermindert sich die Konzentration der Marker nach Tumor-Resektion langsamer als es der Halbwertzeit dieser Substanzen entspricht, dann sind wahrscheinlich Karzinommassen im Organismus verblieben. Verändert sich die Konzentration dieser Marker während der Chemotherapie nicht tendenziell gleichartig, so kann auf ein selektives Überleben von Teilen der heterogenen Tumorzell-Population geschlossen werden. Ist nach der Chemotherapie die Konzentration der Marker im Serum abgefallen, jedoch die palpable Tumormasse nicht

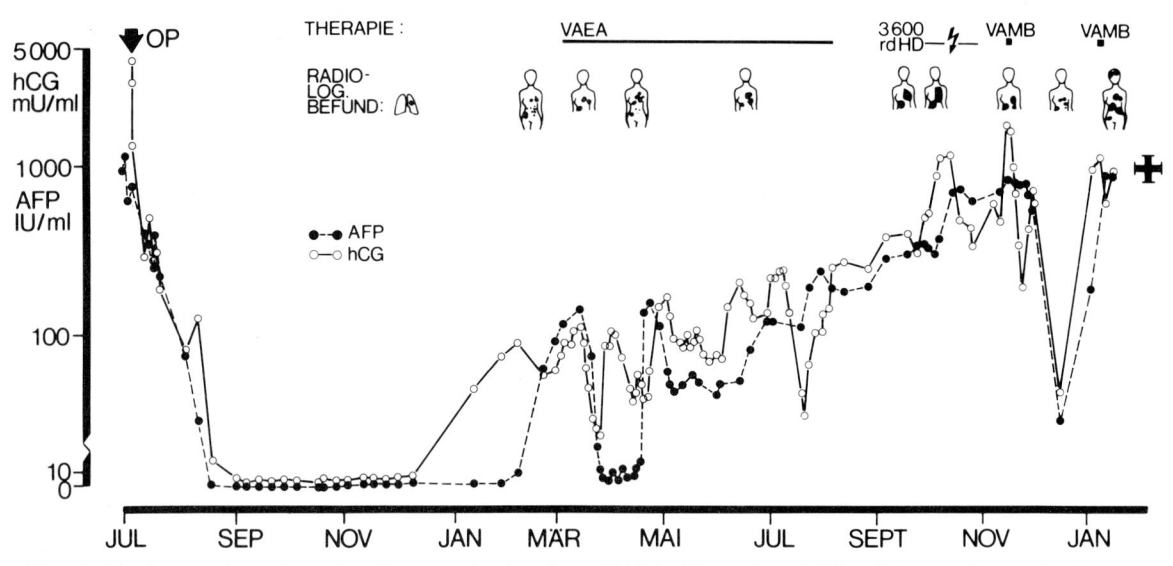

## 6. Ansätze zur Chemie und Immunologie des Ovarialkarzinoms

*Abb. 6-2.* Choriogonadotropin und $\alpha_1$-Fetoprotein als zelltypische Tumormarker.
Verlaufskontrolle bei operativer, chemotherapeutischer und radiologischer Behandlung eines embryonalen Karzinoms; hCG: Choriogonadotropin, AFP: $\alpha_1$ Fetogrotein

VAEA: Therapie mit Vincristin, Actinomycin D, Endoxan, Adriamycin;
VAMB: Therapie mit Vincristin, Actinomycin D, Methotrexat, Bleomycin;
rdHD: rad Herddosis
(Rjosk, H.-K. et al., l. cit. 80).

verändert, so ist auch wohl der Schluß zulässig, daß undifferenzierte Zellen auf die Chemotherapie reagiert haben, daß aber der differenzierte Anteil des Karzinoms, der keine Marker-Produktion unterhält, besser operativ zu beeinflussen sein könnte [75–79].

Das *$\beta_2$-Mikroglobulin* und das *Histokompatibilitäts-Antigen* besitzen zumindest in der klinischen Forschung eine gewisse Bedeutung als Marker auch von Keimzell-Karzinomen. Das Auftreten eines bestimmten HLA-Typs ist mit Terato-Karzinomen korreliert. Insgesamt sind die Zusammenhänge jedoch, wenn sie überhaupt existieren, sehr unklar [33, 64].

Von anderen Markern liegen für Keimzell-Karzinome im wesentlichen nur Kasuistiken vor. Lediglich das CEA wurde an einer größeren Serie geprüft: alle Patientinnen mit Keimzell-Karzinom wiesen normale Konzentrationen auf, auch solche, die an Metastasen verstarben [77].

Die Abb. 6-2 dient als Beispiel der Verlaufskontrolle eines Keimzell-Karzinoms in unserer Klinik (Dr. H.-K. Rjosk). Die Daten erlauben folgende Aussagen:

1. Die Ausgangskonzentrationen von $\alpha_1$-Fetoprotein und Choriogonadotropin liegen beachtlich hoch.
2. Nach der Resektion von etwa 1 kg Tumormasse fallen die Konzentrationen beider Tumormarker langsam ab. Die Abklingkurve verläuft flacher als es den Halbwertzeiten der Substanzen entspricht; d.h. es kann auf einen verbliebenen Tumor-Rest geschlossen werden.
3. 6 Wochen nach der Operation liegen die Konzentrationen beider Tumor-Marker unterhalb des Nachweisbereiches. Es ist also durch den klinisch-chemischen Befund kein Anhalt für das Vorhandensein von Tumor-Resten zwingend gegeben.
4. Etwa $^1\!/_2$ Jahr nach der Operation steigt die Konzentration eines der beiden Tumor-Marker deutlich an. Dies kann als Hinweis auf die unterschiedlichen Produktionsraten der Substanzen oder auf die unterschiedliche Zellkinetik gesehen werden.
5. Die röntgenologische Kontrolle dieser Patientin zeigt auch im „markerfreien Intervall" unzweifelhaft das Vorhandensein von Tumormassen. Dies ist damit zu erklären, daß nicht alle Zellen der vorhandenen Karzinomzell-Population diese Marker

produzieren, und damit, daß der radiologische Nachweis nicht ausschließlich vitale Tumorzellen erfaßt, sondern auch Nekrosen und Infiltrationen und deswegen größere Tumormassen vortäuschen kann.

6. Der weitere Verlauf zeigt Intervalle mit diskordantem Verhalten der Konzentrationen der beiden Marker. Die Progredienz der Metastasen blieb radiologisch gut erkennbar.

7. Die Empfindlichkeit der klinisch-chemischen Diagnostik (hCG-AFP-Bestimmungen) wurde in diesem Beispiel eines embryonalen Karzinoms eindeutig von anderen diagnostischen Verfahren übertroffen. An der Verlaufskontrolle eines endodermalen Sinustumors aus unserer Klinik mit initial über 50 000 IU AFP/ml erwies sich jedoch die AFP-Bestimmung als hinreichend empfindlich, um nach der Operation noch Tumorreste nachzuweisen und die anschließende Chemotherapie zu begründen und ihren erfolgreichen Verlauf zu objektivieren, was mit anderen klinischen Untersuchungsverfahren nicht möglich war [80].

*Germinome (Dysgerminome)*, gehören nicht zu den Karzinomen mit zelltypischen Markern (Tab. 6-3). Ein Beispiel aus unserer Klinik, eine Patientin mit einem etwa 2 kg schweren Tumor, wies präoperativ etwa die gleiche hCG-Serumkonzentration auf wie eine Schwangere am 8. Tag post conceptionem (85 IU/l). Trotz der in situ verbliebenen Tumorreste fielen die hCG-Konzentrationen nach 2 Wochen auf Werte unterhalb der Nachweisgrenze. Dies entspricht den Verhältnissen, die bei Ovarialkarzinomen ohne zelltypische Marker, hauptsächlich bei Epithelzell-Karzinomen der Ovarien gefunden werden [80] (s. → 6-3).

### 6.2.3 Schlußfolgerung

*zu Ovarialkarzinome mit zelltypischen Markern:*

Bei hohen Produktionsraten zelltypischer Produkte wie gonadenspezifische Steroide oder throphoblastspezifische Proteine können diese Substanzen, ihre klinisch erkennbaren Wirkungen und/oder ihre analytisch bestimmbaren Konzentrationen als Indikatoren für das Vorhandensein spezieller Karzinomzellen herangezogen werden; Konzentrationsänderungen sind jedoch mehrdeutig. In Anbetracht der relativen Seltenheit dieser Art von Ovarialkarzinomen ist die zahlenmäßige praktische Bedeutung dieser Marker für die Frauenklinik gering. Dem steht gegenüber die große Bedeutung dieser Karzinome als Modell für die theoretische Onkologie, da es sich im Gegensatz zu den Tiermodellen um spontane Karzinome des Menschen mit spezifischen, einfach meßbaren Produkten und zum Teil nachprüfbarer Genetik handelt.

## 6.3 Ovarialkarzinome ohne zelltypischen Marker

*Epithelzell-Karzinome*

Bei Epithelzell-Karzinomen und Germinomen des Ovars wird aufgrund der allgemein bekannten Eigenschaft des Ausgangsgewebes nicht von vornherein mit der Produktion oder gar Sekretion spezifischer oder zumindest typischer Substanzen gerechnet wie bei Tumoren mit Trophoblast- oder Dottersack-Elementen. Da jedoch auch die klinische Diagnose und Verlaufskontrolle dieser häufigsten Form des Ovarialkarzinoms erhebliche Schwierigkeiten bereitet, wurden trotzdem zahlreiche Versuche unternommen, Tumor-Marker bei Epithelzell-Karzinomen des Ovars nachzuweisen und auf ihre diagnostische Validität zu prüfen. Im folgenden werden zunächst die mit karzinoembryonalen Markern gewonnenen Ergebnisse besprochen; von den nichtkarzinoembryonalen Markern werden die Gruppe der „immunogenen Marker" und die der „immunreaktiven Marker" gesondert behandelt, auch um damit in das zur Zeit heftig diskutierte Gebiet der Tumor-Immunologie einzuführen.

### 6.3.1 Karzinoembryonale Marker

Aufgrund der in den letzten Jahren publizierten Daten wurde die Häufigkeit des Auftretens karzinoembryonaler Marker bei Epithelzell-Karzinomen des Ovars abgeschätzt (Tab. 6-5). In der Tabelle ist auch die Anzahl der Arbeitsgruppen und die Gesamtsumme der Patienten aufgeführt, um anzuzeigen, wieweit die Ergebnisse verallgemeinert werden können. Das Ovarialkarzinom zählt zu den Tumor-

## 6. Ansätze zur Chemie und Immunologie des Ovarialkarzinoms

typen, die relativ häufig karzinoembryonale Marker produzieren. Von den aufgeführten Markern wird CEA als beispielhaft für die Gruppe von Membranproteinen, hCG als beispielhaft für die Gruppe von Sekretproteinen herausgestellt.

*Tabelle 6-5*  Marker bei Epithelzell-Karzinomen des Ovars

| Art des Markers | Anzahl der Arbeitsgruppen | Anzahl der Patienten | Anteil der Markerpositiven Patienten (%) | Literatur |
|---|---|---|---|---|
| CEA | 12 | 814 | 47 | 81–92 |
| hCG | 7 | 260 | 35 | 84, 87, 88, 92–95, 99 |
| hPl | 3 | 143 | 53 | 87, 88, 94 |
| $SP_1$ | 3 | 60 | 13 | 94, 96, 97 |
| aPh (pl) | 3 | 252 | 28 | 90, 98, 99 |
| AFP | 4 | 255 | 22 | 87, 100–103 |
| CAP | 2 | 39 | (100) | 29, 104 |

Das Auftreten von CEA bei Epithelzell-Karzinomen ist besonders häufig untersucht worden. Im Plasma ist es offenbar dann nachweisbar, wenn im Tumorgwebe mehr als 3 µg/g vorliegen. Dies kommt bei wenig differenzierten Epithelzell-Karzinomen häufiger vor als bei gut differenzierten, bei muzinösen häufiger als bei serösen. Bei gegebener CEA-Konzentration im Tumor hängt die CEA-Konzentration im Plasma u.a. von der Masse und von der Vaskularisierung des Tumors ab; die metabolische Clearance beeinflußt zusätzlich die CEA-Konzentration im Plasma. Sie kann durch die nicht einheitliche molekulare Struktur des CEA und/oder durch die Leberfunktion beeinflußt sein [81, 105]. Diese mehr an der Grundlagenforschung orientierten Ergebnisse erlauben bereits den Schluß, daß die Ergebnisse von CEA-Bestimmungen nicht zu sogenannten „Informationen vom binären Typ", d.h. zu ja/nein-Antworten umgewandelt werden können, was für ihren Einsatz als Diskriminator in der Krebsfahndung notwendig wäre. Dies wird durch die in der Tabelle 3 zusammengefaßten Ergebnisse klinischer Untersuchungen bestätigt.

Die wichtigsten *Einwände* gegen die Primärdiagnose mit Hilfe dieses karzinoembryonalen Markers lassen sich wie folgt zusammenfassen.

1. *Geringer Anteil richtig positiver Ergebnisse.* Weniger als 50% der Patientinnen mit zum Teil fortgeschrittenen Karzinomen werden als „positiv" erkannt, selbst wenn die Grenze zwischen positiv und negativ in die Nähe der bei Gesunden gefundenen Werte gelegt wird (2,5 ng/ml).
2. *Überlappende Referenzbereiche.* Die arbiträre Festlegung eines oberen Grenzwertes für den sogenannten Normalbereich führt zwangsläufig zu Erhöhungen des Anteils der „falsch positiven" oder „falsch negativen" Ergebnisse.
3. *Große Anzahl falsch positiver Ergebnisse.* Auch nicht durch Neoplasien hervorgerufene Abweichungen vom „Normalzustand" haben in 40 bis 60% zu positiven Ergebnissen der CEA-Bestimmungen geführt. Die von einigen Autoren empfohlene Erhöhung der oberen Grenze des Referenzbereiches für Nicht-Karzinomkranke auf 10 ng/ml oder gar auf 40 ng/ml würde den Anteil der „richtig positiven" Ergebnisse noch stärker reduzieren (Abb. 6-3) [18, 81, 82, 103].

Es bleibt die Möglichkeit, der Bestimmung von karzinomembryonalen Markern einen Wert in der Sekundärdiagnostik zuzuordnen, also in der Verlaufskontrolle der Fälle, in denen die Marker-Bestimmung zu richtig positiven Ergebnissen geführt hat. Bei der Deutung der Ergebnisse von Verlaufskontrollen wird unterschieden zwischen den Befunden nach operativer Behandlung des Karzinoms und den Befunden nach Chemo- oder Radiumtherapie.

Wenn es nach operativer Behandlung innerhalb von mehreren Wochen zum Abfall des Tumor-Markers in den irgendwie definierten negativen Bereich kommt, kann man annehmen, daß praktisch der gesamte Tumor oder die überwiegende Masse des Tumors entfernt wurde. Diese Information besitzt der Operateur aber meist schon am Ende seiner Operation.

Wenn es nach nicht-operativer Behandlung zu einem Anstieg der Tumor-Marker-Konzentration kommt, so kann dies eine Folge der Gewebeschädigung und Entzündung sein. Wenn es zu einem Abfall der Marker-Konzentration kommt, so kann es eine Folge davon sein, daß die Chemo- oder Radio-Therapie die Sekretion, nicht aber unbedingt das Wachstum des Tumors beeinflußt hat. Dies kann auch eine Folge der heterogenen Zellpopulation des Tumors sein.

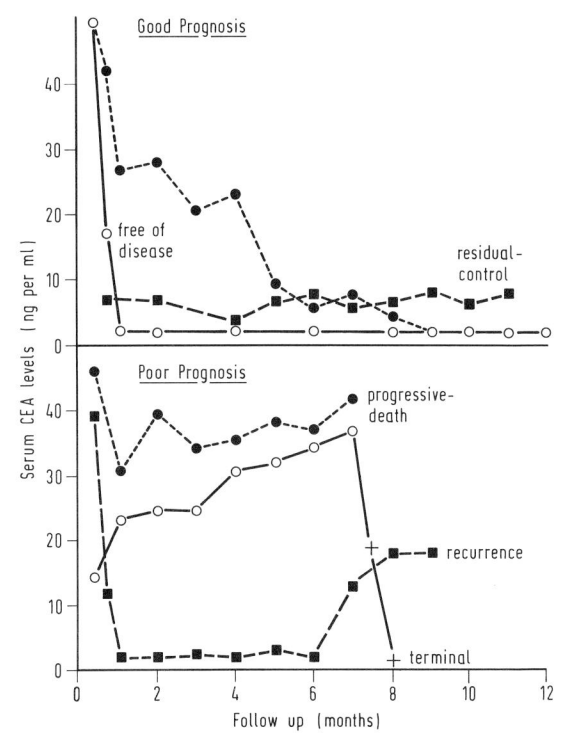

## 6.3 Ovarialkarzinome ohne zelltypischen Marker

*Abb. 6-3.* Membranprotein als nicht-zelltypischer Tumormarker. Verlaufskontrolle der Konzentration von CEA (Colon- bzw. Carcino-Embryonales Antigen) im Serum von Patienten mit Epithelzell-Karzinomen des Ovars
a) Verläufe mit guter Prognose
b) Verläufe mit schlechter Prognose
(Khoo, S. K. et al., l. cit. 92).

Die verschiedenen Autoren kommen auch bei gleichartigen Ergebnissen zu unterschiedlichen Folgerungen, die vereinfacht in drei Gruppen unterteilt werden können.

1. Wenn ein Tumor-Marker vorhanden ist, so ist die Verlaufskontrolle seiner Konzentration von erheblicher praktischer Bedeutung. Diese Ansicht wird z.B. von der Gruppe vertreten, die mit der Verlaufskontrolle von 213 Patientinnen die größte Erfahrung in der Beurteilung der CEA-Konzentration bei Ovarialkarzinomen haben dürfte und die die prognostische Bedeutung verschiedener Verlaufsformen von CEA-Konzentrationsänderungen bei Ovarialkarzinomen präziert hat (Abb. 6-3). Jedoch schränken auch diese Autoren ihre Aussage ein. Sie sagen, daß der Wert der CEA-Bestimmungen sich erst dann erweisen wird, wenn die Grenzen und Möglichkeiten der Methode noch besser charakterisiert sind. („As the clinical significance and limitations become better known, serial CEA levels should contribute substantially to the monitoring of patients with ovarian cancer") [92].
2. Die Verlaufskontrolle von Tumor-Markern ist in einer begrenzten Zahl von Fällen zur Therapiekontrolle geeignet; Art und Grenzen der Eignung werden nicht näher definiert [z. B. 84].
3. Die Verlaufskontrolle von Tumor-Markern bei Ovarialkarzinomen (CEA, hCG, hPL) ist ohne erkennbaren Wert für die Beurteilung des Zustandes des Patienten oder des Effektes der Therapie. Diese Meinung wird z.B. von einer Gruppe vertreten, die 65 Fälle untersucht hat [88].

Von den Sekret-Proteinen unter den karzinoembryonalen Markern ist das Choriogonadotropin, hCG, das bestuntersuchte Beispiel. Es gibt keinen Hinweis dafür, daß die Struktur des neoplastischen hCG sich wesentlich vom plazentaren hCG unterscheidet. Kürzere Halbwertzeiten werden auf geringeren Sialylierungsgrad des Kohlenhydrat-Molekülteils zurückgeführt [106]. Zur Primärdiagnose des Ovarialkarzinoms ist der Nachweis von hCG im Serum ebenso wenig geeignet wie der Nachweis von CEA oder der Nachweis irgendeines der anderen bekannten Tumor-Marker. Die Bedeutung der hCG-Konzentration zur Verlaufskontrolle wird am Beispiel einer Patientin dargestellt, die von Herrn Rjosk in unserer Klinik untersucht wurde (Abb. 6-4). Das 2 kg schwere Germinom verursachte eine Serum-hCG-Konzentration von unter 100 mU/ml, also eine Konzentration, die einer Trophoblast-Aktivität 10 Tage post conceptionem entspricht. Bei der Operation verblieben außer den Lymphknoten-Metastasen noch faustgroße Tumorreste in situ. Trotzdem fiel die hCG-Konzentration auf Werte unterhalb der Nachweisgrenze, so daß eine weitere Kontrolle keinen Hinweis auf den Zustand der Patientin geben konnte. Dies ist nicht als singuläre Kasuistik zu werten, sondern als Beispiel der Naturgesetzlichkeit. Das Germinom kann in Analogie zum Epithelzell-Karzinom gesetzt werden, da es sich auch hier um eine Produktion und Sekretion des Markers in nicht entsprechend spezialisierten Zellen handelt. Die zellulären Sekretionsraten liegen bei Zellinien von Zystadenokarzinomen niedriger als bei Zellinien von Chorionkarzinomen und bei diesen niedriger als bei normalen Syncytio-

# 6. Ansätze zur Chemie und Immunologie des Ovarialkarzinoms

**HCG BEIM DYSGERMINOM**
Rjosk et al., 1979

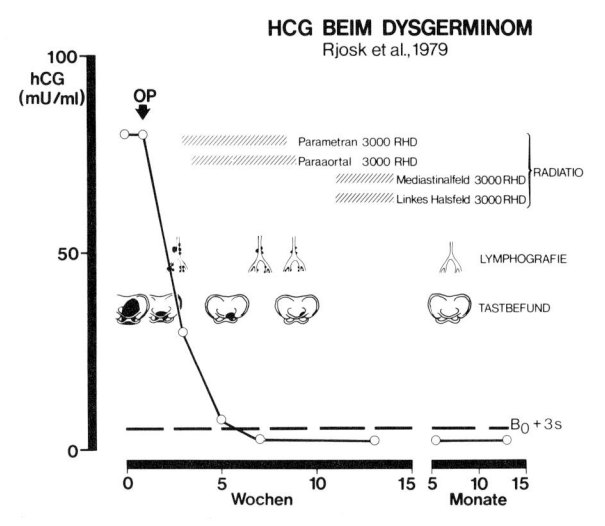

*Abb. 6-4.* Sekretprotein als nicht-zelltypischer Tumormarker. Verlaufskontrolle der Konzentration von hCG (Choriogonadotropin) nach operativer Entfernung von 2 kg Tumorgewebe (Dysgerminom) mit anschließender Bestrahlung:
RHD: rad Herddosis; ($B_0$ + 3s): Empfindlichkeit der hCG-Bestimmung
(Rjosk, H.-K. et al., l. cit. 80).

Trophoblasten, von denen man annimmt, daß ein kompakter Zellhaufen von 1 mm$^3$ etwa 10$^5$ Zellen enthält, die eine hCG-Konzentration von 1 mU/ml Serum bewirken. Hieraus ist zu schließen, daß ein 10–1000mal größeres Ovarialepithelzell-Karzinom auch dann noch unterhalb des Nachweisbereiches bliebe, wenn alle Zellen hCG produzieren würden [73]. Es ist aber eher wahrscheinlich, daß nur ein Teil der Karzinomzellen zur hCG-Produktion befähigt sind. Insgesamt eignet sich also die Kontrolle der hCG-Konzentrationen zur Überwachung von Patienten bei Epithelzell-Karzinomen des Ovars weniger gut als bei Keimzell-Karzinomen. Für alle anderen sezernierten karzinoembryonalen Tumor-Marker gilt sinngemäß das gleiche mit der zusätzlichen Einschränkung, daß ihre Analytik eher schwieriger zu handhaben ist als die des hCG. Der theoretisch mögliche Einwand, durch Steigerung der analytischen Empfindlichkeit höhere diagnostische Empfindlichkeit zu erreichen, wird durch die Tatsache entkräftet, daß dann Empfindlichkeiten erreicht werden, mit denen hCG-artige Substanzen auch im Serum von Normalpersonen nachgewiesen werden können [107, 108].

Mir erscheint es nach kritischer Wertung der vorliegenden Ergebnisse eher zweifelhaft, daß den Bestimmungen der bekannten karzinoembryonalen Marker in der ärztlichen Betreuung von Patienten mit Epithelzell-Karzinomen des Ovars jemals eine Bedeutung in dem Sinne zukommen könnte, daß von den Ergebnissen der klinisch-chemischen Untersuchungen therapeutische Maßnahmen zum Nutzen der Patienten abhängig gemacht werden. Weitere klinische Studien mögen von wissenschaftlichem Wert sein, aber dies nur, wenn sie sehr sorgfältig geplant und rigoros durchgeführt werden. Es ist meiner Kenntnis nach noch nirgendwo definiert worden, ob und wie eine Verlaufskontrolle tatsächlich die Therapie einer Anzahl von Patienten beeinflußt hat. Ob derartige Studien mit einer vertretbaren Kosten/Nutzen-Relation in der Praxis überhaupt realisierbar sind, erscheint mir zweifelhaft.

## 6.3.2 Nicht-karzinoembryonale Marker

a) *Steroide*

Im Zusammenhang mit den Stromazell-Karzinomen wurde bereits darauf hingewiesen, daß auch andere Karzinome des Ovars anscheinend die Steroidhormon-Aktivität beeinflussen können. Zur Deutung wird angenommen, daß vielleicht über eine Gen-Derepression wie bei den karzinoembryonalen Markern die Tumorzelle eine Aromatase-Enzymaktivität gewinnt und damit bei vorhandenem Substratangebot eine zusätzliche Östrogen-Quelle darstellt. Eine andere Theorie besagt, daß Ovarien einen wachsenden Tumor wie einen reifenden Follikel behandeln, nämlich mit einer thecaartigen Stromareaktion und der daraus folgenden Steroid-Produktion. Nach einer dritten Hypothese wird von den neoplastischen Zellen soviel ektopes Choriogonadotropin produziert, daß die lokale Konzentration zur Stimulierung der normalen steroidproduzierenden Zellen ausreicht. Die Annahme, daß die Steroid-Konzentration bei diesen Tumoren nicht Folge, sondern Ursache der neoplastischen Veränderung ist, wird zumindest teilweise dadurch ausgeschlossen, daß nach Tumorresektion die Östrogen-Konzentration/-Ausscheidung auf normale Werte zurückging.

Die Möglichkeit der Steroidbestimmung und die Problematik der diagnostischen Deutung der Ergebnisse ist bereits im Abschnitt Stromakarzinome (→ 6.2.1) skizziert worden [13, 52, 53, 60–62].

b) *Diamin-Oxidase, Amylase u.a.*

Bei Patienten mit Ovarialkarzinomen war die Diamin-Oxidase-Aktivität in der Aszites-Flüssigkeit höher als im Plasma. Deswegen wird angenommen, daß die Enzymaktivität direkt von der Tumorzelle in die Bauchhöhle abgegeben wird [21]. Über Erhöhung der Amylase-Aktivität im Pleura-Erguß einer Patientin mit Ovarialtumor liegt eine Kasuistik vor. Hier wird die Amylase-Aktivität mit der physiologischen Sekretion der Endosalpinx in Zusammenhang gebracht und es wird daran erinnert, daß Erhöhungen der Amylase-Aktivität nicht pathognomonisch für Pankreas-Affektionen sind, sondern auch Begleitsymptome anderer intestinaler Erkrankungen darstellen können [22]. Galaktosyl-Transferasen und Sialyl-Transferasen wurden in Ovarialtumoren gefunden und bei fortgeschrittenen Karzinomen im Serum nachgewiesen [17]. Diese Enzymaktivität wurde in Zusammenhang gebracht mit einem der sogenannten Ovarialkarzinom-assoziierten Antigene (s. dort). Auch über das Vorkommen des lysosomalen Enzyms β-Glukuronidase wurde in letzter Zeit im Zusammenhang mit Ovarialkarzinomen berichtet [109]. Bisher hat die Bestimmung dieser Enzymaktivitäten keine klinische Bedeutung gewonnen.

c) *Ribonuklease*

Eine erhöhte Ribonuklease-Aktivität im Serum von Krebskranken wird als Reaktion polymorphkerniger Leukozyten, aber auch als Ausdruck des malignen Wachstums der Tumorzellen gedeutet [25, 110, 111]. In den letzten zwei Jahren berichteten drei Gruppen, daß bei etwa 200 Patientinnen mit Ovarialkarzinom in fast allen Fällen eine Erhöhung der Ribonuklease-Aktivität im Serum nachzuweisen war.

d) $Ca^{++}$

Das Symptom „Hyperkalzämie" ist behandlungsbedürftig; hierin liegt die hauptsächliche Bedeutung dieses „Markers". Die tumorbedingte Hyperkalzämie kann durch verschiedene Faktoren ausgelöst sein. Bei ebenfalls erhöhter Phosphationen-Konzentration und erhöhter Aktivität der alkalischen Phosphatase des Knochens ist die Hyperkalzämie wahrscheinlich durch osteolytische Metastasen bedingt. Ohne diese Begleitsymptomatik ist an eine ektope Parathormon-Produktion oder an eine Produktion des Knochen-Resorption-stimulierenden Faktors der Tumorzellen zu denken. Die klinische Bedeutung dieser Unterscheidung liegt in der Annahme, daß der letztgenannte Faktor als prostaglandin-abhängig und damit als mit Indomethazin therapierbar gilt [24, 112, 113].

e) *Leberenzyme, Lactat-Dehydrogenase*

Die allgemein bekannten Enzym-Aktivitäten des Serums sind für die Beurteilung eines Ovarialkarzinoms von geringem Wert. Die Laktatdehydrogenase ist zwar in über 50% aller Karzinomfälle erhöht, ihr Aussagewert geht aber kaum über den Wert einer Blutkörperchen-Senkungsreaktion hinaus. Auch die Beurteilung des Isoenzym-Musters hat keine wesentliche Bedeutung erlangt. Für die alkalische Phosphatase, die 5′Nucleotidase, die γ-Glutamyl-Transpeptidase und für die Transaminasen gelten die allgemein bekannten Regeln.

Alkalische Phosphatase (nicht-Plazenta-, nicht-Leber-Typ): Rekalzifizierung osteolytischer Defekte, maligne Osteoblasten-Aktivität. (Leber-Typ): Durch Tumor-Metastasen direkt stimuliert oder mechanisch durch Obstruktion der Gallengänge. Weniger empfindlich und weniger spezifisch als γ-GT oder 5′Nucleotidase.

5′Nucleotidase und γ-GT: empfindlicher Indikator auf Lebermetastasen, reagieren aber auch auf andere Irritationen der Leber.

## 6. Ansätze zur Chemie und Immunologie des Ovarialkarzinoms

GPT (= ALT = Alanat-Ketoglutarat-Aminotransferase) und GOT (= AST = Aspartat-Ketoglutarate Aminotransferase), die bekannten Transaminasen, reagieren auf hepatotoxische Therapie besonders stark, weniger auf Lebermetastasen [3, 17, 26, 114].

### f) *Proteasen (FDP), Peptidasen*

Bei Ovarialkarzinomen wurden in 16 von 17 Fällen im Serum und in 19 von 19 Fällen im Aszites Fibrin/Fibrinogen-Spaltprodukte („FDP") nachgewiesen [27, 115]. Erhöhte Plasmin-Aktivität und erhöhte Aktivität eines Plasminogen-aktivierenden Faktors im Tumorgewebe und Hyperkoagulabilität mit Thrombozytose werden diskutiert [28]. Auf mögliche Zusammenhänge zwischen erhöhter Protease-Aktivität und erhöhter Abgabe von Elementen des Glykokalix der Tumorzelle wurde bereits hingewiesen [16]. Die Cystinaminopeptidase- (CAP, Ocytocinase) und Leuzinaminopeptidase- (LAP, Arylamidase)Aktivität erwies sich bei Patientinnen mit Ovarialkarzinom als erhöht. Die Möglichkeit, daß es sich hierbei um den plazentaren Typ der Enzyme und somit also um karzinoembryonale Marker handelt, ist zu berücksichtigen (Tab. 3) [29, 104].

### g) *Glykoproteine*

Erhöhte Konzentrationen des Schwangerschaftassoziierten $\alpha_2$-Glykoproteins (PAAG, $SP_3$) wurden als Epiphänomene der Erkrankung gedeutet, da sie ohne erkennbare Relation zur Tumor-Aktivität blieb [90, 116, 117].

### h) *Immunogene Marker (intentional ovarspezifisch)*

Eine Möglichkeit, bisher unbekannte Substanzen als Marker von Ovarialkarzinomen zu entdecken, wurde vor 50 Jahren eingeführt. 1930 erschienen in der Klinischen Wochenschrift Arbeiten über die Immunreaktion xenogener Empfänger auf Präparationen menschlicher Ovarialkarzinome, interessanterweise bereits mit Hinweis auf analoge Antigene im embryonalen Gewebe [118, 119]. Auch in neuester Zeit wird auf ähnlichem Wege versucht, Antikörper zu erzeugen, die ausschließlich gegen spezifische Bestandteile des Ovarialkarzinoms gerichtet sind. Mit ihrer Hilfe sollen dann die hypothetischen spezifischen Marker im Gewebe [23, 120] und/oder im Serum der Patienten entdeckt werden. In der Tabelle (Tab. 6-6) sind einige Ergebnisse neuerer Arbeiten aufgeführt und zwar wurde die relative Häufigkeit angegeben, mit der die induzierten xenogenen Antikörper mit Serumbestandteilen einer Gruppe von Patienten mit Ovarialkarzinomen reagierte; außerdem ist der Ort angegeben, an dem die Untersuchungen durchgeführt wurden sowie die von den Autoren vorgeschlagene Bezeichnung des Antigens und der Jahrgang der letzten Veröffentlichung.

Die klinische Bedeutung der Ergebnisse wird von den Gruppen unterschiedlich gewertet.
Die anonyme Gruppe aus Wuhan äußert sich opti-

*Tabelle 6-6* Immunogene Marker für Ovarialkarzinome (intentional ovarspezifisch)

| Arbeitsgruppe | Markerbezeichnung | Anteil der marker-positiven Patienten | Jahrgang | Literatur |
|---|---|---|---|---|
| Wuhan, Med. College | $\alpha_2$-, β-Glykoprotein | 42/63 | 1978 | 121 |
| Buffalo, Ros-Park Memorial | OCAA, Ovarian cystadeno-associated antigens | 39/56 | 1978 | 122 |
| Louisville, School of Med. | TA, Thermostable antigens | 0/x | 1979 | 123 |
| Toronto, Wellesley Hosp. | OCA-Fraction | 46/77 | 1978 | 89 |
| London, Charing Cross | OTAG | 28/32 | 1980 | 17 |

mistisch über die Möglichkeit, mit ihren Präparationen Marker nachzuweisen [121]. Die Gruppe aus Buffalo sieht wegen der Kreuzreaktivität und geringen Empfindlichkeit ihrer Methode noch keine Möglichkeit, ihre Marker, die möglicherweise zu den Glykosyl-Transferasen in Beziehung stehen, bei Patienten mit geringen Tumormassen nachzuweisen [17, 122].
Die Gruppe von Louisville ist der Ansicht, daß ihr Tumormarker keinen klinischen Wert besitzt [123]. Die Gruppe von Toronto hält die bisher vorliegenden Ergebnisse für noch nicht ausreichend, um beurteilen zu können, ob ihr System als Indikator für einen malignen Prozeß herangezogen werden kann. Er erwies sich jedoch als empfindlicher als die CEA-Bestimmung [89]. Die Londoner Gruppe hält es für unwahrscheinlich, daß einem der Marker eine Bedeutung für die Krebsfahndung zukommt, daß aber bei einigen Patienten mit Adenokarzinomen die Bestimmung der Marker für die Therapieüberwachung Bedeutung bekommen könnte [17]. Die Organspezifität der immunogenen Marker wurde verschiedentlich in Frage gestellt [123, 124].

i) *Immunreaktive Marker; B-lymphozytäre Reaktionen*

Aus der Arbeitshypothese vom Vorhandensein spezifischer makromolekularer Substanzen nur in Karzinom-Zellen des Ovars folgt zwangsläufig die Hypothese von der autologen Immunisierung des Tumorträgers, d.h. von der Induktion der humoralen, B-lymphozytären und der zellständigen, T-lymphozytären Immunabwehr im autochtonen oder syngenen Organismus. Als Folgen der Immunisierung durch karzinom-assoziierte Antigene sollte also eine Veränderung der Antikörper- und/oder der Leukozyten-Populationen des Individuums zu erwarten sein, die als Marker dienen könnte. Von den fünf in der Tabelle 6-4 aufgeführten Arbeitsgruppen haben drei ausdrücklich darauf hingewiesen, daß im Serum oder Ovar der Patienten wohl die im xenogenen Organismus als Immunogene wirksamen Makromoleküle nachzuweisen waren, nicht aber die damit korrespondierenden autologen Antikörper; daß also keine aktive Immunisierung durch diese Tumorbestandteile nachweisbar war [121–123]. Die beiden anderen Gruppen hatten sich dazu nicht geäußert [17, 89]. Andererseits liegen jedoch Arbeiten vor, die über das Vorkommen auch zytotoxischer Antikörper im Serum von Patienten mit Zystadenokarzinomen berichten. Dem Antikörper-Nachweis in der Aszitesflüssigkeit wurde besondere diagnostische Bedeutung als Marker beigemessen. Jedoch blieb in diesen Ansätzen die Existenz eines körpereigenen Immunogens hypothetisch [125]. Es wird mit der Möglichkeit gerechnet, daß bei Tumor-Patienten die durch den Tumor induzierten Antikörper nicht mehr in freier Form im Serum vorliegen, sondern mit ihren korrespondierenden Antigenen assoziiert als Immunkomplexe. Der Nachweis der Immunkomplexe (Interaktionen mit C1q, Konglutinin, Raji-Zellen u.a.m.) ist problematisch [38, 125–128]. Über ihr Vorkommen bei Patienten mit Ovarialkarzinomen liegen widersprechende Berichte vor. Gerade die Arbeitsgruppe, die bei anderen Tumorarten Immunkomplexe nachweisen konnte, fand bei Patienten mit Ovarialkarzinomen keine Hinweise auf das Vorhandensein von Immunkomplexen [125–128].

j) *Immunreaktive Marker; T-lymphozytäre Reaktion*

Zur Charakterisierung zellulärer Immunreaktionen auf Ovarialkarzinome wurden folgende Untersuchungsmethoden angewandt: Lymphozyten-Stimulation, Leukozyten-Migration, Elektrophorese-Mobilität und Zytotoxizität.
Die Mitoserate und somit auch die durch $^3$H-Thymidineinbau zu messende DNA-Syntheserate der T-Lymphozyten kann durch Phythämagglutinin stimuliert werden; die Mitoserate sensibilisierter T-Lymphozyten auch durch ihr korrespondierendes Antigen. Eine Arbeitsgruppe des Rosewell Park Memorial Institute hat mit den Lymphozyten von 11 Patienten mit Ovarialkarzinomen nachgewiesen, daß diese nicht auf autologe Tumorextrakte reagieren, wohl aber auf Phythämagglutinin wie die Lymphozyten der Normalpopulation. Eine Arbeitsgruppe aus Osaka zeigte, daß die Phythämagglutinin-Stimulierung von Lymphozyten durch Zugabe des Serums von Ovarialkarzinom-Patienten ge-

hemmt werden kann. Die Ursache dieses immunsuppressiven Effektes konnte sie nicht erklären [129, 130].

Sensibilisierte T-Lymphozyten produzieren bei Antigenkontakt Mediatoren, die Lymphokine, zu denen auch der Leukozyten-Migrations-Inhibitions-Faktor gehört. Dieser Faktor hemmt in vitro die Wanderungsgeschwindigkeit von Probanden-Lymphozyten (oder auch von xenogenen Makrophagen), was als Analogon der Leukozyten- und Makrophagen-Infiltration bei in vivo-Abwehrreaktionen gedeutet wird [34]. Am Mount Sinai Hospital wurden Lymphozyten von acht Patienten mit Zystadenokarzinomen geprüft, 8 von 8 reagierten auf die Zugabe von autologem Tumor-Homogenat, einige auch über Kreuzreaktivität mit heterologem Material. Später wurde von der gleichen Gruppe in 11 von 17 Fällen ein positiver Migrations-Inhibitionstest nach Zugabe von KCl-Extrakten der Tumoren beobachtet. Das Ergebnis wurde von einer Arbeitsgruppe des Lenox Hill Hospitals bestätigt, sie fand in 6 von 7 Fällen positive Ergebnisse im Leukozyten-Migrationstest [131, 132].

Der Elektrophorese-Mobilitätstest kann als Variante des Leukozyten-Migrationstests angesehen werden. Nach Inkubation mit sensibilisierten Probanden-Lymphozyten und basischem Protein wandern die als Testzellen verwendeten xenogenen Makrophagen oder Erythrozyten im elektrischen Feld langsamer als vorher. Es wird angenommen, daß das basische Protein antigene Strukturen enthält, die die Lymphozyten zu einer Lymphokin-Freisetzung veranlassen. In Rostock wurde dieser Test an den Lymphozyten von 6 Patienten mit Ovarialkarzinom geprüft. In allen Fällen wurde eine deutliche Verminderung der Wanderungsgeschwindigkeit festgestellt. Eine Mainzer Gruppe äußerte sich ebenfalls positiv über den Wert der Untersuchung bei gynäkologischen Malignomen [133, 134].

Der Zytotoxizitätstest mißt die verbleibende Vitalität von Zellen (z.B. Karzinomzellen), die in Kurzzeit-Zellkulturen mit sensibilisierten-T-Lymphozyten inkubiert wurden. Als Meßgrößen dienen Zelltod (fehlende Zell-Haftung), Wachstumshemmung, Freisetzung intrazellulärer Substanzen ($^{51}$Cr-Markierung) [5, 6]. Zytotoxizitätstests mit Lymphozyten von Patienten mit Ovarialkarzinomen wurden zunächst in Houston, Texas, später in New Haven, durchgeführt. Positive Ergebnisse wurden in 8 von 10 und in 18 bis 21 Fällen von 24, je nach Zählmethode, erhalten. Die Gabe von Zytostatika hatte keinen Einfluß auf die Reaktivität der Lymphozyten [135, 136].

„Blockierende Faktoren" sollen u.a. die in vitro-Immunreaktion hemmen, wie sie auch in vivo im sensibilisierten Organismus das Tumorwachstum ermöglichen sollen. Die blockierenden Faktoren können von speziellen Supressor-Zellen stammen; es kann sich hierbei aber auch um lösliche Antigene, Antikörper oder Antigen-Antikörper-Komplexe handeln [6, 36–38, 126]. Lösliche Antigene können die Rezeptoren von T-Zellen blockieren, nichtzytotoxische Antikörper können korrespondierende Antigene an den Zelloberflächen der Karzinomzellen maskieren, Immunkomplexe können Fc-Rezeptoren von sogenannten Killer-Zellen binden. Zum Nachweis blockierender Faktoren bei Ovarialkarzinomen dient die Hemmung zellulärer Immunreaktionen nach Zusatz von Serum der Karzinompatienten oder der Nachweis von Immunkomplexen im Serum. Über das Vorhandensein blockierender Faktoren bei Patienten mit Ovarialkarzinomen liegen positive und negative Beobachtungen vor [130, 135–137]; auf die widersprüchliche Aussagen über das Vorhandensein von Immunkomplexen bei Patienten mit Ovarialkarzinom wurde bereits hingewiesen [127, 128].

Mit den im letzten Abschnitt gegebenen Hinweisen auf „blockierende Faktoren" scheint mir die Grenze dessen erreicht zu sein, was dem klinisch tätigen Gynäko-Onkologen beim heutigen Stand der Kenntnis von den Ansätzen zur Biochemie und Immunologie des Ovarialkarzinoms von Nutzen sein kann, auch dann, wenn er diese Ansätze nicht unmittelbar in seine klinische Tätigkeit einbezieht. Im letzten Abschnitt wurden auch widersprüchliche Ergebnisse komplexer Versuchsansätze aufgeführt und im Sinne der jeweiligen Autoren dargestellt. Es muß jedoch abschließend betont werden, daß sowohl die Reproduzierbarkeit wie auch die biologische Signifikanz der Experimente über Immunreaktionen auf Krebszellen beim Menschen angezweifelt werden. Zusätzlich muß besonders auf die neue Forschungsrichtung über Interferon-regulierte „natural killer cells", NK-Zellen, hingewiesen werden [5, 6, 35, 138]. Diese, meines Wissens an Ovarialkarzinomen bisher noch nicht charakterisierte Lymphozyten-Subpopulation verursacht zytotoxische Effekte ohne vorhergehende Immunisierung, was einige der im letzten Abschnitt zitierten in vitro-Effekte erklären könnte. Die zentrale Hypothese der klassischen Tumor-Immunologie besagt dagegen, daß tumor-assoziierte Antigene im tumor-tragenden Wirt eine Immunantwort hervorrufen, die normalerweise zur Tumorzell-Lysis und Tumor-Abstoßung führen sollte. Es muß ausdrücklich betont werden, daß Neoantigene der Plasmamembran von Karzinomzellen bisher ausschließlich an experimentellen Tumoren sicher nachgewiesen worden sind, also an Zellen, die durch onkogene Viren oder durch kanzerogene Substanzen transformiert worden waren. Möglicherweise unterscheiden sich Spontantumoren kategorial von Experimentaltumoren auch in der Hinsicht, daß sie eben keine Neoantigene enthalten. Die insgesamt negativen Ergebnisse der klassischen Tumorimmunologie beim Menschen stehen im Einklang damit und mit der Erfahrung der klinischen Onkologie, daß unbehandelte Krebszellen eben nicht zur Immunreaktion mit Tumorabstoßung führen, sondern zum Tod des Patienten. Es wird deswegen auch in der experimentellen Onkologie die Möglichkeit erwogen, ob nicht die zentrale Hypothese der Tumorimmunologie als zentraler Irrtum dieser Arbeitsrichtung zu betrachten ist [6].

### 6.3.3 Schlußfolgerung

*zu Ovarialkarzinome ohne zelltypische Marker:*

Karzinoembryonale Marker korrelieren in einigen, erst im Nachhinein erkennbaren Fällen mit dem Verlauf der Tumorentwicklung. Wegen ihrer mangelhaften diagnostischen Zuverlässigkeit und Empfindlichkeit können sie in Anbetracht der Schwere der anstehenden Entscheidungen, Operation/Chemotherapie oder keine Operation/keine Chemotherapie, nicht zur Verlaufskontrolle epithelialer Ovarialkarzinome empfohlen werden.

Die nicht-karzinoembryonalen Marker können zum Teil Warnzeichen für Ovarialkarzinome auslösen, wie zum Beispiel Östrogen-abhängige Gewebereaktionen; sie können therapiebedürftige Symptome anzeigen, wie zum Beispiel Hyperkalzämie oder Hyperkoagulabilität. Erhöhte Enzymaktivitäten, die auf Leber- und Knochen-Beteiligung hinweisen, sind auch von anderen Krankheitsbildern her bekannt. Wie weit spezifische Enzymaktivitäten, wie zum Beispiel Diamin-Oxidase oder Ribonuklease zur Differenzierung zwischen benignen und malignen Ovarialprozessen herangezogen werden können, bleibt abzuwarten.

Die Existenz spezifischer Auto-Immunogene der Ovarialkarzinome oder spezifischer Immunreaktionen der Patienten mit Ovarialkarzinomen ist so fraglich, daß nach dem heutigen Stand der Kenntnis darauf keine zuverlässige Diagnostik aufgebaut werden kann.

Innerhalb der klinischen Forschung ist das Arbeiten mit den bekannten Tumormarkern der Ovarialkarzinome nur dann weiterhin sinnvoll, wenn sehr präzise Zielvorstellungen bestehen und die Qualität der Labor- und Klinik-Untersuchungen dementsprechend kontrolliert werden.

## Literatur

[1] Wolfe, H.J.: Tumor-Cell Markers: A biologic shell game? New Engl. J. Med. 299 (1978) 146.
[2] Yamada, K.M.: Cell surface marker for malignancy. Nature 273 (1978) 335.
[3] Markel, S.F.: Clinical enzymology in cancer. CRC Critical Reviews in Clinical Laboratory Sciences 9 (1978) 85.
[4] Wagener, C., Breuer, H.: Diagnostic significance and clinical application of tumour-associated antigens in man with special reference to the carcinoembryonic antigen. J. Clin. Chem. Clin. Biochem. 15 (1977) 529.
[5] Klein, G., Klein, E.: Rejectability of virus-induced tumors and nonrejectability of spontaneous tumors – A lesson in contrasts. Israel J. Med. Sci. 13 (1977) 666.
[6] Herberman, R.B.: Immunogenicity of tumor antigens. Biochim. Biophys. Acta 473 (1977) 93.
[7] Odell, W.D., Wolfsen, A.R.: Humoral syndromes associated with cancer. Ann. Rev. Med. 29 (1978) 379.
[8] Shane, J.M., Naftolin, F.: Aberrant hormone activity by tumors of gynecologic importance. Am. J. Obstet. Gynecol. 121 (1975) 133.
[9] Ibsen, K.H., Fishman, W.H.: Developmental gene

expression in cancer. Biochim. Biophys. Acta 560 (1979) 243.

[10] Uriel, J.: Retrodifferentiation and the fetal patterns of gene expression in cancer. Adv. Cancer Res. 29 (1979) 127.

[11] Baylin, St.B., Mendelsohn, G.: Ectopic (inappropriate) hormone production by tumors: Mechanisms involved and the biological and clinical implications. Endocrine Reviews 1 (1980) 45.

[12] Shields, R.: Ectopic hormone production by tumours. Nature 272 (1978) 494.

[13] Rosen, S.W., Weintraub, B.D., Aaronson, S.A.: Nonrandom ectopic protein production by malignant cells: Direct evidence in vitro. J. Clin. Endocrinol. Metab. 50 (1980) 834.

[14] Shields, R.: Gene derepression in tumours. Nature 269 (1977) 752.

[15] Lehmann, F.-G.: Carcino-Embryonic Proteins. Chemistry, Biology, Clinical Applications. Elsevier, Amsterdam 1979.

[16] Black, P.H.: Shedding from normal and cancer-cell surfaces. New Engl. J. Med. 303 (1980) 1415.

[17a] Bagshawe, K.D., Wass, M., Searle, F.: Ovarian cancer serum markers. In: Ovarian Cancer, hrsg. von Newman, C.E., Ford, C.H.J., Jordan, J.A. Pergamon Press, Oxford 1980.

[17b] Chatterjee, S.K., Bhattacharya, M., Barlow, J.J.: Evaluation of 5'-nucleotidase as an enzyme marker in ovarian carcinoma. Cancer 47 (1981) 2648.

[18] Barber, H.R.K.: Ovarian Carcinoma; Etiology, Diagnosis, and Treatment. Masson, New York 1978.

[19] Neville, A.M.: Products of gynaecological neoplasms: Clinical and pathological applications. Arch. Gynecol. 229 (1980) 311.

[20] Holt, J.A., Caputo, T.A., Kelly, K.M., Greenwald, P., Chorost, S.: Estrogen and progestin binding in cytosols of ovarian adenocarcinomas. Obstet. and Gynec. 53 (1979) 50.

[21] Ettinger, D.S., Rosenshein, N.B., Parmley, T.H., Mendelsohn, G., Baylin, St.B.: Tumor cell origin of histaminase activity in ascites fluid from patients with ovarian carcinoma. Cancer 45 (1980) 2568.

[22a] Cramer, St.F., Bruns, D.E.: Amylase-producing ovarian neoplasm with Pseudo-Meigs' Syndrome and elevated pleural fluid amylase. Case Report and Ultrastructure. Cancer 44 (1979) 1715.

[22b] Van Kley, H., Cramer, St., Bruns, D.E.: Serous ovarian neoplastic amylase (SONA): A potentially useful marker for serous ovarian tumors. Cancer 48 (1981) 1444.

[23] Freedman, R.S., Bowen, J., Herson, J., Wharton, J.T., Rutledge, F.N.: Tumor antigenicity and the immune system in gynecological cancer: A review. Gynec. Oncol. 9 (1980) 43.

[24a] Holtz, G.: Paraneoplastic hypercalcemia in gynecologic malignancy. Obstet. Gynec. Survey 25 (1980) 129.

[24b] Dickersin, G.R., Kline, I.W., Scully, R.E.: Small cell carcinoma of the ovary with hypercalcemia: A report of eleven cases. Cancer 49 (1982) 188.

[25] Sheid, B., Lu, T., Pedrinan, L., Nelson, J.H.: Plasma ribonuclease. A marker for the detection of ovarian cancer. Cancer 39 (1977) 2204.

[26a] Burrows, St.: Serum enzymes in the diagnosis of ovarian malignancy. Am. J. Obstet. Gynecol. 137 (1980 140.

[26b] Sheiko, M.C., Hart W.R.: Ovarian germinoma (dysgerminoma) with elevated serum lactic dehydrogenase: Case report und review of literature. Cancer 49 (1982) 994.

[27] Anstey, J.T., Blythe, J.G.: Fibrin degradation products and the diagnosis of ovarian carcinoma. Obstet. and Gynec. 52 (1978) 605.

[28] Planner, R.S., O'Sullivan, E.F., Campbell, J.J., Ball, D.L.: The hypercoagulable state and pulmonary embolism in patients with ovarian carcinoma. Aust. N.Z.J. Obstet. Gynaec. 18 (1978) 209.

[29] Blum, M., Sirota, P.: Serum cystine aminopeptidase and leucine aminopeptidase activity in women with benign and malignant uterine and ovarian tumors. Israel J. Med. Sci. 13 (1977) 875.

[30] Trope, C.G., Lögdberg, L., Johnsson, J.E.: $\beta_2$-microglobulin: A tumor marker of gynecologic cancer. Am. J. Obstet. Gynecol. 137 (1980) 743.

[31] McDevitt, H.O.: Current concepts in immunology. Regulation of the immune response by the major histocompatibility system. New Engl. J. Med. 303 (1980) 1514.

[32] Rauch, J.E., Shuster, J., Thomson, D.M.P., Gold, P.: Isolation of HLA and tumor antigens by means of affinity chromatography employing anti-$\beta_2$-microglobulin ($\beta_2$m) antiserum. Cancer 42 (1978) 1601.

[33] DeWolf, W.C., Lange, P.H., Einarson, M.E., Yunis, E.J.: HLA and testicular cancer. Nature 277 (1979) 216.

[34] De Weck, A.L.: Lymphokines, monokines and cytokines: An increasingly valuable object for studies in molecular immunology. Mol. Immunol. 17 (1980) 535.

[35] Langman, R.: Natural killer cells. Nature 286 (1980) 208.

[36] Naor, D.: Suppressor cells: Permitters and promoters of malignancy? Adv. Cancer Res. 29 (1979) 45.

[37] Hellström, K.E., Hellström, I., Nepom, J.T.: Specific blocking factors – Are they important? Biochim. Biophys. Acta 473 (1977) 121.

[38] Höffken, K., Schmidt, C.G.: Immunkomplexe bei malignen Erkrankungen: Tumormarker oder Epiphänomen? Dtsch. med. Wschr. 105 (1980) 1697.

[39] Grob, P.J., Franke, Ch., Reymond, J.-F., Frei-Wettstein, M.: Therapeutic use of transfer factor. Europ. J. clin. Invest. 5 (1975) 33.

[40] Bloom, B.R.: Interferons and the immune system. Nature 284 (1980) 593.

[41] Abercrombie, M.: Contact inhibition and malignancy. Nature 281 (1979) 259.
[42] Patt, L.M., Houck, J.C.: The incredible shrinking chalone. FEBS lett. 120 (1980) 163.
[43] Büttner, J.: Die Beurteilung des diagnostischen Wertes klinisch-chemischer Untersuchungen. J. Clin. Chem. Clin. Biochem. 15 (1977) 1.
[44] Ransohoff, D.F., Feinstein, A.R.: Problems of spectrum and bias in evaluating the efficacy of diagnostic tests. New Engl. J. Med. 299 (1978) 926.
[45] Cooper, E.H., Kenny, T.E.: Biochemical profiles in tumour monitoring and their analysis. Proc. roy. Soc. Med. 70 (1977) 840.
[46] Horton, R.: Androgen secretion and production in normal and virilized women. In: Advances in Gynaecological Endocrinology, hrsg. von Jacobs, H.S. Royal College of Obstricians and Gynaecologists, London, 1979.
[47a] Hammerstein, J., Lachnit-Fixson, U., Neumann, F., Plewig, G. (Hsg.): Androgenisierungserscheinungen bei der Frau: Akne, Seborrhö, androgenetische Alopezie und Hirsutismus. Excerpta Medica, Amsterdam, 1979.
[47b] Gabrilove, J.L., Seman, A.T., Sabet, R., Mitty, H.A., Nicolis, G.L.: Virilizing adrenal adenoma with studies on the steroid content of the adrenal venous effluent and a review of the literature. Endocrine Rev. 2 (1981) 462.
[48] Kurman, R.J., Goebelsman, U., Taylor, C.R.: Steroid localisation in granulosa-theca tumors of the ovary. Cancer 43 (1979) 2377.
[49a] Stenwig, J.T., Hazelkamp, J.T., Beecham, J.B.: Granulosa cell tumors of the ovary. A clinicopathological study of 118 cases with long-term follow-up. Gynecol. Oncol. 7 (1979) 136.
[49b] Björkholm, E., Pettersson, F.: Granulosa-cell and theca-cell tumors. The clinical picture and longterm outcome for the Radiumhemmet series. Acta Obstet. Gynecol. Scand. 59 (1980) 361.
[50] Evans, A.T., Gaffey, T.A., Malkasian, G.D. jr., Annegers, J.F.: Clinicopathologic reviews of 118 granulosa and 82 theca cell tumors. Obstet. and Gynec. 55 (1980) 231.
[51] McCormack, T.P., Riddick, D.H.: Hormonal function of a granulosa cell tumor. Obstet. and Gynec. 48 (1976) 18s.
[52] Verhoeven, A.T.M., Mastboom, J.L., van Leusden, H.A.I.M., van der Velden, W.H.M.: Virilization in pregnancy coexisting with an (ovarian) mucinous cystadenoma: A case report and review of virilizing ovarian tumors in pregnancy. Obstet. Gynec. Survey 28 (1973) 597.
[53] Ireland, K., Woodruff, J.D.: Masculinizing ovarian tumors. Obstet. Gynec. Survey 31 (1976) 83.
[54a] Genton, C.Y.: Ovarian Sertoli-Leydig cell tumors. A clinical, pathological and ultrastructural study with particular reference to the histogenesis of these tumors. Arch. Gynecol. 230 (1980) 49.
[54b] Tavassoli, F.A., Norris, H.J.: Sertoli tumors of the ovary. A clinicopathologic study of 28 cases with ultrastructural observations. Cancer 46 (1980) 2281.
[55] Kurman, R.J., Andrade, D., Goebelsmann, U., Taylor, C.R.: An immunohistological study of steroid localization in Sertoli-Leydig tumors of the ovary and testis. Cancer 42 (1978) 1772.
[56a] Soules, M.R., Abraham, G.E., Bossen, E.H.: The steroid profile of a virilizing ovarian tumor. Obstet. and Gynec. 52 (1978) 73.
[56b] Mandel, F.P., Voet, R.L., Weiland, A.J., Judd, H.L.: Steroid secretion by masculinizing and „feminizing" hilus cell tumors. J. Clin. Endocrinol. Metab. 52 (1981) 779.
[57] Adashi, E.Y., Rosenwaks, Z., Lee, P.A., Jones, G.S., Migeon, C.J.: Endocrine features of an adrenal-like tumor of the ovary. J. Clin. Endocrinol. Metab. 48 (1979) 241.
[58a] Farber, M., Hung, T.T., Millan, V.G., Louis, F., Jackson, I.M.D.: Lipoid cell tumor of the ovary. Obstet. and Gynec. 54 (1979) 576.
[58b] Imperato-McGinley, J., Peterson, R.E., Dawood, M.Y., Zullo, M., Kramer, E., Saxena, B.B., Arthur, A., Huang, T.: Steroid hormone secretion from a virilizing lipoid cell tumor of the ovary. Obstet. and Gynecol. 57 (1981) 525.
[59] Wohltmann, H., Mathur, R.S., Williamson, H.O.: Sexual precocity in a female infant due to feminizing adrenal carcinoma. J. Clin. Endocrinol. Metab. 50 (1980) 186.
[60] Nisker, J.A., Hammond, G.L., Davidson, B.J., Frumar, A.M., Takaki, N.K., Judd, H.L., Siiteri, P.K.: Serum sex hormonebinding globulin capacity and the percentage of free estradiol in postmenopausal women with and without endometrial carcinoma. A new biochemical basis for the association between obesity and endometrial carcinoma. Am. J. Obstet. Gynec. 138 (1980) 637.
[61] Laverty, C.R., Brown, J.B.: Ovarian tumours in postmenopausal women. J. Obstet. Gynaec. Brit. Cwlth. 80 (1973) 984.
[62a] Vesterinen, E., Purola, E., Wahlstrom, T.: Oestrogenic activity associated with ovarian cystadenomas after the menopause. Ann. Chir. Gynaecol. 67 (1978) 109, zit. Obstet. Gynec. Surv. 34 (1978) 334.
[62b] Jalůvka, V., Kratzsch, E.: Hormonaktivität einiger Brenner-Tumoren, Gynäk. Rdsch. 22 (1982) 1.
[63] Zander, J., Mickan, H., Holzmann, K., Lohe, K.J.: Androluteoma syndrome of pregnancy. Am. J. Obstet. Gynec. 130 (1978) 170.
[64] Nørgaard-Pedersen, B., Albrechtsen, R., Hägerstrand, I., Plesner, T., Schultz, H.: Tumor markers in gonadal and extragonadal germ cell tumors. Recent progress. In: Carcino-Embryonic Proteins. Che-

mistry, Biology, Clinical Applications, hrsg. von Lehmann, F.-G., Elsevier, Amsterdam 1979.
[65] Kurman, R.J., Scardino, P.T., McIntire, K.R., Waldmann, T.A., Javadpour, N.: Cellular localization of alpha-fetoprotein and human chorionic gonadotropin in germ cell tumors of the testis using an indirect immunoperoxidase technique. Cancer 40 (1977) 2136.
[66] Erickson, R.P., Gondos, B.: Alternative explanations of the differing behaviour of ovarian and testicular teratomas. Lancet i (1976) 407.
[67] McCaw, B.K., Latt, S.A.: X-chromosome replication in parthenogenic benign ovarian teratomas. Hum. Genet. 38 (1977) 253.
[68] Eppig, J.J., Kozak, L.P., Eicher, E.M., Stevens, L.C.: Ovarian teratomas in mice are derived from oocytes that have completed the first meiotic division. Nature 269 (1977) 517.
[69] Martin, G.R., Epstein, Ch.J., Travis, B., Tucker, G., Yatziv, S., Martin, D.W. jr., Clift, S., Cohen, S.: X-chromosome inactivation during differentiation of female teratocarcinoma stem cells in vitro. Nature 271 (1978) 329.
[70] Kerbel, R.S.: Implications of immunological heterogeneity of tumours. Nature 280 (1979) 358.
[71] Poste, G., Fidler, I.J.: The pathogenesis of cancer metastasis. Nature 283 (1980) 139.
[72] Fialkow, P.J.: Clonal origin of human tumors. Ann. Rev. Med. 30 (1979) 135.
[73] Kanabus, J., Braunstein, G.D., Emry, P.K., DiSaia, P.J., Wade, M.E.: Kinetics of growth and ectopic production of human chorionic gonadotropin by an ovarian cystadenocarcinoma cell line maintained in vitro. Cancer Res. 38 (1978) 765.
[74] Bagshawe, K.D., Wass, M., Searle, F.: Markers in gynaecological cancer. Arch. Gynecol. 229 (1980) 303.
[75] Kruman, R.J., Norris, H.J.: Embryonal carcinoma of the ovary. A clinicopathologic entity distinct from endodermal sinus tumor resembling embryonal carcinoma of the adult testis. Cancer 38 (1976) 2420.
[76] Perlin, E., Engeler, J.E. jr., Edson, M., Karp, D., McIntire, K.R., Waldmann, T.A.: The value of serial measurement of both human chorionic gonadogropin and alpha-fetoprotein for monitoring germinal cell tumors. Cancer 37 (1976) 215.
[77] Talerman, A., Haije, W.G., Baggerman, L.: Serum alphafetoprotein (AFP) in diagnosis and management of endodermal sinus (Yolk Sac) tumor and mixed germ cell tumor of the ovary. Cancer 41 (1978) 272.
[78] Bagshawe, K.D.: α-Fetoprotein as a tumor marker. In: Alpha-Fetoprotein in Clinical Medicine, hrsg. von Weitzel, H.K., Schneider, J. Thieme, Stuttgart 1979.
[79] Talerman, A., Haije, W.G., Baggerman, L.: Serum alpha-fetoprotein (AFP) in patients with germ cell tumors of the gonads and extragonadal sites: Correlation between endodermal sinus (Yolk Sac) tumor and raised serum AFP. Cancer 46 (1980) 380.
[80] Rjosk, H.-K., Baltzer, J., Gokel, J.M., Holzmann, K., Mickan, H., Schneider, E.: AFP und hCG als Tumormarker bei der Therapie maligner Keimzelltumoren. Arch. Gyn. 228 (1979) 665.
[81] Puri, S., Mesa-Tejada, R., Husami, N., Bennett, S., Richart, R.M., Fenoglio, C.M.: Carcinoembryonic antigen in gynecologic patients: I. Correlation of plasma levels and tissue localization. Gynec. Oncol. 5 (1977) 331.
[82] Barrelet, V., Mach, J.-P.: Variations of the carcinoembryonic antigen level in the plasma of patients with gynecologic cancers during therapy. Am. J. Obstet. Gynec. 121 (1975) 164.
[83] Anger, H., Gleissenberger, U.: Karzinoembryonales Antigen (CEA) bei Patientinnen mit Genitaltumoren. Geburtsh. u. Frauenheilk. 37 (1977) 604.
[84] Stone, M., Bagshawe, K.D., Kardana, A., Searle, F., Dent, J.: β-Human chorionic gonadotrophin and carcinoembryonic antigen in the management of ovarian carcinoma. Brit. J. Obstet. Gynaec. 84 (1977) 375.
[85] Rutanen, E.-M., Lindgren, J., Sipponen, P., Stenman, U.-H., Saksela, E., Seppälä, M.: Carcinoembryonic antigen in malignant and nonmalignant gynecologic tumors. Cancer 42 (1978) 581.
[86] Van Nagel, J.R., Jr., Donaldson, E.S., Gay, E.C., Sharkey, R.M., Rayburn, P., Goldenberg, D.M.: Carcinoembryonic antigen in ovarian epithelial cystadenocarcinomas. The prognostic value of tumor and serial plasma determinations. Cancer 41 (1978) 2335.
[87] Stanhope, C.R., Smith, J.P., Britton, J.C., Crosley, P.K.: Serial determination of marker substances in ovarian cancer. Gynec. Oncol. 8 (1979) 284.
[88] Samaan, N.A., Smith, J.P., Rutledge, F.N., Schultz, P.N.: The significance of measurement of human placental lactogen, human chorionic gonadotropin, and carcinoembryonic antigen in patients with ovarian carcinoma. Am. J. Obstet. Gynec. 126 (1976) 186.
[89] Knauf, S., Urbach, G.I.: A study of ovarian cancer patients using a radioimmunoassay for human ovarian tumor-associated antigen OCA. Am. J. Obstet. Gynecol. 138 (1980) 1222.
[90] Malkin, A., Kellen, J.A., Lickrish, G.M., Bush, R.S.: Carcinoembryonic antigen (CEA) and other tumor markers in ovarian and cervical cancer. Cancer 42 (1978) 1452.
[91] DiSaia, P.J., Morrow, C.P., Haverback, B.J., Dyce, B.J.: Carcinoembryonic antigen in cancer of the female reproductive system. Cancer 39 (1977) 2365.
[92] Khoo, S.K., Whitaker, S., Jones, I., Mackay, E.: Predictive value of serial carcinoembryonic antigen levels in long-term follow-up of ovarian cancer. Cancer 43 (1979) 2471.

[93] Vaitukaitis, J.L., Ross, G.T., Braunstein, G.D., Rayford, P.L.: Gonadotropins and their subunits: Basic and clinical studies. Rec. Progr. Horm. Res. 32 (1976) 289.

[94] Crowther, M.E., Grudzinskas, J.G., Poulton, T.A., Gordon, Y.B.: Trophoblastic proteins in ovarian carcinoma. Obstet. and Gynec. 53 (1979) 59.

[95] Rutanen, E.-M., Seppälä, M.: The hCG-beta subunit radioimmunoassay in nontrophoblastic gynecologic tumors. Cancer 41 (1978) 692.

[96] Searle, F., Leake, B.A., Bagshawe, K.D., Dent, J.: Serum $SP_1$-pregnancy-specific-β-glycoprotein in choriocarcinoma and other neoplastic disease. Lancet i (1978) 579.

[97] Tatarinov, Y.S., Sokolov, A.V.: Development of a radioimmunoassay for pregnancy-specific $beta_1$-globulin and its measurement in serum of patients with trophoblastic and non-trophoblastic tumours. Int. J. Cancer 19 (1977) 161.

[98] Benham, F.J., Povey, M.S., Harris, H.: Placental-like alkaline phosphatase in malignant and benign ovarian tumors. Clin. Chim. Acta 86 (1978) 201.

[99] Fishman, W.H., Raam, S., Stolbach, L.L.: Markers for ovarian cancer: Regan isoenzyme and other glycoproteins. Sem. Oncol. 2 (1975) 211. Fishman, W.H., Inglis, N.R., Vaitukaitis, J. and Stolbach, L.L.: Regan isoenzyme and human chorionic gonadotropin in ovarian cancer. Natl. Cancer Inst. Monogr. 42 (1975) 63.

[100] Khoo, S.K., Hill, R., Mackay, E.V.: Detection of carcinoembryonic antigen and alphafetoprotein in serum and ascitic fluid from patients with ovarian cancer. Aust. N.Z.J. Obstet. Gynaec. 17 (1977) 94.

[101] Donaldson, E.S., van Nagel, J.R., Jr., Gay, E.C., Purcell, S., Meeker, W.R., Kashmiri, R., Hunter, L., van de Voorde, J.: α-fetoprotein as a biochemical marker in patients with gynecologic malignancy. Gyn. Oncol. 7 (1979) 18.

[102] Seppälä, M., Pihko, H., Ruoslahti, E.: Carcinoembryonic antigen and alphafetoprotein in malignant tumors of the female genital tract. Cancer 35 (1975) 1377.

[103] Levin, L., McHardy, J.E., Poulton, T.A., Curling, O.M., Kitau, M.J., Neville, A.M., Hudson, C.N.: Tumourassociated immune responses and isolated carcinoembryonic antigen and alpha feto-protein levels related to survival in ovarian cancer patients. Brit. J. Cancer 33 (1976) 363.

[104] Kalinkov, D., Buchholz, R.: Early primary diagnosis of ovarian cancer and detection of recurrence by serum cystine aminopeptidase assay. Amer. J. Obstet. Gynecol. 138 (1980) 1148.

[105] Alpert, E.: The immunochemical complexity of CEA. A golden dream or molecular nightmare? Cancer 42 (1978) 1585.

[106] Braunstein, G.D., Kamdar, V.V., Kanabus, J., Rasor, J.: Properties of human chorionic gonadotropin produced in vitro by ovarian carcinoma cells. J. Clin. Endocrinol. Metab. 47 (1978) 326.

[107] Borkowski, A., Muquardt, C.: Human chorionic gonadotropin in the plasma of normal, nonpregnant subjects. New Engl. J. Med. 301 (1979) 298.

[108] Braunstein, G.D., Kamdar, V., Rasor, J., Swaminathan, N., Wade, M.E.: Widespread distribution of a chorionic gonadotropin-like substance in normal human tissues. J. Clin. Endocrinol. Metab. 49 (1979) 917.

[109] Hofmann, K.D., Wagner, F., Dziambor, H., Preibsch, W., Müller, H.-J.: Über die β-Glukuronidaseaktivität im Ovarialkarzinom. Zbl. Gynäkol. 101 (1979) 950.

[110] Wolf, A., Vahrson, H., Hoss, M.: Bestimmung der Plasmaribonukleaseaktivität als diagnostisches Hilfsmittel zur Erfassung von Ovarialkarzinomen. Ergebnisse einer Doppelblindstudie. Geburtsh. u. Frauenheilk. 39 (1979) 497.

[111] Schleich, H.G., Wiest, W.: Ribonukleaseaktivität bei gynäkologischen Malignomen. Geburtsh. u. Frauenheilk. 39 (1979) 940.

[112] Holtz, G., Johnson, T.R., Jr., Schrock, M.E.: Paraneoplastic hypercalcemia in ovarian tumors. Obstet. and Gynecol. 54 (1979) 483.

[113a] Seyberth, H.W., Raisz, L.G., Oates, J.A.: Prostaglandins and hypercalcemic states. Ann. Rev. Med. 29 (1978) 23.

[113b] Josse, R.G., Wilson, D.R., Heersche, J.N.M., Mills, J.R.F., Murray, T.M.: Hypercalcemia with ovarian carcinoma: Evidence of a pathogenetic role for prostaglandins. Cancer 48 (1981) 1233.

[114] Korsten, C.B., Persijn, J.-P., van der Slik, W.: The application of the serum γ-glutamyl transpeptidase and the 5′-nucleotidase assay in cancer patients: A comparative study. Z. Klin. Chem. Klin. Biochem. 12 (1974) 116.

[115] Svansberg, L., Åstedt, B.: Coagulative and fibrinolytic properties of ascitic fluid associated with ovarian tumors. Cancer 35 (1975) 1382.

[116] Hofmann, R., Straube, W., Klausch, B.: Schwangerschaftsproteine. Zbl. Gynäkol. 99 (1977) 1601.

[117] Damber, M.-G., von Schoultz, B., Stigbrand, T.: On the occurrence of the pregnancy zone protein (PZ) in gynecological cancer. Arch. Gynäk. 221 (1976) 97.

[118] Witebsky, E.: Zur serologischen Spezifität des Carcinomgewebes. Klin. Wschr. 9 (1930) 58.

[119] Hirszfeld, L., Halber, W., Focksztrumpf, M., Kołodziejski, J.: Über Krebsantikörper bei Krebskranken. Klin. Wschr. 9 (1930) 42.

[120] Dawson, J.R., Kutteh, W.H., Whitesides, D.B., Gall, S.A.: Identification of tumor-associated antigens and their purification from cyst fluids of ovarian epithelial neoplasms. Gynec. Oncol. 10 (1980) 6.

[121] Ohne Namen: Possibility of immunodiagnosis in ovarian cancer. Gynecol. obstet. Invest. 9 (1978) 98.

[122] Bhattacharya, M., Barlow, J.J.: Ovarian tumor antigens. Cancer 42 (1978) 1616.

[123] Burton, R.M., McGrew, T.L., Barrows, G.H., Beyerle, M.P., Fortwengler, H.P., Gay, T.G., Jr., Kuhns, J.G., Espinosa, E.: Occurrence of a thermostable antigen of ovarian carcinoma in normal tissues and secretions. Cancer 43 (1979) 2385.

[124] Bara, J., Malarewicz, A., Loisillier, F., Burtin, P.: Antigens common to human ovarian mucinous cyst fluid and gastric mucosa. Brit. J. Cancer 36 (1977) 49.

[125] Dorsett, B.H., Ioachim, H.L., Siolbach, L., Walker, J., Barber, H.R.K.: Isolation of tumor-specific antibodies from effusions of ovarian carcinomas. Int. J. Cancer 16 (1975) 779.

[126] Theofilopoulos, A.N., Andrews, B.S., Urist, M.M., Morton, D.L., Dixon, F.J.: The nature of immune complexes in human cancer sera. J. Immunol. 119 (1977) 657.

[127] Poulton, T.A., Crowther, M.E., Hay, F.C., Nineham, L.J.: Immune complexes in ovarian cancer. Lancet ii (1978) 72.

[128] Price, M.R., McLaughlin, P.J., Robins, R.A., Baldwin, R.W., Vasey, D., Symonds, E.M.: Tumour marker with unknown functions in gynaecological neoplasia. Arch. Gynecol. 229 (1980) 325.

[129] Chatterjee, M., Barlow, J.J., Allen, H.J., Chung, W.S., Piver, M.S.: Lymphocyte response to autologous tumor antigen(s) and phytohemagglutinin in ovarian cancer patients. Cancer 36 (1975) 956.

[130] Ueda, K., Toyokawa, M., Nakamori, H., Sako, H., Umesaki, N., Nakade, J., Lee, T., Sugawa, T.: Immunosuppressive effect of serum in patients with ovarian carcinoma. Obstet. Gynecol. 51 (1978) 225.

[131] Faiferman, I., Gleicher, N., Cohen, C.J., Koffler, D.: Leukocyte migration in ovarian carcinoma: Comparison of inhibitory activity of tumor extracts. J. Natl. Cancer Inst. 59 (1977) 1593.

[132] Melnick, H., Barber, H.R.K.: Cellular immunologic responsiveness to extracts of ovarian epithelial tumors. Gynec. Oncol. 3 (1975) 77.

[133] Jenssen, H.L., Köhler, H., Günther, J., Klausch, B., Straube, W., Hofmann, R., Büttner, H.H.: Macrophage electrophoretic mobility (MEM) test in malignant gynaecological diseases. Arch. Gynäk. 220 (1976) 191.

[134] Kreienberg, R., Schütz, G., Melchert, F., Lemmel, E.-M.: Der Elektrophorese-Mobilitäts-Hemmtest (EMT) zur immunologischen Frühdiagnostik gynäkologischer Malignome. Geburtsh. u. Frauenheilk. 39 (1979) 709.

[135] DiSaia, P.J., Sinkovics, J.G., Rutledge, F.N., Smith, J.P.: Cell-mediated immunity to human malignant cells. A brief review and further studies with two gynecologic tumors. Am. J. Obstet. Gynecol. 114 (1972) 979.

[136] Mitchell, M.S., Kohorn, E.I.: Cell-Mediated immunity and blocking factor in ovarian carcinoma. Obstet. and Gynec. 48 (1976) 590.

[137] Pattillo, R.A., Ruckert, A.C.F., Story, M.T., Mattingly, R.F.: Immunodiagnosis in ovarian cancer: Blocking factor activity.

[138] Baldwin, R.W.: Immune surveillance revisited. Nature 270 (1977) 557.

# 7. Radiologische Diagnostik unter besonderer Berücksichtigung der Computertomographie

*A. Breit, U. Rohde* und *A. Atzinger*

Ovarialkarzinome weisen trotz – in letzter Zeit – verbesserter Therapie eine ungünstige Prognose auf. Effektive Methoden zur Früherkennung stehen nicht zur Verfügung. Wegen fehlender Frühsymptome werden etwa nur 2% der Ovarialkarzinome anläßlich einer Routineuntersuchung entdeckt [4].

Das sogenannte „kleine Ovarialkarzinom" mit einem Tumordurchmesser kleiner als 5 cm wird außerordentlich selten diagnostiziert.

Vor jeder radiologisch diagnostischen Maßnahme ist die eingehende gynäkologische Untersuchung gegebenenfalls unter Zuhilfenahme der Sonographie zu fordern.

## 7.1 Herkömmliche radiologische Methoden

Zweck dieser Arbeit ist es, die röntgenologischen Verfahren, die zur Diagnosestellung des Ovarialkarzinoms zum Einsatz kommen, darzulegen. Der Computertomographie, als neuer, nicht invasiver Methode wird dabei in diesem Beitrag besondere Beachtung geschenkt.

### 7.1.1 Nicht invasive radiologische Methoden

*Röntgenleerbild:* Im Röntgenleerbild ist ein Ovarialtumor nur in seltenen Fällen als Weichteilschatten zu erkennen. Zu diesem Zeitpunkt ist der Tumor bereits tast- und sichtbar. Beckenverkalkungen ergeben weitere Hinweise. Ausgedehnte Ovarialtumoren können zu einer Arrosion der Beckenknochen führen.

*Infusionsurogramm:* Durch Kontrastfüllung der Harnblase und Ureteren wird die diagnostische Aussagekraft verbessert. Kontur- und Lageänderungen dieser Organe lassen auf expansive, raumfordernde Prozesse schließen (Abb. 7-1).

*Kontrastfüllung von Dick- und Dünndarm:* Eine Verlagerung des Dickdarms, vorrangig des Sigmas und der Dünndarmschlingen ist erst bei großen Ovarialtumoren nachzuweisen (Abb. 7-2).

*Radionukliddiagnostik:* Die Radionukliddiagnostik, vorwiegend repräsentiert durch das dynamische Isotopennephrogramm, zeigt uns indirekt sehr früh Hinweise auf eine Abflußbehinderung im Bereich des kleinen Beckens. Das Nephrogramm ist dem Urogramm im Nachweis einer dynamischen Störung überlegen [1]. Neuerdings wird dem Lymphszintigramm im Nachweis mediastinaler Metastasen wieder stärkere Beachtung geschenkt.

Alle diese nicht invasiven Verfahren erlauben meist keine spezifische Organzuordnung und keine Unterscheidung zwischen entzündlicher, narbiger und tumoröser Infiltration. Die Aussagekraft und Anwendungsmöglichkeiten dieser Untersuchungen sind damit limitiert.

### 7.1.2 Invasive radiologische Methoden

*Arteriographie:* Die Arteriographie mit Darstellung der Aa. ovaricae, mesentercia inferior und iliacae internae erlaubt eine Einteilung in sogenannte gefäßarme und -reiche Tumoren [2]. Die Füllung einer A. ovarica ist als indirekter Hinweis für eine Vergrößerung des Ovars zu werten. Eine Zuordnung bezüglich der Benignität und Malignität gelingt selten, da der gefäßreiche Ovarialtumor mit zahlreichen vorhandenen Shunts nicht unbedingt zu den malignen Tumoren zu rechnen ist. In der gefäßarmen Gruppe überwiegen bogige Gefäßverläufe und veränderungen in Form von Okklusionen und Stenosierungen. Primäre und sekundäre Geschwulstneubildungen sind arteriographisch nicht zu unterscheiden (Abb. 7-3).

7. Radiologische Diagnostik unter besonderer Berücksichtigung der Computertomographie

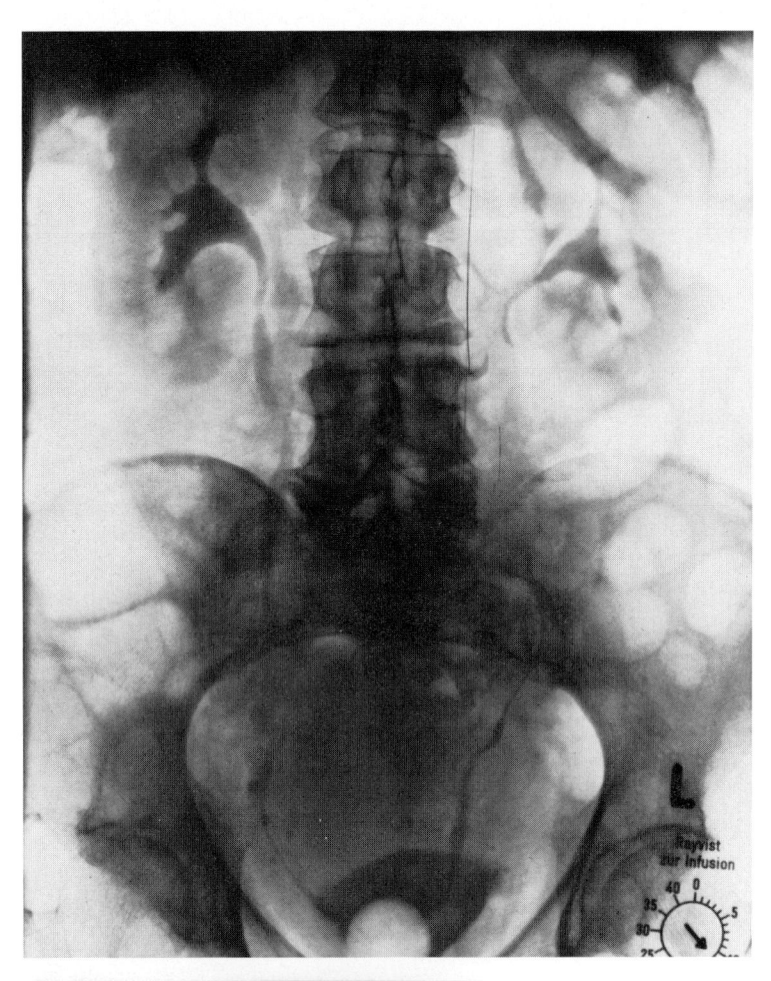

*Abb. 7-1.* Infusionsurogramm: Verlagerung des linken Ureters nach medial durch einen Ovarialtumor, noch ohne Rückstauung.

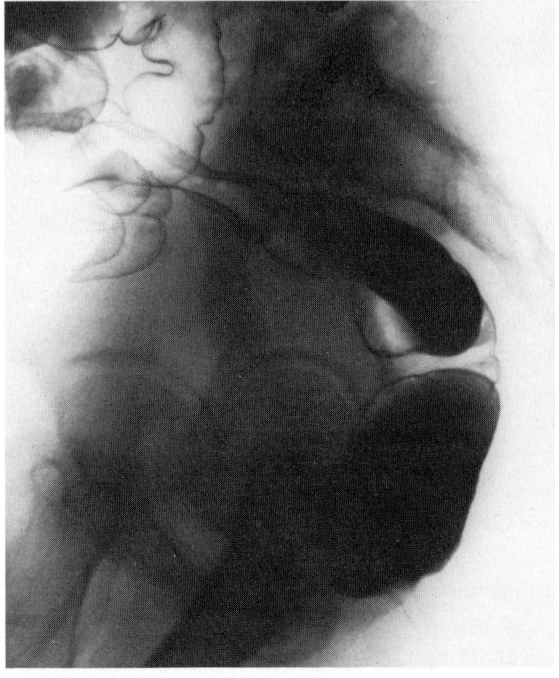

*Abb. 7-2.* Kontrasteinlauf: Glattwandige Einengung und Doppelkonturierung des Sigmas durch einen Ovarialtumor.

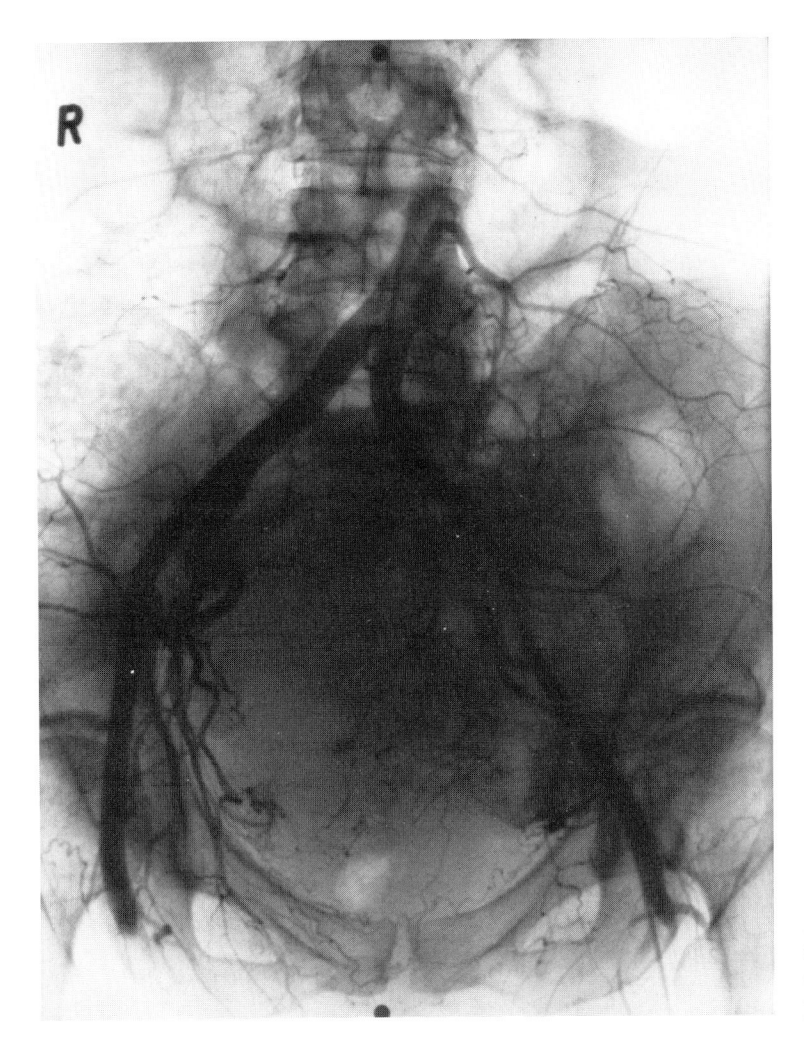

*Abb. 7-3.* Arteriographie: Teils gefäßarmer (rechts), teils gefäßreicher (links) Ovarialtumor mit Ummauerung der linken Beckengefäße.

*Phlebographie:* Die Methoden der Venographie (transossär, transfemoral, transuterin) spielen in der Diagnostik des Ovarialtumors keine große Rolle, da es bei dieser Tumorart, vorwiegend beim gefäßreichen Typ, bereits spätarteriell zu einer starken Venenfüllung kommt. Auch die Kavographie zur indirekten Diagnostik der lumbalen Lymphknoten wird wenig angewendet.

*Lymphographie:* Die Lymphographie hat beim Ovarialkarzinom nicht die große Bedeutung wie beim Kollum- oder Korpuskarzinom erreicht, da die beim ovarialen Tumor im Vordergrund stehende frühe peritoneale Aussaat lymphographisch nicht erfaßt wird. Einige Autoren [6] fordern aber aufgrund eines operativ gesicherten Krankengutes mit 21% Befall in den Stadien I–III die routinemäßige Lymphographie bei allen Malignomen der Ovarien.

## 7.2 Computertomographie

Die axiale Computertomographie (CT) brachte einen entscheidenden diagnostischen Fortschritt. Die CT liefert erstmals überlagerungsfreie Querschnittsbilder und gewährleistet, da kleinste Absorptionsunterschiede erfaßt werden, eine hervorragende Weichteildiagnostik. Die Technik der CT ist bereits mehrfach beschrieben [5, 7, 8].

*CT-Anatomie:* Die Ovarien liegen in den Fossae ovaricae, in peritonealen Nischen, vor den Teilungsstellen der Aa. iliacae communes. Die dorsale Begrenzung bildet der absteigende Ureter. Bei normal großem Uterus und im Senium (Uterusatrophie) liegt damit das Ovar auf einem Transversalschnitt etwas höher als das Corpus uteri. Die Dichte des Ovars unterscheidet sich kaum von der Densität

## 7. Radiologische Diagnostik unter besonderer Berücksichtigung der Computertomographie

naheliegender Strukturen (Darm, Lymphknoten, Gefäße), so daß eine Abgrenzung nur aus topographischen Überlegungen erfolgen kann.

Das gesunde, nicht vergrößerte Ovar ist daher aufgrund seiner Dichte nur schwer zu erkennen [9]. Als Markierungspunkt für das Ovar dient der Harnleiter. So ist eine Möglichkeit der besseren Sichtbarmachung durch eine Kontrastfüllung der Ureteren gegeben [9]. Das altersatrophische Ovar ist auch nach Kontrastierung den Ureteren nicht zu identifizieren. Eine zeitkontrollierte Bolusinjektion mit wenig Kontrastmittel [14] erlaubt die Kontrastierung der Aa. iliacae externae et internae (Abb. 7-4). Die Densitätswerte des Ovars sind unterschiedlich, wobei niedrige Werte zystenähnlicher Densität überwiegen.

Zervix und Corpus uteri sind wegen des reichlich mit Fett durchsetzten pelvinen Bindegewebes genügend abzugrenzen. Der Uterus hat Dichtewerte zwischen 40–80 HU, die deutlich die HU-Werte des Ovars überschreiten. Harnblase, Rektum und Sigma sind aufgrund ihrer topographischen Lage leicht zu erkennen (Abb. 7-5).

*Material und Methode:* Seit Ende 1976 wurden an der Radiologischen Abteilung des Städtischen Krankenhauses Passau über 500 pelvine und/oder abdominelle Computertomographien bei Patientinnen mit unterschiedlichsten gynäkologischen Erkrankungen durchgeführt. Unter den Oberbegriff „Ovarialtumor" fällt ca. ein Viertel der Fälle.

Der zuerst eingesetzte langsame Ganzkörpercompu-

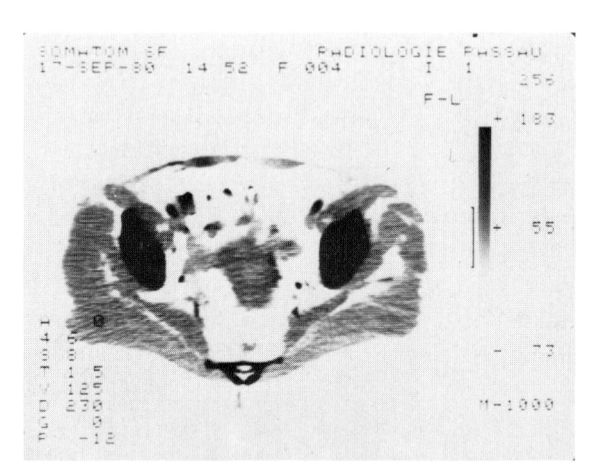

*Abb. 7-4.* Topographie der Ovarien im Computertomogramm: Lokalisation des Ovars zwischen A. iliaca externa und interna ventral des Ureters.

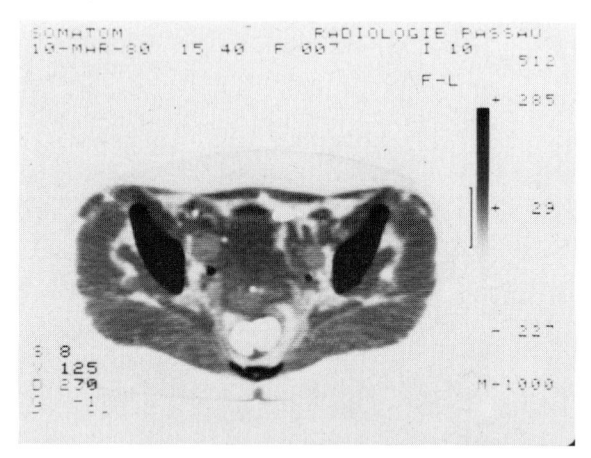

*Abb. 7-6a.* Normale Ovarien im Computertomogramm bei nekrotisch zerfallenem Collumkarzinom

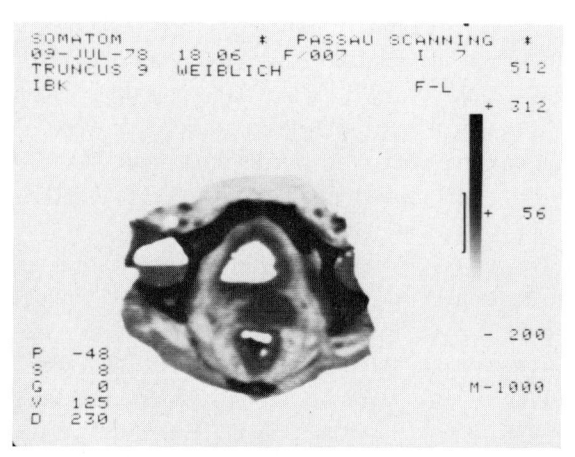

*Abb. 7-5.* Transversalschicht an der Leiche: Harnblase, cervix uteri und Rectum.

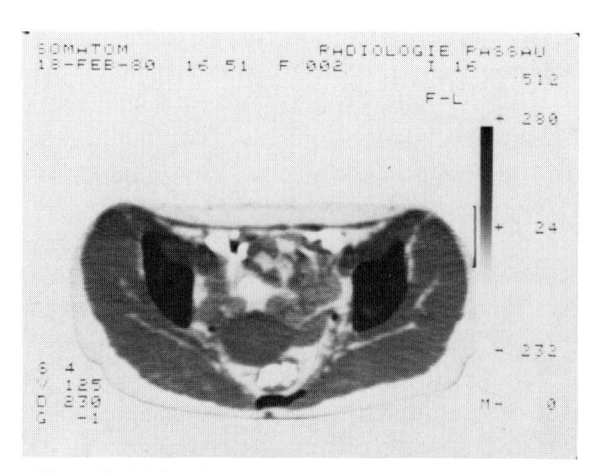

*Abb. 7-6b.* Linkes Ovar nach dorsal umgeschlagen.

tertomograph (Delta 50, Nuclear Ohio) wurde ab Mitte 1978 von einem 5-sec-Scanner (Somatom, Siemens) abgelöst. Vaginale Markierung mittels eines Phantoms oder einer Tamponade, Gasinsufflation in die Harnblase und intravenöse Injektion eines nierengängigen Kontrastmittels waren häufig.

*CT-Ergebnisse:* Das normale, nicht vergrößerte Ovar ist mit zunehmender Erfahrung öfter als bisher angenommen sichtbar; dies ist wohl auch auf eine engere Zusammenarbeit mit den Gynäkologen zurückzuführen (Abb. 7-6). Reichhaltig vorhandenes pelvines Fettgewebe erlaubt eine bessere Abgrenzung anatomischer Strukturen und begünstigt den Lokalisationsnachweis. Eine Kontrastfüllung der Ureteren erscheint notwendig. Form- und Lageänderung des Uterus und im Becken befindliche

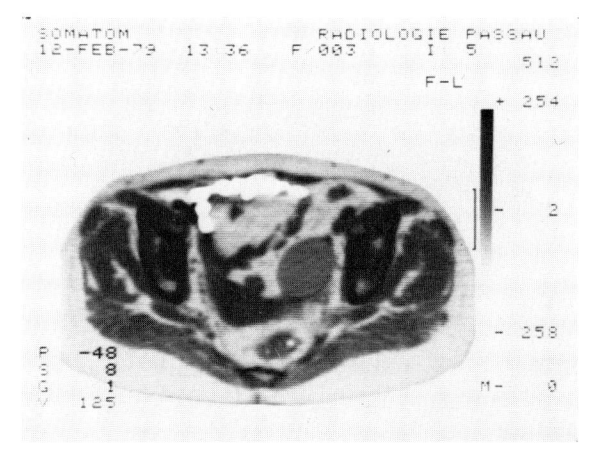

*Abb. 7-7.* Benigner zystischer Ovarialtumor links.

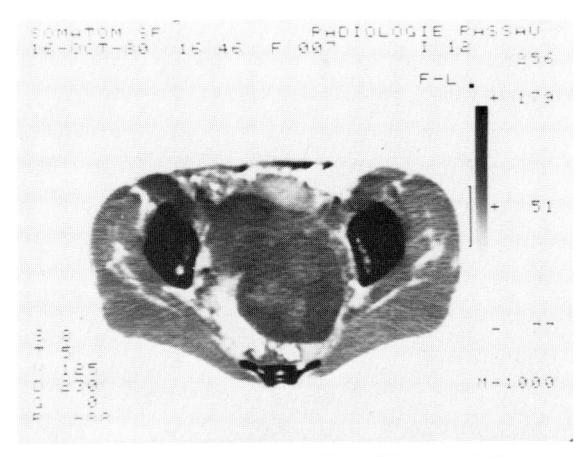

*Abb. 7-8.* Solider Ovarialtumor links (histol.: Thekom)

Darmschlingen sind für die Erkennung des Ovars von Nachteil.

Der Ovarialtumor, unabhängig von seiner Dignität, ist an einer ein- oder doppelseitigen Volumenzunahme sichtbar (Abb. 7-7). Seine Entwicklung erfolgt zunächst nach kranial und ventral. Bei großen ovarialen Raumforderungen, bei Rektumamputationen und nach Hysterektomie wird die Ausdehnung nach dorsal und kaudal beobachtet (Abb. 7-7). Zystische, zystisch-solide und solide Ovarialgeschwülste lassen sich im Computertomogramm unterscheiden (Abb. 7-8).

Eine *Unterscheidung zwischen gut- und bösartigen Tumore* ist bei fehlenden Zeichen einer intra- oder extraperitonealen Metastasierung nur zum Teil möglich [10, 12, 13]. Die Densität und das Kontrastverhalten sind jedoch oft richtungsweisend. In sich homogene, zystische Tumoren mit niedrigen Dichtewerten sind vorwiegend als histologisch benigne einzustufen (Abb. 7-7) [11]. Inhomogenitäten sprechen für einen malignen Prozeß, wenn auch benigne Raumforderungen mit soliden Elementen bisweilen zu beobachten sind (Abb. 9). Amorphe Verkalkungen wurden von uns nur bei Karzinomen und bei Tumoren mit Zellatypien gesehen (Abb. 7-10).

*Aszites* in Zusammenhang mit einem nachgewiesenen Ovarialtumor ist in der Regel ein Malignitätszeichen. Aszites imponiert im CT als intraabdominelle Flüssigkeitsansammlung und bewirkt bei größerem Ausmaß eine Verdrängung von Leber und Milz von der Bauchwand und eine Dislokation pelviner Dünndarmteile. Er ist im CT eher als klinisch vermutet nachzuweisen. Peritoneale Metastasen sind erst ab einer gewissen Größe als weichteildichte Schatten sichtbar (Abb. 7-11). Im Nachweis von Lebermetastasen ist die CT der Szintigraphie und dem Ultraschall überlegen [15]. Auch Lymphknotenmetastasen und Netzbefall sind mit der CT zu erfassen (Abb. 7-12).

*Staging der Ovarialkarzinome mit Hilfe der CT:* Das Ovarialkarzinom ist im Stadium I mit auf ein oder beide Ovarien begrenztem Tumorwachstum vor allem bei jüngeren Frauen mit zystisch vergrößerten Eierstöcken kaum zu diagnostizieren. Im Senium und bei gut ausgebildeten intrapelvinen Fettlagern könnte in Zukunft der Nachweis des auf das Organ beschränkten Tumors eher gelingen (Frühdiagnostik).

7. Radiologische Diagnostik unter besonderer Berücksichtigung der Computertomographie

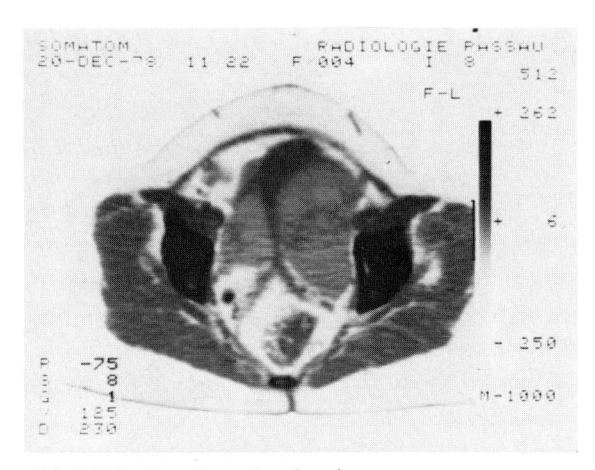

Abb. 7-9. Seröses Zystadenokarzinom

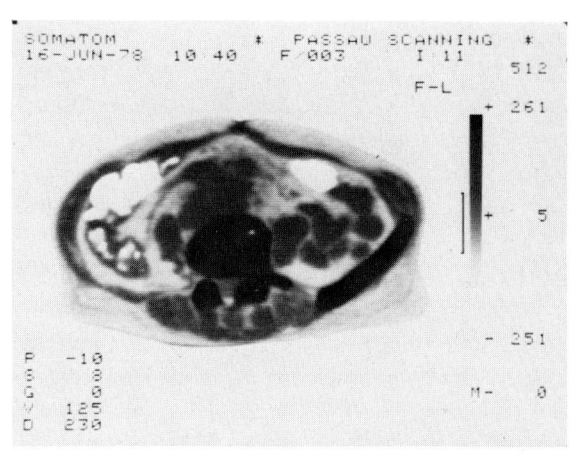

Abb. 7-12. Lumbale Lymphknotenmetastasen

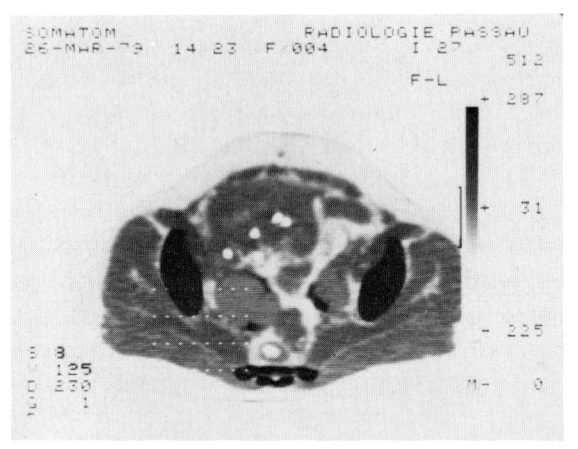

Abb. 7-10. Verkalkte Zystadenokarzinome

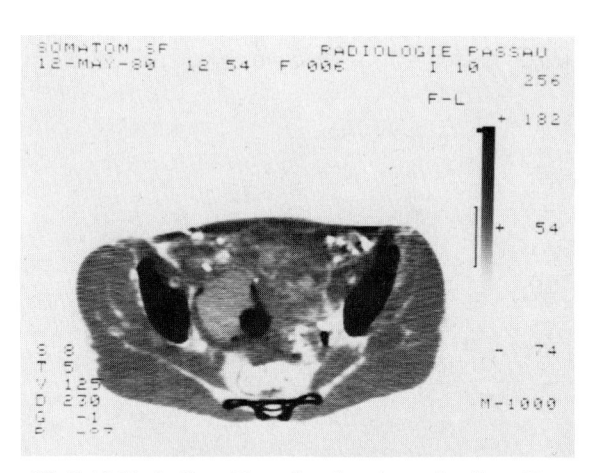

Abb. 7-13. Verkalktes Zystadenokarzinom Stadium II

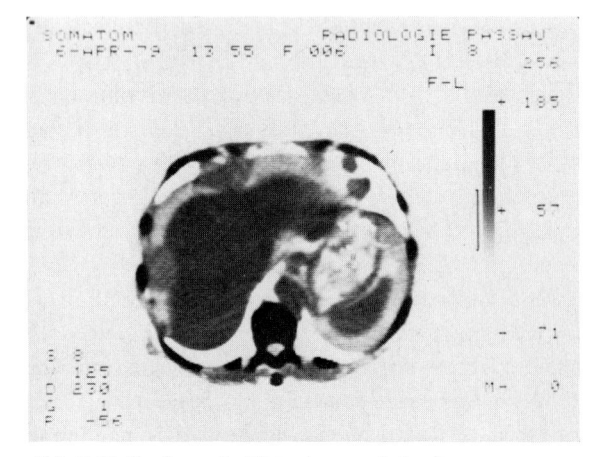

Abb. 7-11. Peritoneale Metastasen mit Aszites

Das organüberschreitende Malignom beim Stadium II ist an einer Größenzunahme und Infiltration des pelvinen Fettgewebes in der Regel zu erkennen (Abb. 7-13). Die Unterscheidung Stadium IIa und Stadium IIb ist derzeit auch mit der Computertomographie nicht möglich.

Das Stadium III (Abb. 7-14a/b) mit intraperitonealer Metastasierung außerhalb des Beckens und/oder Lymphknotenmetastasen ist computertomographisch zu belegen [3]. Der auf das Becken begrenzte Tumor mit histologisch nachgewiesener Infiltration des Dünndarms und Netzes entzieht sich in der Regel dem computertomographischen Nachweis.

Fernmetastasen, vor allem in der Leber, charakterisieren das Stadium IV (Abb. 7-15a/b).

7.2 Computertomographie

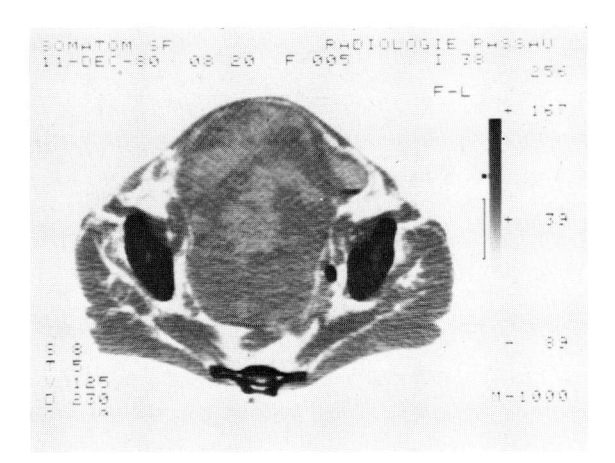

*Abb. 7-14a.* Ovarialkarzinom Stadium III (histol.: Granulosazelltumor)

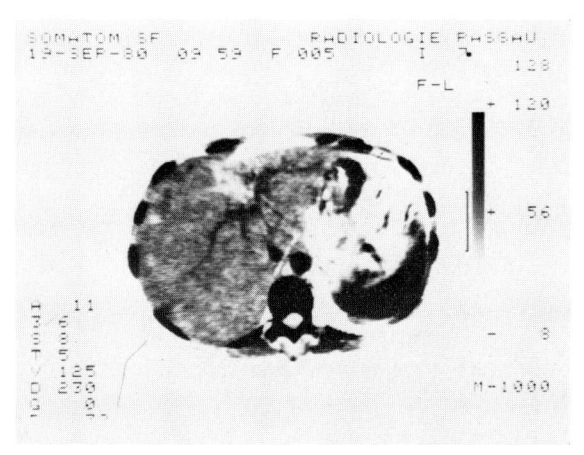

*Abb. 7-15a*

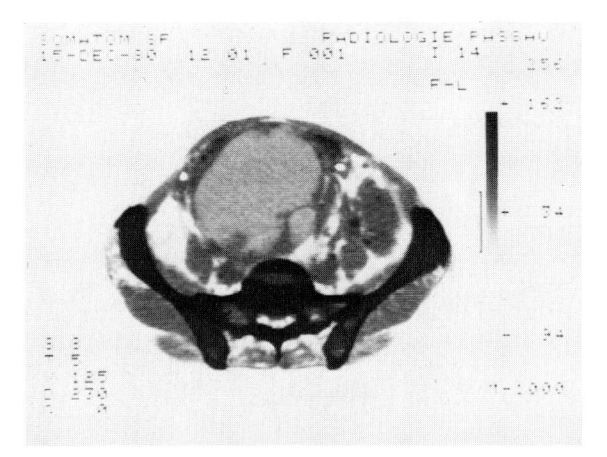

*Abb. 7-14b.* Ovarialkarzinom Stadium III mit peritonealen Verkalkungen (histol.: seröses Zystadenokarzinom)

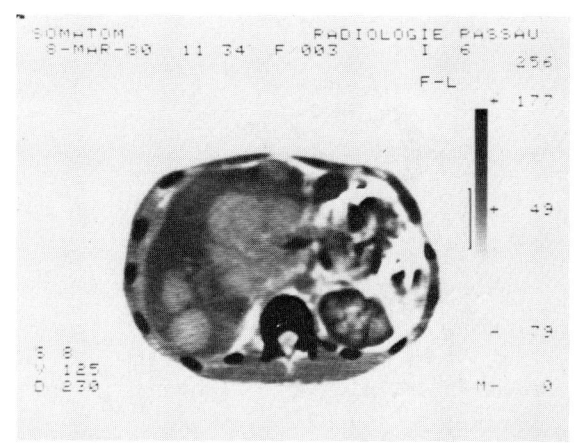

*Abb. 7-15a/b.* Lebermetastasen

*Der Wert der CT-Diagnostik für die Bestrahlungsplanung beim Ovarialkarzinom:* Für die Strahlentherapie des Ovarialkarzinoms gibt es vier definierte Ausgangssituationen.

1. Postoperative Radiatio nach radikaler operativer Entfernung des gesamten Tumors; dabei handelt es sich in der Regel um FIGO-Stadien I b und II; das Zielvolumen für die Radiotherapie ist hier der gesamte Beckenraum.
2. Sehr wichtig für die Bestrahlungsplanung ist die CT-Diagnostik bei operativ angegangenen Ovarialkarzinomen. Mit CT gelingt erstmals nicht invasiv die Erkennung noch vorhandener Tumorreste und vergrößerter regionaler Lymphknoten.
3. Bei weit fortgeschrittenen, inoperablen Karzinomen, die der primären Radiatio unterzogen werden sollen, erlaubt die CT wie auch bei der unter 2. genannten Patientinnengruppe die Erfassung des gesamten Zielvolumens; das Zielvolumen ist in Abhängigkeit vom Stadium entweder das Becken oder das gesamte Abdomen; die erforderlichen Feldgrenzen (besonders kranial die Zwerchfelle) lassen sich am a.p. Topogramm genau festlegen.

Entscheidend ist die Kontrolle nach Abschluß der Strahlentherapie unter dem Aspekt, evtl. verbliebene Tumorreste durch chirurgische Reintervention (Sekond-look) zu entfernen.

4. Verbleibende kleine Tumorreste, z.B. nach Operation und Chemotherapie in fortgeschrittenen Stadien (sog. „Eisbergbestrahlung") erfordern eine hochdosierte und kleinräumige Bestrahlung; das gleiche gilt für das Tumorrezidiv.

Gerade beim Rezidiv hat die CT im Rahmen der Nachsorge ausschlaggebende Bedeutung für die exakte Bestrahlungsplanung. Rezidive können mit CT sicherlich eher erkannt werden als mit konventionellen Methoden und somit auch früher mit Chemotherapie oder Strahlentherapie angegangen werden.

Bei der „Eisberg"- und Rezidivbestrahlung ist nur ein geringer Dosisspielraum vorhanden, der möglichst effektiv genutzt werden muß.

Für diese meist kleinräumigen Bestrahlungsmethoden ist daher exakte Bestrahlungsplanung von äußerster Wichtigkeit. Die beste Abgrenzung des Resttumors oder des Rezidivs gelingt ohne Zweifel mit der Computertomographie. Auf der Basis des CT-scans, der durch die Tumormitte geht, wird am Planungsrechner der Bestrahlungsplan erstellt; dabei ist es möglich, die Isodosen dem CT-Bild in jeder Planungsphase zu überlagern.

Damit der Tumor bei der Bestrahlung aber auch wirklich dort zu finden ist, wo der Scan, der zur Planung verwendet wird, den Tumor lokalisiert hat, ist es Bedingung, daß die Patientenlagerung auf dem CT und auf dem Bestrahlungstisch identisch und reproduzierbar ist.

Für die Lagerung und Reproduzierbarkeit wurde von uns eine spezielle Methode entwickelt (Topogrammeinrichtung am CT zur Erstauffindung der günstigsten Patientenlage sowie identisches raumfestes Laserliniensystem im CT und im Bestrahlungsraum zur täglichen Reproduzierung der Lagerung).

## 7.3 Schlußfolgerung

Die Computertomographie objektiviert und, bei kranialen, sich der Palpation entziehenden Tumorinfiltrationen, ergänzt den gynäkologischen Tastbefund. Sie besticht durch einfachere Handhabung und leichtere Interpretierbarkeit gegenüber der Ultrasonographie. In Diagnostik, Therapieplanung und bei Verlaufskontrollen des Ovarialkarzinoms bahnt sich eine Überlegenheit der CT gegenüber konventionellen Röntgenmethoden an.

Die invasiven radiologischen Verfahren werden von der CT in zunehmendem Maße in den Hintergrund gedrängt. Mit ihrer Hilfe gelingt ein Staging in größerem Ausmaß, da der organüberschreitende Tumor, die extrapelvine Ausdehnung sichtbar und der Nachweis von Aszites, Leber- und Lymphknoten-Metastasen, möglich sind. Eine histologische Zuordnung gelingt bei fehlenden sicheren Malignomkriterien nicht in jedem Fall. Mit zunehmender Erfahrung ist jedoch in Zukunft eine exaktere Aussage über die Dignität eines Prozesses zu erwarten.

Trotz all dieser genannten Einschränkungen wäre bei kritischer Betrachtung der Einsatz der Computertomographie zum Screening des Ovarialtumors der älteren Frau überlegenswert.

## Literatur

[1] Breit, A.: Die Harnabflußstörung als Komplikation nach Radiotherapie. Langenbecks Archiv für Chirurgie, Band 325 (1967) 644–653.

[2] Breit, A.: Diagnostik gynäkologischer Tumoren. Möglichkeiten der speziellen Röntgendiagnostik. Handbuch der Medizinischen Radiologie, Vol. XIII/2, Herausgeber: F. Heuck, A. Breit, Springer Verlag, Berlin–Heidelberg–New York (1980).

[3] Breit, A., Rohde, U.: Diagnostik gynäkologischer Tumoren. Primäre Diagnostik mit der Röntgen-Computertomographie, Handbuch der Medizinischen Radiologie, Vol. XIII/2, Herausgeber: F. Heuck, A. Breit, Springer Verlag, Berlin–Heidelberg–New York (1980).

[4] Engeler, V.: Das Ovarialcarcinom. S. Karger-Verlag 22 (1974).

[5] Hounsfield, G.N.: Computerized transverse axial scanning (tomography), part I, description of system. Brit. J. Radiol. 46 (1973) 1016–1022.

[6] Kwasny, R., Fuchs, W.A.: Die Lymphographie bei malignen Ovarialtumoren. Fortschr. Röntgenstr. 126 (1977) 567–566.

[7] Petersilka, E., Pfeiler, M.: Zur Technik der Computertomographie. Röntgen-Berichte (1977) 233–257.

[8] Pfeiler, M.: The physic and technology of computed tomography: An introduction, in: Lanksch, W., Kazner, E.: Cranial computerized tomography. Springer Verlag, Berlin–Heidelberg–New York (1976) 2–23.

[9] Platzer, W.: Zur Anatomie der Organe des weiblichen Beckens in Berücksichtigung der Computertomographie. Handbuch Radiologie, Vol. XIII/3, Herausgeber: F. Heuck, A. Breit, Springer Verlag, Berlin–Heidelberg–New York (1980).

[10] Rohde, U., Atzinger, A.: Computertomographie des Beckens. Röntgenpraxis (1980) 33, 105–114.

[11] Rohde, U.: Röntgendiagnostik gynäkologischer Tumoren unter besonderer Berücksichtigung der Computertomographie. In Druck.

[12] Rohde, U., Breit, A.: Computed Tomography, a contribution to the staging of tumors of the minor pelvis with special consideration given to the pathways of metastases. Paper read at the XI. Intern. Symposium „Metastatic Tumor Growth" (October 22–24, 1979) at Düsseldorf, in print.

[13] Rohde, U., Steinbrich, W., Friedmann, G.: Computertomographie der Ovarialtumoren – Fortschritte in der Diagnostik. Radiologe 22: 146–153 (1982).

[14] Schad, N., Schepke, P., Rohde, U., Schepke, H., Schmid, V., Breit, A.: Timing of exposure in angio-ct. Cardiovasc Intervent Radiol. 4: 59–65 (1981), in print.

[15] Scherer, U., Büll, U., Gebauer, A., Kremer, H., Lissner, J.: Treffsicherheit von Computertomographie (CT), Szintigraphie (SZ) und Sonographie (US) bei bioptisch gesicherten Lebererkrankungen. Congressus Quartus Societatis Radiologicae Europae, Hamburg (1979).

# 8. Ultraschalldiagnostik

*J. Baltzer* und *Chr. Köhler*

Zur sonographischen Charakterisierung und differentialdiagnostischen Abgrenzung gynäkologischer Tumoren liegen ausführliche Beschreibungen vor [4, 7, 9–11, 14, 19].

Die Treffsicherheit der Ultraschalldiagnostik ist Gegenstand zahlreicher Untersuchungen [1–3, 5, 6, 8, 12, 13, 15–18, 20–24].

Ein Vergleich der Untersuchungsergebnisse wird erschwert, da diese Mitteilungen zumeist ganz unterschiedliche Bewertungsmaßstäbe und -kriterien enthalten.

Es wurden deshalb am eigenen Krankengut die sonographisch diagnostizierten Tumoren im kleinen Becken mit den Befunden der anschließenden Laparotomie und den histologischen Diagnosen des Operationspräparates verglichen. Die Auswertung erfolgte unter besonderer Berücksichtigung der Diagnostik von Ovarialtumoren bzw. der Möglichkeit einer differentialdiagnostischen Abgrenzung des Ovarialkarzinoms.

Ausgewertet wurden die Befunde von 210 operierten Patientinnen, bei denen zuvor eine Ultraschalluntersuchung zur weiteren Diagnostik eines Unterbauchtumors bzw. eines unklaren Tastbefundes vorgenommen worden war. Die Untersuchungen wurden überwiegend mit einem Real-time-Scanner durchgeführt. Mit den Befunden der vorausgegangenen Sonographie wurden die Beschreibungen des Operationssitus bzw. die makroskopischen und mikroskopischen Diagnosen am Operationspräparat verglichen. Registriert wurden Organzugehörigkeit, Tumorgröße, Tumorkonsistenz und Tumordignität. Bei der Bewertung wurde zwischen zutreffend und nicht zutreffend unterschieden.

Zu berücksichtigen ist, daß die Mehrzahl fehlerhafter Ultraschallbeurteilungen zu Beginn der Untersuchungsreihe zustande kamen, da zunächst Erfahrungen gesammelt werden mußten. Dieser Lernprozeß ist aus den folgenden Zusammenstellungen nicht erkennbar.

## 8.1 Ergebnisse der Ultraschalldiagnostik

Bei der Übersicht über die Organzugehörigkeit der diagnostizierten Veränderungen wird deutlich, daß zwischen dem Ultraschall und dem makroskopischen Befund eine Übereinstimmung in 50% der Fälle bestand (Tab. 8-1).

*Tabelle 8-1.* Vergleich der sonographischen und makroskopischen Befunde bei Genitaltumoren.

| Makros. \ US | N | Uterus | Ovar | Tube | sonst. Organe | unklar | Normalbefund |
|---|---|---|---|---|---|---|---|
| N | 201 | 35 | 78 | — | 6 | 64 | 18 |
| Uterus | 45 | 31 | 3 | — | — | 9 | 2 |
| Ovar | 132 | 4 | 67 | — | 4 | 49 | 8 |
| Tube | 4 | — | — | — | — | 2 | 2 |
| sonst. Organe | 7 | — | 3 | — | — | 4 | — |
| unklar | 5 | — | — | 2 | — | — | 3 |
| Normalbefund | 8 | — | 5 | — | — | — | 3 |

Übereinstimmung: 50%

78mal wurde sonographisch ein Ovarialtumor diagnostiziert. Diese Diagnose wurde anläßlich der Laparotomie in 67 Fällen bestätigt. Dies entspricht einer Übereinstimmung beider Befunde in 86% (Tab. 8-2).

*Tabelle 8-2.* Vergleich von makroskopischen und Ultraschallbefunden bei der Diagnose von Ovarialtumoren.

| Makroskopie | Ultraschall Ovar |
|---|---|
| Uterus | 3 |
| **Ovar** | **67** |
| Sonst. Organe | 3 |
| Norm. Befund | 5 |
| Übereinstimmung | 86 % |

Bei der Messung der Tumorgröße lag zwischen dem Ultraschallbefund und dem makroskopischen Befund eine Übereinstimmung in 58% der Fälle vor (Tab. 8-3). Die 8 im größten Durchmesser 2–4 cm messenden Tumoren wurden nur in 3 Fällen richtig gemessen. Bei den 21 Tumoren mit einem Tumor-

## 8.1 Ergebnisse der Ultraschalldiagnostik

durchmesser von über 8 cm war in 17 Fällen die Ultraschallmessung korrekt. Die meisten Fehlbestimmungen lagen in einem Größenbereich der Tumoren von 6 bis 8 cm Durchmesser.

*Tabelle 8-3.* Vergleich der sonographisch bestimmten Tumorgröße mit der makroskopisch gemessenen Tumorgröße.

| Makros. \ US | 2–4 cm | 4–6 cm | 6–8 cm | > 8 cm | nicht abgrenzb. |
|---|---|---|---|---|---|
| 2–4 cm | **3** | 1 | 2 | 2 | — |
| 4–6 cm | 2 | **11** | 8 | 1 | — |
| 6–8 cm | 2 | 1 | **14** | 1 | — |
| > 8 cm | — | 2 | 6 | **17** | — |
| Normalbefund | 1 | 1 | 1 | — | 2 |

Übereinstimmung: 58 %

Bei der Beurteilung der Tumorkonsistenz entsprach in 59 % die Ultraschalldiagnose dem morphologischen Befund (Tab. 8-4). Weitgehende Übereinstimmung beider Untersuchungsmethoden lag bei der Diagnostik zystischer Tumoren vor. Von den 56 Ovarialzysten wurden sonographisch 3 als solid, 39 als rein zystisch und 11 als zystisch-solid beurteilt. Von den im Ultraschall als solid beurteilten Tumoren waren 4 solid, 4 zystisch und 3 zystisch-solid. Problematisch war die Zuordnung von gemischt zystisch-soliden Tumoren. Hier lagen die meisten Fehlbestimmungen vor.

*Tabelle 8-4.* Vergleich der sonographisch vermuteten Tumorkonsistenz mit dem makroskopischen Befund.

| Makros. \ US | solid | cystisch | solid u. cystisch |
|---|---|---|---|
| solid | **4** | 3 | 2 |
| cystisch | 4 | **39** | 4 |
| solid und cystisch | 3 | 11 | **3** |
| Normalbefund | 1 | 3 | 1 |

Übereinstimmung: 59 %

Bei dem Versuch der Beurteilung der Dignität der Ovarialtumoren traf die Ultraschalldiagnose nur in 24 % der Fälle zu (Tab. 8-5).
Obwohl die 6 sonographisch als bösartig eingestuften Tumoren histologisch in allen Fällen ein Karzinom ergeben hatten, konnte in der überwiegenden Mehrzahl der Fälle sonographisch keine sichere

*Tabelle 8-5.* Vergleich der sonographisch vermuteten Tumordignität mit dem histologischen Befund.

| Histol. \ US | gutartig | bösartig | unklar |
|---|---|---|---|
| gutartige Tumoren | **13** | — | 47 |
| bösartige Tumoren | — | **6** | 7 |
| Normalbefund | 3 | — | 2 |

Übereinstimmung: 24 %

Aussage gemacht werden. Es waren lediglich Hinweise zur Tumordignität möglich.
Aufgrund unserer Erfahrungen bietet die Ultraschalluntersuchung bei der Klärung des klinischen Verdachts auf das Vorliegen eines Ovarialkarzinoms die folgenden *diagnostischen Möglichkeiten:*

1. Tumordiagnostik (Organzugehörigkeit, Größe, Konsistenz, fraglich Dignität).
2. Durch Tumor bedingte sekundäre Veränderungen (Aszites, durch Karzinom bedingtes Konglomerat von Darmschlingen, Harnstauungsniere).
3. Metastasen (Mesenterialwurzel, Netz, Leber).
4. Punktion von Aszites oder soliden Karzinomteilen unter Ultraschallkontrolle.
5. Verlaufskontrolle unter Chemotherapie (Veränderung von Tumorgröße und Ausdehnung).

Die nachfolgenden Abbildungen geben eine Auswahl typischer Beispiele der genannten Befunde.
Rein zystischer, einkammeriger Tumor. Histologisch: gutartiges seröses Kystom (Abb. 8-1).
„Solider" Tumor mit zahlreichen Echostrukturen. Histologisch lag eine gutartige Dermoidzyste vor (Abb. 8-2).
Darstellung eines zum Teil zystischen, zum Teil soliden Tumors, der von Aszites umgeben ist. Bei derartigen Befunden besteht in der Regel dringender Verdacht auf das Vorliegen eines Karzinoms. Histologisch: Verkrebstes, seröses Kystom (Abb. 8-3).
Karzinombedingte Sekundärveränderungen mit Tumorinfiltration der Mesenterialwurzel und Aszitesbildung (A). Histologisch handelte es sich bei dem Primärtumor (B) um ein verkrebstes, seröses Kystom (Abb. 8-4).
Ebenfalls durch Karzinom bedingte Sekundärveränderungen, die Mesenterialwurzel wird vom Karzinom infiltriert. Aszitesbildung (Abb. 8-5).

8. Ultraschalldiagnostik

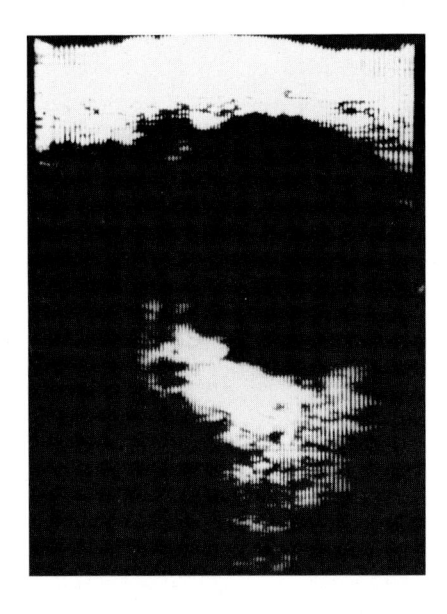

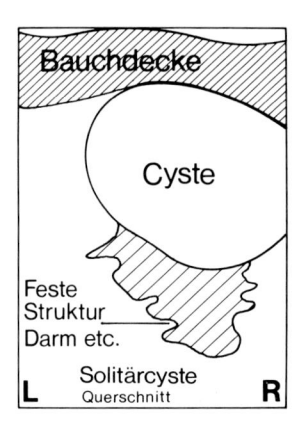

*Abb. 8-1.* Sonographische Darstellung einer eingekammerten Ovarialzyste.

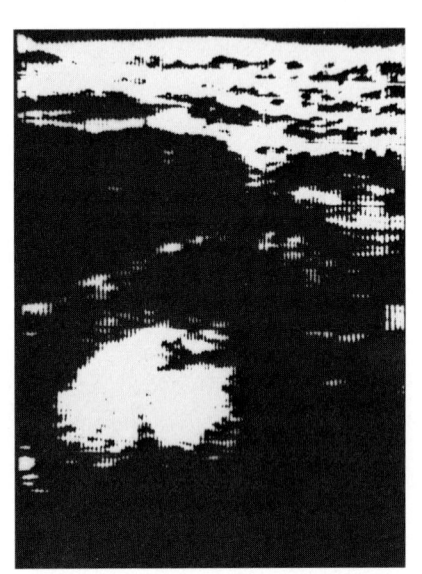

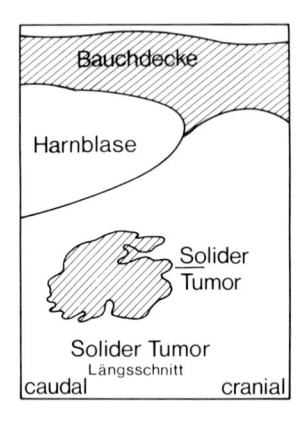

*Abb. 8-2.* Sonographische Darstellung eines soliden Ovarialtumors.

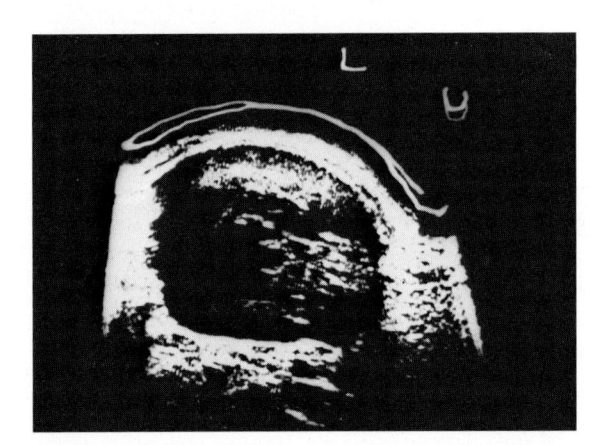

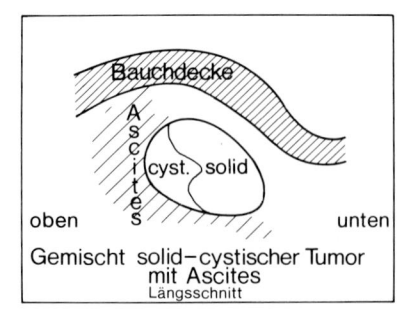

*Abb. 8-3.* Sonographische Darstellung eines zum Teil soliden, zum Teil zystischen Ovarialtumors.

8.1 Ergebnisse der Ultraschalldiagnostik

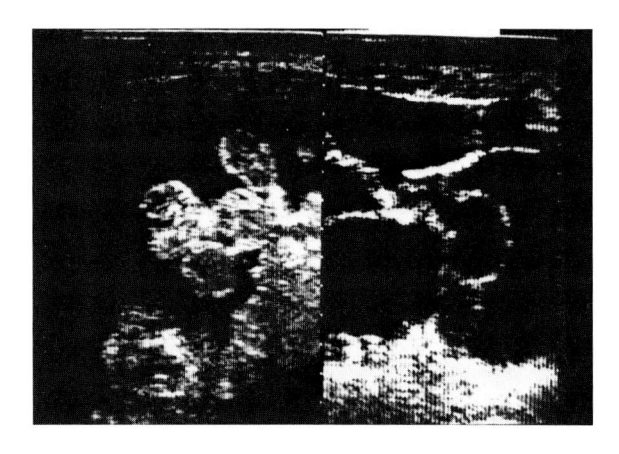

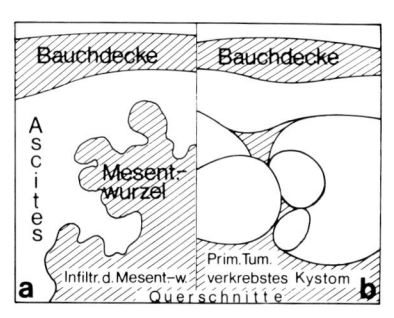

*Abb. 8-4.* Sonographische Darstellung eines verkrebsten Kystoms mit sekundären Tumorveränderungen.

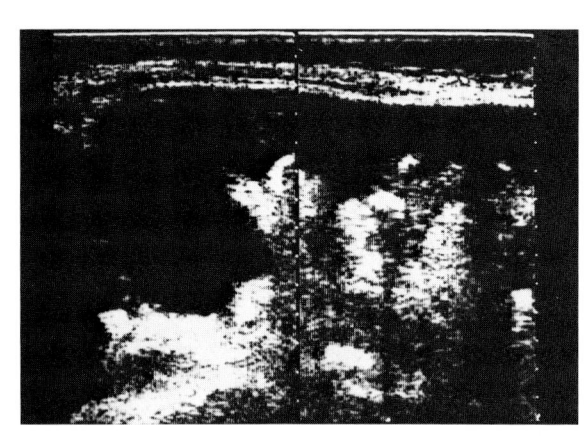

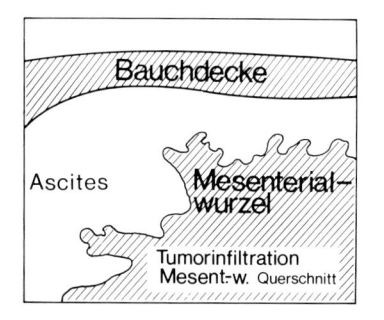

*Abb. 8-5.* Sonographische Darstellung sekundärer Tumorveränderungen mit karzinomatöser Infiltration der Mesenterialwurzel und Aszitesbildung.

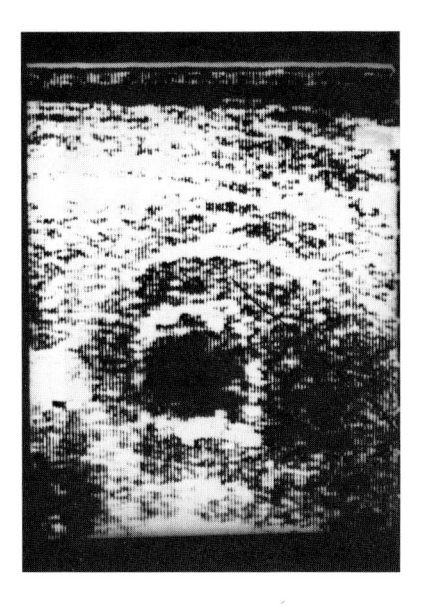

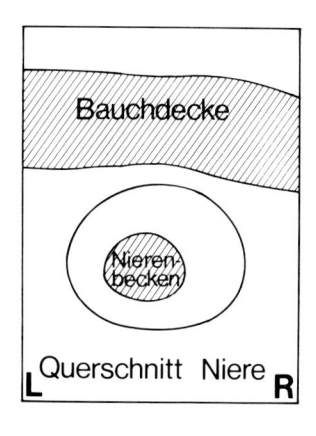

*Abb. 8-6.* Sonographische Darstellung sekundärer Tumorveränderungen mit Erweiterung des Nierenhohlsystems als Folge einer karzinomatösen Ummauerung des Ureters.

Als Folge einer Tumorummauerung und Kompression des Ureters ist es zur Erweiterung des Nierenhohlsystems gekommen (Abb. 8-6).
Gerade der engmaschigen sonographischen Dokumentation der zuletzt genannten sekundären Veränderungen kommt bei der Verlaufskontrolle der Chemotherapie von Patientinnen mit Ovarialkarzinom besondere Bedeutung zu.

## 8.2 Bewertung der Ultraschalldiagnostik beim Ovarialkarzinom

Die Ultraschalldiagnostik stellt eine ideale Ergänzung des Tastbefundes besonders bei den Patientinnen dar, bei denen durch adipöse Bauchdecken, Abwehrspannung oder Aszitesbildung die gynäkologische Untersuchung erschwert ist. Die Angaben zur Treffsicherheit der sonographischen Diagnose schwanken zwischen 44% und 91%. Nach Morley u. Barnett (1970) [15] war bei 262 Patientinnen die Ultraschalldiagnose in 44% korrekt und in 36% hilfreich. Kratochwil (1970) [8] registrierte bei 235 Patientinnen mit Genitaltumoren in 77,5% die zutreffende Ultraschalldiagnose. Chochrain u. Thomas (1977) [2] gaben zur Treffsicherheit einen Prozentsatz von 82% bei 201 untersuchten Patientinnen an, Levi u. Dellwall (1976) [13] einen Prozentsatz von 80% bei 370 Patientinnen. Nach Lawson u. Albarelli (1977) [12] betrug die Treffsicherheit bei 251 Patientinnen 91%, nach Bowie [1] bei 99 Patientinnen 85%. Walsh et al. (1979) [24] registrierten bei 182 Patientinnen in 56% eine zutreffende Ultraschalldiagnose. Nach Schillinger et al. (1976) [16] lagen bei 199 Tumorpatientinnen in 60% zutreffende Ultraschalldiagnosen vor. Schlensker u. Beckers (1980) [20] konnten sonographisch in 78% der Fälle die zutreffende Diagnose stellen.

Da bei der Beurteilung der Ergebnisse von Ultraschall und pathologischem Befund am vorliegenden Krankengut zwischen zutreffend bzw. nicht zutreffend unterschieden wurde, lassen sich die Ergebnisse nur bedingt mit den aus dem Schrifttum zusammengetragenen Angaben vergleichen. Den angeführten Untersuchungsergebnissen ist jedoch zu entnehmen, daß sich sonographisch die Diagnose eines Ovarialtumors mit hoher Treffsicherheit stellen läßt. Übereinstimmung besteht auch darin, daß mit dem Ultraschall eine eindeutige Unterscheidung zwischen benignen und malignen Ovarialtumoren nicht möglich ist, da maligne Ovarialtumoren kein eigenes echographisches Erscheinungsbild haben. Die Ultraschalluntersuchung kann dem Kliniker jedoch wertvolle Hinweise für das weitere diagnostische bzw. therapeutische Vorgehen geben. Erst bei fortgeschrittenen Stadien des Ovarialkarzinoms mit Auftreten typischer tumorbedingter sekundärer Veränderungen wird sonographisch eine Beurteilung der Dignität eines Ovarialtumors möglich. In diesen Fällen erlaubt die Ultraschalluntersuchung die Punktion von Aszites bzw. von soliden Karzinomanteilen zur weiteren Diagnostik unter Sicht.

Besonders geeignet ist die sonographische Untersuchung bei der *Verlaufskontrolle einer chemotherapeutischen Behandlung* von Patientinnen mit Ovarialkarzinom. Bei fehlender Strahlenbelastung können diese Patientinnen zusätzlich zur gynäkologischen Untersuchung engmaschig sonographisch kontrolliert werden, um so Veränderungen in Größe bzw. Ausdehnung des Karzinoms beurteilen zu können.

Gelegentlich kann die Ultraschalluntersuchung auch zur Bestimmung des *Zeitpunkts einer Second-look-Operation* herangezogen werden, um die Entfernung von restlichem Tumorgewebe zu ermöglichen. Hier kommt der Auffindung von nicht palpatorisch nachweisbaren Metastasen im Bauchraum besondere Bedeutung zu.

## 8.3 Schlußfolgerung

Die Ultraschalluntersuchung stellt bei der Diagnostik von Ovarialtumoren eine wertvolle Ergänzung des Tastbefundes dar. Bei der Bestimmung der Tumorgröße ergeben sich Unsicherheiten bei Tumoren unter 4 cm. Die Unterscheidung von soliden oder zystischen Tumoren ist zunehmend verläßlich möglich. Eine eindeutige Unterscheidung zwischen gut- oder bösartigen Ovarialtumoren erlaubt die sonographische Untersuchung nicht. Eine Vermutung kann erst bei Nachweis von weiteren sekundären Tumorveränderungen ausgesprochen werden. Die sonographische Verlaufskontrolle ermöglicht bei der Chemotherapie von Patientinnen mit Ovarialkarzinom die Dokumentation einer Tumorregression bzw. Progression. Diagnostische Eingriffe sind bei diesen Patientinnen unter sonographischer Kontrolle möglich.

# Literatur

[1] Bowie, J.D.: Ultrasound of gynecologic pelvic masses: The indefinite uterus and other patterns associated with diagnostic error. J. Clin. Ultrasound 5 (1977) 323–328.

[2] Cochrane, W.J., Thomas, M.A.: Ultrasound diagnosis of gynecologic pelvic masses. Radiology 110 (1974) 649–654.

[3] Donald, I.: Ultrasonic echo sounding in obstetrical and gynecological diagnosis. Amer. J. Obstet. Gynec. 93 (1965) 935–941.

[4] Gottesfeld, K.R.: The role of ultrasound in gynecologic diagnosis. In: Genitourinary Ultrasonography. Ed.: A.T. Rosenfield. Churchill Livingstone 1979.

[5] Holländer, H.J.: Nachweis und Differentialdiagnostik intraabdominaler Tumoren mittels Ultraschall Med. Klin. 63 (1968) 1175–1180.

[6] Kohorn, E.I., Morrison, J., Ashford, C., Blackwell, R.J.: Ultrasonic scanning in obstetrics and gynecology. Obstet. and Gynec. 34 (1969) 515–522.

[7] Kratochwil, A.: Ultraschalldiagnostik in Geburtshilfe und Gynäkologie. Thieme Stuttgart (1968).

[8] Kratochwil, A.: Ultrasonic diagnosis in pelvic malignancy. Clin. Obstet. Gynec. 13 (1970) 898–909.

[9] Kratochwil, A.: Ultraschalldiagnostik in der Gynäkologie. Gynäkologe 9 (1976) 166–180.

[10] Kratochwil, A.: Ultraschalldiagnostik in Geburtshilfe und Gynäkologie. In: Ultraschall-Computertomographie des Abdomens. Hrsg.: Fuchs, W.A., Triller, G., Bern, Huber 1978.

[11] Kratochwil, A.: Present results of grey scale ultrasonotomography in gynecology. In: Recent Advances in Ultrasound Diagnosis. Ed.: Kurjak Asim. Excerpta Medica. Amsterdam–Oxford 1978. Intern. Congress Series 436.

[12] Lawson, Th.L., Albarelli, J.N.: Diagnosis of gynecologic pelvic masses by gray scale ultrasonography: Analysis of specificity and accuracy. Amer. J. Roentgen. 128 (1977) 1003–1006.

[13] Levi, S., Delval, R.: Value of ultrasonic diagnosis of gynecological tumors in 370 surgical cases. Acta obstet. gynec. Scand. 55 (1976) 261–266.

[14] Meudt, R.O., Hinselmann, M.: Ultrasonoscopic (real time) differential diagnosis in obstetrics and gynecology. Springer Berlin 1978.

[15] Morley, P., Barnett, E.: The use of ultrasound in the diagnosis of pelvic masses. Br. J. Radiol. 43 (1970) 602–616.

[16] Queenan, J.T., Kubarych, S.F., Douglas, D.L.: Evaluation of diagnostik ultrasound in gynecology. Amer. J. Obstet. Gynec. 123 (1975) 453–564.

[17] Ruppin, E., Chelius, H.H.: Einige Kriterien der Sonographie gynäkologischer Tumoren. Geburtsh. u. Frauenheilk. 34 (1974) 540–550.

[18] Schillinger, H., Wode, J., Röbschläger, G.: Aussagewert der Ultrasonographie in der gynäkologischen Tumordiagnostik. Geburtsh. u. Frauenheilk. 36 (1976) 976–982.

[19] Schlensker, K.H.: Atlas of ultrasonic diagnosis in obstetrics and gynecology. Thieme Stuttgart (1975).

[20] Schlensker, K.H., Beckers, H.: The use of ultrasound in the diagnosis of pelvic pathology. Arch. Gynecol. 229 (1980) 91–105.

[21] Takeuchi, H., Kawamata, C., Sugie, T., Kobayashi, T.: Grey scale ultrasonic diagnosis of ovarian carcinoma. In: Recent Advances in Ultrasound Diagnosis. Ed.: Kurjak Asim. Excerpta Medica. Amsterdam–Oxford 1978. Intern. Congress Series 436.

[22] Taylor, E.St., Thompson, H.E., Gottesfeld, K.R., Holmes, J.H.: Clinical use of ultrasound in obstetrics and gynecology. Amer. J. Obstet. Gynec. 99 (1967) 671–682.

[23] Thompson, H.E., Holmes, J.H., Gottesfeld, K.R., Taylor, E.St.: Ultrasound as a diagnostik aid in diseases of the pelvis. Amer. J. Obstet. Gynec. 98 (1967) 472–481.

[24] Walsh, J.W., Taylor, K.J.W., Wasson, J.F. Mcl., Schwartz, P.E., Rosenfield, A.T.: Gray-scale Ultrasound in 204 proved gynecologic masses: accuracy and specific diagnostik criteria. Radiology 130 (1979) 391–397.

# 9. Chirurgie der malignen Ovarialtumoren

*O. Käser* und *A.C. Almendral*

Die Operation ist der Eckpfeiler und die wichtigste Einzelmaßnahme bei der Behandlung der malignen Ovarialtumoren. Hauptaufgaben der Chirurgie bei dieser Erkrankung sind:
1. Die Bestimmung der exakten Tumorausdehnung (chirurgische Stadieneinteilung). Hierbei ist auch die Erfassung von mikroskopischen Absiedlungen im peritonealen und retroperitonealen Raum bei anscheinend auf das kleine Becken beschränkten Tumoren (Stadium I und II) von Bedeutung.
2. Die möglichst totale Entfernung aller Tumoren und eventuell der unmittelbar oder potentiell gefährdeten Organe, soweit dabei das Operationsrisiko nicht übermäßig erhöht wird.
3. Die Kontrolle der durchgeführten therapeutischen Maßnahmen.
4. Die operative Behandlung der Rezidive und der durch die Erkrankung verursachten Komplikationen.

Voraussetzungen für eine adäquate Chirurgie der malignen Ovarialtumoren sind Ausbildung und Erfahrung in der Abdominal-Chirurgie und die personelle und apparative Ausrüstung für eine Intensiv-Überwachung.

## 9.1 Präoperative Maßnahmen

Die Diagnose „Ovarialkarzinom" ist präoperativ in vielen Fällen bekannt oder wahrscheinlich. Seltener ist sie eine Überraschung bei der Laparotomie oder bei der histologischen Aufarbeitung des Tumors [1, 16].

Die präoperativen Maßnahmen sind für die Operationstaktik und zur Prophylaxe der perioperativen Komplikationen von entscheidender Bedeutung. Bei der chirurgischen Behandlung des Ovarialkarzinoms muß man mit folgenden Komplikationen rechnen: massive Blutung, absichtliche und unabsichtliche Eröffnung des Darmes, postoperative Störung der Darmmotilität, Wundinfekte, Platzbauch und Thromboembolie [17, 18, 21, 29].

Die präoperativen Maßnahmen sind zum Teil diagnostischer, zum Teil prophylaktisch-therapeutischer Art. Die *diagnostischen Maßnahmen* sollen in erster Linie den Allgemeinzustand und das Operationsrisiko exakt erfassen. Außerdem muß versucht werden, benigne oder maligne Erkrankungen anderer abdominaler Organe: Uterus, Magen-Darm-Trakt, Harnwege, etc. auszuschließen. Von entscheidender Bedeutung ist die Differentialdiagnose von primären und metastatischen Ovarialtumoren. Obwohl die Häufigkeit von Ovarialmetastasen in der Literatur zwischen wenigen Prozenten bis zu 25% aller malignen Ovarialtumoren schwanken, darf man davon ausgehen, daß höchstens 10% der malignen Ovarialtumoren Metastasen sind. Die unterschiedlichen Zahlen über die absolute und relative Häufigkeit der Ovarialmetastasen sind vor allem auf zwei Faktoren zurückzuführen: 1. Sorgfalt bei der (makroskopischen) Untersuchung: je besser die klinische Diagnose, je häufiger und exakter die Ovarien histologisch untersucht werden, um so größer ist ihre Häufigkeit. 2. Klinisches oder autoptisches Krankengut: bei Autopsiefällen finden sich mehr Ovarialmetastasen als in einem klinischen Krankengut. Etwa 21% der gastrointestinalen Malignome, 5–10% der Uterus-Korpus-Karzinome und 14–30% der Mammakarzinome metastasieren in die Ovarien. Ovarialmetastasen kommen bei Leukämie, Retikulosarkom und Lymphom (Burkitt-Tumor) ebenfalls vor [3, 11, 15, 28]. Wegen der Häufigkeit der Ovarialmetastasen sollte die Forderung gelten, daß ein Ovarialkarzinom solange als Metastase anzusehen ist, bis eine genaue Untersuchung von Magen-Darm-Trakt, Uterus, Mammae und Blut einen Tumor dieser Organe beziehungsweise Systeme unwahrscheinlich macht. Bei unauffälligen klinischen Befunden ist die Wahrscheinlichkeit einer Metastase gering, sie kann jedoch nicht völlig ausgeschlossen werden. Manchmal entscheidet hier letztlich der histologische Befund des Operationspräparates. Schließlich dient die prätherapeutische Diagnostik dazu, Ausdehnung und Metastasierung des Ovarialkarzinoms möglichst genau zu erfassen [25].

Bei Verdacht auf Ovarialkarzinom sollen im einzelnen folgende *Untersuchungen* vorgenommen werden:

1. Die Beurteilung des Allgemeinzustandes durch den Internisten einschließlich Labor und EKG.
2. Gynäkologische Untersuchung und eventuell fraktionierte Kürettage bei Blutungen zum Ausschluß eines Endometriumkarzinoms oder uteriner Metastasen.
3. Rektoskopie und Chromozystoskopie.
4. Ultraschalluntersuchung und/oder Computertomographie des Abdomens.
5. Bei klinischem Verdacht auf Metastasen Szintigraphie von Leber und/oder Knochen.
6. Bei jungen Patientinnen mit Verdacht auf Tumoren der germinalen Zellen die Bestimmung von CEA, $\beta$-HCG und $\alpha_1$-Fetoprotein.
7. Weitere routinemäßige Untersuchungen: Röntgen-Thorax a.p. und seitlich, Ausscheidungsurogramm und Kolon-Kontrasteinlauf.
8. Fakultative Untersuchungen: Magen-Darm-Passage, eventuell Gastroskopie, Cholezystographie, Mammographie und Lymphographie.

Bei der präoperativen Abklärung hat auch die *Laparoskopie* eine gewisse Bedeutung. Sie kann dort eingesetzt werden, wo bei einem periuterinen Befund (Uterus myomatosus, Hydrosalpinx, Follikelzyste, etc.) ein Neoplasma des Ovars eher unwahrscheinlich ist, anders aber nicht sicher ausgeschlossen werden kann. Hierbei muß jedoch auf die Schwierigkeit bei der Beurteilung der Größe der Ovarien und der Dignität eines Befundes am Ovar hingewiesen werden [16].

Die *prophylaktisch-therapeutischen Maßnahmen* haben den Zweck, den Allgemeinzustand zu verbessern und den Intestinaltrakt für einen Eingriff am Kolon vorzubereiten. Anämie, Kachexie, Hypovolämie, etc. sind häufig. Die Gabe von Plasma, Humanalbumin und Blut und die hyperkalorische parenterale Ernährung hat sich bewährt [2, 7, 21, 27]. Über die Methode der Darmvorbereitung sind die Ansichten geteilt. Die meisten Autoren bevorzugen die gründliche mechanische Entleerung des Dickdarmes, die jedoch im einzelnen mit unterschiedlichen Maßnahmen durchgeführt wird. Geteilt sind auch die Ansichten über die sogenannte Darmdesinfektion durch prophylaktische Verabreichung von Chemotherapeutika. Wir selbst verwenden prophylaktisch im allgemeinen keine Antibiotika und bevorzugen für die Darmvorbereitung die sogenannte ortograde Darmspülung („whole gut irrigation").

Schließlich muß die Patientin vor dem Eingriff über die mögliche Ausdehnung und die Folgen der Operation aufgeklärt werden. Sie muß schriftlich die durchgeführte Aufklärung bescheinigen und das Einverständnis für die Operation erteilen.

## 9.2 Chirurgische Stadieneinteilung

Eine wichtige Aufgabe bei malignen Ovarialtumoren ist die exakte chirurgische Bestimmung der Tumorausdehnung. Sie dient als Grundlage für die Stadieneinteilung nach den FIGO-Richtlinien und ist für die Prognosestellung unerläßlich. Das Ergebnis der chirurgischen Stadieneinteilung ist vor allem für die gezielte Anwendung weiterer strahlentherapeutischer und/oder chemotherapeutischer Maßnahmen entscheidend. Die leider häufig mangelhafte chirurgische Exploration des Abdomens erschwert eine adäquate weitere Behandlung und führt zu Unsicherheiten bei der Prognosestellung [10, 12, 25, 30].

Das Ovarialkarzinom breitet sich in erster Linie in der Bauchhöhle aus. Malignomzellen können sich irgendwo ansiedeln. Die Ausbreitung folgt allerdings auch dem Weg des Flüssigkeitsstroms in der Bauchhöhle. Ergebnisse der Peritoneographie und klinisch pathologischer Untersuchungen zeigen eine Prädilektion von Implantationsmetastasen im Douglasraum in Höhe des Rektosigmoids, im rechten unteren Quadranten des Abdomens, am distalen Teil des Mesenteriums von Dünndarm, im linken unteren Quadranten entlang des kranialen Anteils von Sigma, Mesokolon und Kolon sowie in den lateralen Peritonealtaschen von Zökum und Aszendens. Weitere wichtige Lokalisationen sind das Omentum, die Leberoberfläche und das Peritoneum unterhalb der rechten Zwerchfellkuppe [9, 23, 24]. Diese Fakten weisen darauf hin, daß der *Zugang zur Bauchhöhle* genügend groß und auch erweiterungsfähig sein muß, damit die Bauchhöhle und ihr Inhalt genau untersucht werden kann. Es soll daher bei Verdacht auf Ovarialkarzinom immer ein Längsschnitt verwendet werden. Ein Querschnitt ist ungeeignet, weil er eine sichere Beurteilung von Oberbauch und paraaortalen Lymphknoten nicht erlaubt.

Das „Staging" beginnt mit der Eröffnung des Peritoneums. Man wird auf Menge und Beschaffenheit von Aszites achten und sofort einige Milliliter Flüssigkeit zur zytologischen Untersuchung entnehmen. Das Vorhandensein von Aszites und noch deutlicher eine positive Peritonealzytologie sind prognostisch ungünstig [6, 13]. In einigen amerikanischen onkologischen Zentren wird Peritonealflüssigkeit oder gegebenenfalls Spülflüssigkeit getrennt von den wichtigsten aktuell oder potentiell befallenen (obenerwähnten) Regionen entnommen [12, 22, 25, 29]. Wir wenden dieses Verfahren ebenfalls an.

Der nächste Schritt besteht in der systematischen *Inspektion und Palpation des ganzen Bauchraumes*: Parietalperitoneum, Netz, kleines Becken, Dünndarm, Dickdarm, Mesenterium und retroperitoneale pelvine und paraaortale Lymphknoten. Folgende Regionen werden dabei oft vernachlässigt: Retroperitonealraum, Leberoberfläche und subdiaphragmatischer Raum und die laterokolischen Peritonealtaschen. Die Nichterkennung von Tumorabsiedlungen ist ein „Understaging" und unter Umständen ein „Undertreatment". Routinemäßig sollen mehrfache Biopsien der Peritonealoberfläche all dieser Regionen, insbesondere jedoch der suspekten Partien, vorgenommen werden (Tab. 9-1).

Die Beurteilung und gegebenenfalls *bioptische Entnahmen* im Oberbauch sind oft schwierig und erfordern manchmal die Verlängerung des Bauchschnittes. Ein Laparoskop oder Sigmoidoskop kann dann zu diesem Zweck ebenfalls verwendet werden. Auf Komplikationen wie Blutungen und Pneumothorax muß immer geachtet werden [12, 22].

Das Ergebnis des chirurgischen „Staging" trägt man am besten in ein Schema ein. Dabei sollen Lokalisation und Durchmesser aller sichtbaren Tumoren im kleinen Becken und Bauchraum aufgezeichnet werden (Abb. 9-1). Das Ergebnis des chirurgischen „Staging" bestimmt weitgehend die Operationstaktik und die weiteren therapeutischen Maßnahmen.

*Tabelle 9-1* Operatives „Staging"

– Laparotomie durch Längsschnitt
– Wenn Aszites: Beschaffenheit, Menge, Zytologie
– Systematische Inspektion und Palpation der ganzen Bauchhöhle
– Bei fehlendem Aszites Peritonealsekret oder Lavage der Prädilektionsstellen
– Peritonealbiopsien der bevorzugten Lokalisation von Metastasen
– Lokalisation, Größe und Beziehung der primären Tumoren zur Umgebung
– Feinnadelbiopsie oder Exstirpation tastbarer retroperitonealer Lymphknoten
– Multiple Netzbiopsien oder Omentektomie

Die Häufigkeit des *Lymphknotenbefalls* und des *Befalls von Leberkapsel und Diaphragma* nimmt mit dem Stadium der Erkrankung zu und variiert wahrscheinlich auch mit dem histologischen Typ des Tumors [1, 4, 9, 10, 22]. Genaue Zahlen wird man erst kennen, wenn eine große Zahl von Fällen entsprechend den heutigen Kriterien des „Staging" untersucht worden sind.

Bei Frühfällen ist der Lymphknotenbefall relativ selten und liegt in der Größenordnung von 10–20% [19]. Der subdiaphragmatische Raum ist dagegen häufiger betroffen. Bei den Stadien I und II wurden dort bis zu 40% Metastasen gefunden [1, 9, 24]. Bei fortgeschrittenen Fällen und bei Autopsien sind Lymphknoten und Diaphragma in etwa drei Viertel aller Fälle miterkrankt. Wir selbst fanden bei der Analyse von autopsierten, an Ovarialkarzinom gestorbenen Patientinnen (nur epitheliale Tumoren ohne „Borderline"-Tumoren, Einwohnerinnen von Basel-Stadt, Institut für Pathologie der Universität Basel, 1967 bis 1978, N = 129) in 95% eine Peritonealkarzinose, in 67% Lymphknotenmetastasen infradiaphragmal, in 31% Lymphknotenmetastasen

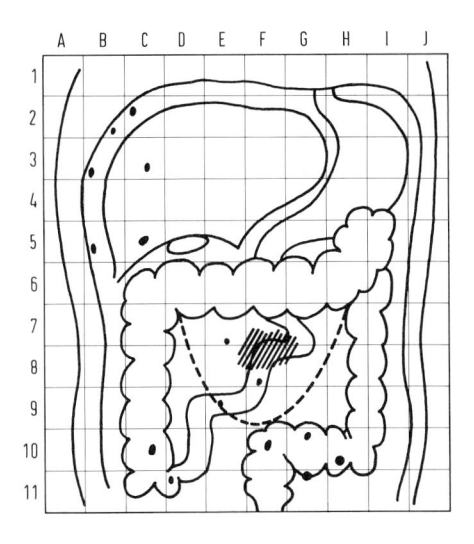

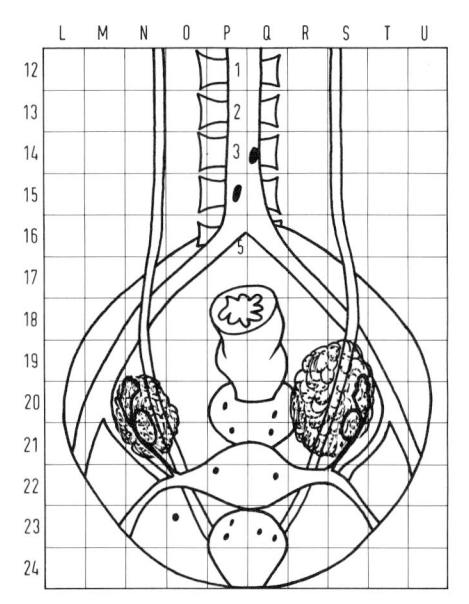

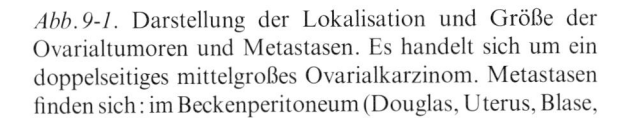

*Abb. 9-1.* Darstellung der Lokalisation und Größe der Ovarialtumoren und Metastasen. Es handelt sich um ein doppelseitiges mittelgroßes Ovarialkarzinom. Metastasen finden sich: im Beckenperitoneum (Douglas, Uterus, Blase, Beckenwand); in paraaortalen Lymphknoten; im Netz; an Dünn- und Dickdarm; im rechten subdiaphragmatischen Raum und in der Leber.

supradiaphragmal, in 47% Metastasen in Lungen und Pleura, in 33% Lebermetastasen, in 12% Knochenmetastasen [30].
Die zytologische Untersuchung von Aszites oder der peritonealen Lavageflüssigkeit, multiple Netzbiopsien oder besser die Omentektomie, Biopsien aller verdächtigen Lymphknoten, Palpationen, eventuell Punktionen oder Biopsie der paraaortalen Lymphknoten in Höhe der Nierenarterien, multiple Peritonealbiopsien im Bereich der bevorzugten Lokalisation der Metastasen und Biopsie jedes suspekten Areals an Darm oder Mesenterium gehören zu einer adäquaten Untersuchung bei der Laparotomie, insbesondere auch bei anscheinend auf das kleine Becken beschränkten Tumoren (Stadium I und II). Eine nach diesen Gesichtspunkten durchgeführte Laparotomie führt dazu, daß jeder vierte Tumor des Stadiums I und jeder dritte des Stadiums II als Stadium III (Ausdehnung außerhalb des kleinen Beckens) umklassifiziert werden muß [1, 12, 22, 26, 29]. Die klinische, prognostische und therapeutische Bedeutung solcher Daten ist offensichtlich. Es ist jedoch nicht bekannt, ob die Ergebnisse der Behandlung durch all diese Maßnahmen verbessert werden können [4].

## 9.3 Situationen bei der Laparotomie

Die *Indikation für die chirurgische Untersuchung* ist gegeben:

1. Bei jedem tastbar vergrößerten Ovar in der Zeit vor der Menarche und nach der Menopause. Während der Prämenarche sind funktionelle Zysten außergewöhnlich. Nach der Menopause ist fast jede Vergrößerung eines Ovars auf einen Tumor zurückzuführen.
2. Während der Geschlechtsreife besteht eine Operationsindikation, wenn ein Ovarialtumor von bis zu 5–6 cm über zwei aufeinander folgenden Zyklen, eventuell nach Gabe von Ovulationshemmern, persistiert. Ein Zuwarten ist nur gerechtfertigt, wenn der Tumor im Ultraschall eine dünne Wand und keine soliden Strukturen aufweist. Ovarialtumoren größer als 6 cm sollen immer abgeklärt werden.
3. Ein sich solid anfühlender Tumor ist eher ein Blastom als ein solcher mit zystischer Konsistenz. Bei Verdacht auf eine Neoplasie ist eine Laparotomie nicht zu umgehen.

4. Bei jedem Adnexbefund, der von einer akuten peritonealen Symptomatik begleitet ist.
5. Bei Aszites unklarer Genese mit zytologisch nachgewiesenen Tumorzellen.

*Nach Eröffnung des Peritoneums*, ausnahmsweise erst nach Beendigung der Laparotomie, ergeben sich folgende Situationen:

1. Es liegt eine *benigne Erkrankung* vor. Die Art der Operation hängt von Befund und Alter der Patientin ab. Je nachdem wird eine partielle Resektion eines Ovars, eine Adnektomie oder eine Hysterektomie unter Mitnahme der Adnexe durchgeführt.
2. *Der Tumor ist suspekt* (papilläre Wucherung, Verwachsung mit der Umgebung, etc.). Das therapeutische Vorgehen wird vom Ergebnis der histologischen Untersuchung und vom Alter der Patientin bestimmt. Konkret wird man Peritonealsekret oder Spülflüssigkeit zur zytologischen Untersuchung entnehmen, eventuell die für die chirurgische Stadieneinteilung notwendigen Maßnahmen durchführen und bei einer jungen Patientin den Tumor, wenn möglich, in toto entfernen. Der Tumor wird makroskopisch und durch Gefrierschnitt untersucht. Liegt ein Malignom vor, im allgemeinen dann ein Stadium I, werden in der Regel Uterus und Adnexe exstirpiert. Ausnahmsweise können Uterus und kontralaterale Adnexe belassen werden, wobei dann aber sicherheitshalber das andere Ovar gespalten und biopsiert werden muß. Doppelseitiger simultaner oder sukzessiver Befall ist bei malignen Tumoren häufig [11, 22, 27]. Auf die funktionserhaltende Therapie wird später eingegangen.
3. *Die Diagnose „Malignom" wird erst nachträglich gestellt*. Diese unangenehme Situation ist durch eine sorgfältige makroskopische und gegebenenfalls mikroskopische Beurteilung des Tumors meistens vermeidbar. In der Mehrzahl der Fälle wird man relaparotomieren und Uterus und kontralaterale Adnexe exstirpieren müssen.
4. *Die Diagnose „Malignom" ist gesichert*. Das Vorgehen hängt vom Stadium der Erkrankung ab. Das Ziel muß sein, den Tumor möglichst vollständig zu entfernen.
4a. Die Behandlung des Stadiums I wurde besprochen (Hysterektomie und beidseitige Adnektomie). Der Ovarialtumor soll, wenn möglich, in toto entfernt werden. Ruptur und Ausbreitung des Inhalts in der Bauchhöhle verschlechtern möglicherweise die Prognose. Umstritten ist die „prophylaktische" Omentektomie bei makroskopisch normalem Netz. Wir nehmen sie vor, weil man doch öfters Mikrometastasen findet und weil die Aszitesproduktion möglicherweise verringert wird. Ist eine Radionukleid-Behandlung geplant, so ist die Omentektomie sinnvoll, weil die Zirkulation der Flüssigkeit dadurch verbessert wird und somit eine homogene Verteilung des Radioisotops gewährleistet ist [13].

*Ein konservatives, d.h. fertilitätserhaltendes Vorgehen* bei jüngeren Frauen ist unter bestimmten Bedingungen möglich. 5–10% aller Ovarialmalignome kommen bei Frauen unter 35 Jahren vor. Voraussetzungen für eine „konservative" Behandlung sind (Tab. 9-2):

1. Es soll sich um eine junge Frau mit noch nicht erfülltem Familienplan handeln.
2. Der Tumor soll nur ein Ovar befallen haben und keine Verwachsungen und keinen Kapseldurchbruch aufweisen.
3. Das innere Genitale soll ansonsten normal sein (konvervative Operation bei verschlossenen Tuben etc. ist Sinnlos).
4. Die Ovarialbiopsie der kontralateralen Seite, die Peritonealzytologie und die Peritonealbiopsien sollen ein negatives Resultat ergeben.
5. Histologisch soll ein gut differenzierter muzinöser, endometrioider oder mesonephrischer Tumor vorliegen, der keine Invasion von Tumorkapsel oder Mesovar zeigt.
6. Schließlich soll eine postoperative lückenlose Kontrolle gesichert sein [7, 20, 31].

Nach Komplettierung der Familie kann eventuell eine Operation mit Entfernung des inneren Genitale diskutiert werden. Das fertilitätserhaltende Vorgehen beinhaltet ein gewisses Risiko (Tab. 9-3). Die Häufigkeit einer späteren Erkrankung des kontralateralen Ovars variiert mit dem histologischen Typ und dem Grad der Differenzierung des Tumors und läßt sich zur Zeit nicht sicher quantitativ angeben. Nach Kolstad (1980) [20] beträgt die Wahrscheinlichkeit, bei „low grade malignancy" doch am Tumor zu sterben, 15%.

4b. *Das Karzinom hat die Grenzen des Organs überschritten* (Stadium II oder frühes Stadium III). Die Behandlung besteht, wenn technisch möglich, in

*Tabelle 9-2* Voraussetzungen für eine „konservative Behandlung"

- Stadium Ia
- Gut differenzierter epithelialer Tumor
- Junge Frau mit Kinderwunsch
- Normales inneres Genitale
- Tumor innerhalb der Kapsel ohne Verwachsungen
- Keine Invasion von Tumorkapsel, Lymphknoten oder Mesovar
- Negative Peritonealzytologie
- Ovarialbiopsie (kontralateral), Peritonealbiopsien und Netzbiopsien negativ
- Gesicherte spätere Überwachung

Modifiziert nach DiSaia et al. (1974) [7]

*Tabelle 9-3* Vergleich der konservativen und radikalen Operation (epitheliale Karzinome)

|         | Konservativ | | Radikal | |
|---------|---|---|---|---|
|         | N | Überleben 5 Jahre (%) | N | Überleben 5 Jahre (%) |
| Moench  | 72 | 78 | 67 | 79 |
| Munnell | 28 | 75 | 105 | 75 |

Nach DiSaia et al. (1974) [7]

einer Hysterektomie mit Exstirpation beider Adnexe, einer Omentektomie und einer Appendektomie sowie der Entfernung möglichst allen Tumorgewebes im Bauchraum. Die Appendektomie ist notwendig, weil dieses Organ häufig Sitz von Metastasen ist.

Bei ausgedehntem Befall des Douglasraumes werden nach dem Vorschlag Barbers (1978) [1] Uterus und Adnexe, zusammen mit dem Douglasperitoneum, entfernt (Abb. 9-2). Man inzidiert das Douglasperitoneum beidseits parallel oder quer zu den großen Gefäßen, stellt die Ureteren dar und präpariert das Peritoneum soweit wie nötig und möglich von der Unterlage ab. Durch präliminäre Ligatur der Ovarialgefäße und eventuell der A. iliaca interna wird die Blutung stark verringert. Außerdem gewinnt man dadurch einen guten Zugang zu den retroperitonealen pelvinen und paraaortalen Lymphknoten [1, 21, 29].

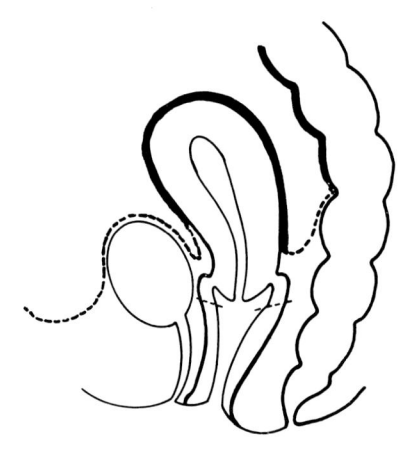

*Abb. 9-2.* Abschnitte vom Beckenperitoneum, die evtl. exstirpiert werden sollen (nach Barber 1978 [1]).

Gelingt die makroskopisch vollständige Tumorentfernung, so wird am Schluß die Bauchhöhle reichlich mit NaCl-Lösung gespült. Im Hinblick auf die Entfernung von zurückgebliebenen Tumor-Zellkomplexen erscheint diese Maßnahme sinnvoll.

4c. *Das Karzinom hat den Bauchraum massiv befallen* (Stadium III und IV). Das Ziel der Behandlung ist wiederum die Exstirpation von Uterus mit beiden Adnexen mit oder ohne Douglasperitoneum, die Omentektomie, die Appendektomie und die Entfernung möglichst aller Tumormassen. Diese lassen sich manchmal scharf vom Darm (Serosa oder Muskularis) abpräparieren. Man weiß, daß der Erfolg einer Zusatzbehandlung besser ist, wenn nur Karzinomherde mit einem Durchmesser von weniger als 2 cm zurückbleiben. Am Schluß der Operation sollte eine Skizze mit den wichtigsten zurückgebliebenen Tumorresten und ihrer Lokalisation und Größe angefertigt werden (Abb. 9-3).

4d. Bei den *weit fortgeschrittenen Fällen* ist oft eine ins Gewicht fallende Tumorreduktion nicht mehr möglich. Man wird sich dann mit einer Biopsie begnügen und die Bauchhöhle wieder schließen.

## 9.4 Grenzen der chirurgischen Therapie

Bei sehr massivem Befall der Bauchhöhle und/oder ungünstiger Lokalisation der Tumoren stellt sich die Frage nach den Grenzen einer sinnvollen chirurgischen Therapie. Sie ist sicher dort erreicht, wo

# 9. Chirurgie der malignen Ovarialtumoren

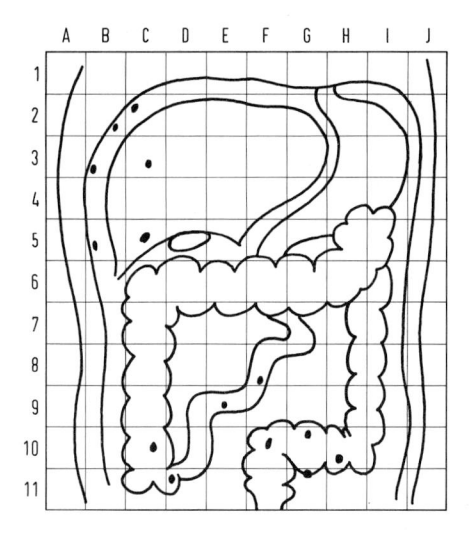

*Abb. 9-3.* Schematische Darstellung der verbliebenen Tumorreste nach der Operation (s. Abb. 9-1). Die primären Tumoren, die peritonealen Metastasen im kleinen Becken und die paraaortalen Lymphknoten wurden entfernt. Zurückgeblieben sind Metastasen an Dünn- und Dickdarm, im rechten subdiaphragmatischen Raum und in der Leber.

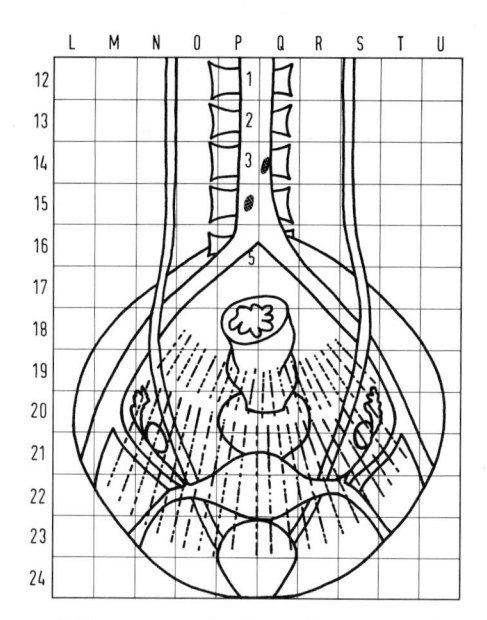

der zusätzliche Eingriff mit großen Risiken verbunden wäre. Auf der anderen Seite sollte man doch nicht leichtfertig auf die (subtotale) Tumorresektion verzichten, weil dadurch die Prognose wesentlich verschlechtert wird.

*Darmresektionen* sind dann sinnvoll, wenn dadurch ein totales oder subtotales „Debulking" erreicht wird. Wenn dieses Ziel nur durch die Resektion mehrerer Darmschlingen zu erreichen ist, so ist das Risiko im Verhältnis zum Gewinn möglicherweise zu hoch [14].

Die *partielle Leberresektion* kann bei einer isolierten Metastase in Betracht gezogen werden. Da jedoch meistens in solchen Fällen anderswo Resttumoren zurückbleiben, ist eine solche Maßnahme kaum gerechtfertigt.

Eine *Beckeneviszeration* ist selten sinnvoll. Voraussetzung wäre ein umschriebener Karzinombefall der Organe des kleinen Beckens. Die Morbidität und Mortalität der Beckeneviszeration bei Ovarialtumoren sind sehr hoch und der Erfolg gering [1].

Die *retroperitoneale Lymphonodektomie*, entweder systematisch oder gezielt, der verdächtigen pelvinen und paraaortalen Lymphknoten, wird an einigen amerikanischen onkologischen Zentren im Rahmen des „Staging" häufig geübt. Im deutschsprachigen Raum ist dies unseres Wissens (noch) nicht üblich. Der prognostische und möglicherweise therapeutische Wert der Lymphonodektomie läßt sich heute noch nicht beurteilen. Der Wert dieses Verfahrens ist begrenzt, da sich das Schicksal des Krebskranken im allgemeinen im Bauchraum entscheidet und weil bei der Lymphversorgung der Ovarien die hohen paraaortalen Lymphknoten schon primär befallen sein können. Außerdem ist die paraaortale Lymphonodektomie mit einiger Morbidität belastet [22, 29].

## 9.5 Zusätzliche operative Maßnahmen

In der postoperativen Phase ist die Gefahr von Ileus, Platzbauch und Nachblutungen erhöht. Man muß sich deshalb vor dem Verschluß der Bauchdecken überlegen, ob gewisse prophylaktische Maßnahmen wie naso-duodenale Drainage, Umgehungsanastomosen oder Dickdarm-Anus erforderlich und sinnvoll sind. Da in der Regel vor allem der Dünndarm befallen ist und deshalb ein isolierter Dickdarmileus beim Ovarialkarzinom selten vorkommt, ist das Anlegen eines Anus praeter selten indiziert. Nach

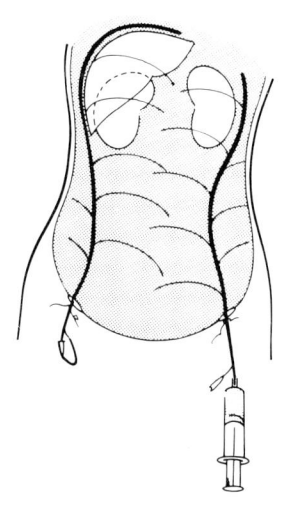

*Abb. 9-4.* Vorbereitende Maßnahmen für die intraperitonale Applikation von Radioisotopen (nach Barber 1978 [1]).

Darmresektionen empfiehlt sich die Schienung des Darmes mit einer durch die Nase herausgeleiteten Miller-Abott-Sonde. Zur Prophylaxe der Wunddehiszenz werden eventuell Entlastungsnähte (Sandozplak) eingelegt. Eine ausgiebige Drainage der Bauchhöhle mit Penrose und/oder Redons erlaubt die Frühdiagnose intraperitonealer Nachblutungen. Falls die postoperative intraperitoneale Anwendung von radioaktiven Isotopen geplant ist, können intraabdominal feine Polyäthylen-Schläuche eingelegt werden, damit in der späten postoperativen Phase die Radioisotopen instilliert werden können [1] (Abb. 9-4).

## 9.6 Die sekundären Operationen

Die sekundären Operationen bei der Behandlung von malignen Ovarialtumoren sind problematisch. Dies liegt möglicherweise daran, daß der Begriff der „Second-look-Operation" nicht eindeutig definiert ist. Solche sekundären Operationen können vorgenommen werden:

1. *Zur Vervollständigung der Tumorentfernung* nach einer Strahlen- und Chemotherapie. Diese Operation ist nur dann sinnvoll, wenn es gelingt, den oder die Resttumoren vollständig zu entfernen oder doch wesentlich zu reduzieren (Resttumoren weniger als 2 cm im Durchmesser). Die Indikation für eine solche Operation muß sehr sorgfältig gestellt werden [14].

2. Zur *Kontrolle des therapeutischen Effektes* bei Patientinnen ohne Zeichen für Rezidiv oder Weiterwachstum. Es geht hierbei um die Frage, ob die Chemotherapie abgesetzt werden kann. Der beste Moment für eine solche Operation, die heute ein fester Bestandteil der Tumornachsorge ist, ist die Zeit nach Beendigung von 6–12 Chemotherapie-Zyklen. Auf diese Weise werden nutzlose Operationen bei nur kurzfristigen „Responders" verhindert. Bei dieser Laparotomie wird das „Staging" nach den gleichen Kriterien wie bei der Erstoperation (Zytologie, Inspektion, Palpation, Biopsie aller suspekten Veränderungen) vorgenommen. Eine Tumorreduktion erfolgt soweit als technisch möglich [27].

3. Zur *Entfernung von isolierten Rezidiven*. Eine solche Situation kommt ausgesprochen selten vor. Meistens findet sich eine generalisierte Erkrankung, so daß die Operation (Tumorektomie) nutzlos ist.

4. Schließlich können auch sekundäre Operationen zur *Beseitigung der Komplikationen der Krankheit* vorgenommen werden. Die palliative Behandlung einer Dickdarm-Vaginalfistel ist meistens möglich und nützlich. Dagegen sind Operationen beim mechanischen Ileus selten indiziert, da sich die Beseitigung der Obstruktion in den meisten Fällen als unmöglich erweist [14].

## 9.7 Bedeutung und Platz der Laparoskopie

Die Laparoskopie hat ihren Platz sowohl bei der primären Diagnostik als auch bei der Nachkontrolle. Im ersten Fall dient sie eher dem Ausschluß eines Malignoms bei pathologischem Tastbefund (Uterus myomatosus, Hydrosalpinx, etc.). In einigen Kliniken werden auswärts operierte Fälle vor einer weiteren strahlentherapeutischen oder chemotherapeutischen Behandlung durch Laparoskopie oder -tomie systematisch erneut „gestaged". Weitere Indikationen sind die Nachkontrolle von operierten Frühfällen, die Kontrolle des Effektes einer Chemotherapie (Medikamentenwechsel bei nicht „Responders", Absetzen der Chemotherapie bei „Responders"), die Beurteilung, ob eine erneute Operation Aussicht auf Erfolg haben kann, und schließlich die Spätkontrolle primär erfolgreich behandelter Fälle [10, 20, 22].

Der Vorteil der Laparoskopie ist, daß der Eingriff oft wiederholt werden kann. Als Nachteile sind zu nennen das erhöhte Verletzungsrisiko und die beschränkte Aussagefähigkeit. Da die Bauchhöhle nicht in ganzer Ausdehnung beurteilt werden kann, ist nur ein positiver Befund beweisend. In vielen Fällen ist deshalb eine Mikrolaparotomie, die gegebenenfalls zu einer therapeutischen Laparotomie erweitert werden kann, der Laparoskopie vorzuziehen [12].

## 9.8 Schlußfolgerung

Die zur Zeit geltenden wichtigsten Tendenzen in der Chirurgie der malignen Ovarialtumoren sind: 1. die exakte chirurgische Bestimmung der Tumorausdehnung (chirurgisches „Staging"), 2. die möglichst totale Entfernung der Tumoren und Metastasen („Debulking"), 3. die Kontrolle der durchgeführten therapeutischen Maßnahmen („Second-look"). Die Durchführung dieser Grundsätze sollen zu einer Verbesserung der Indikationsstellung für weitere radiologische und chemotherapeutische Behandlungen und eventuell zu einer Verlängerung der Lebenserwartung beitragen.

## Literatur

[1] Barber, H.R.K.: Ovarian carcinoma: Etiology, diagnosis and treatment. Masson Publishing, New York (1978).
[2] Barber, H.R., Kwon, T.H.: Current status of the treatment of gynecologic cancer by site. Cancer 38 (1976) 610–619.
[3] Blaustein, A.: Pathology of the female genital tract. Springer-Verlag, New York (1977).
[4] Bush, R.S.: Malignancies of the ovary, uterus and cervix. Edward Arnold Ltd., London (1979).
[5] Bush, R.S., Allt, W.E., Beale, F.A. et al.: Treatment of epithelial carcinoma of the ovary: Operation, irradiation and chemotherapy. Am. J. Obstet. Gynecol. 127 (1977) 692–704.
[6] Creasman, W.T., Rutledge, F.: The prognostic value of peritoneal cytology in gynecologic malignant disease. Am. J. Obstet. Gynecol. 110 (1971) 773–781.
[7] DiSaia, P.J., Townsend, D.E., Morrow, C.P.: The rationale for less than radical treatment for gynecologic malignancy in early reproductive years. Obstet. Gynecol. Surv. 29 (1974) 581–593.
[8] DiSaia, P.J., Morrow, C.P., Townsend, D.E.: Synopsis of gynecologic oncology. John Wiley & Sons, New York (1975).
[9] Feldman, G.B., Knapp, R.C.: Lymphatic drainage of the peritoneal cavity and its significance in ovarian cancer. Am. J. Obstet. Gynecol. 119 (1974) 991–994.
[10] Fisher, F.I., Young, R.C.: Advances in the staging and treatment of ovarian cancer. Cancer 39 (1977) 967–972.
[11] Fox, H., Langley, F.A.: Tumours of the ovary. William Heinemann Medical Books Ltd., London (1976).
[12] Greer, B.E., Rutledge, F.N., Gallager, H.S.: Staging or restaging laparotomy in early-stage epithelial cancer of the ovary. Clin. Obstet. & Gynecol. 23 (1980) 293–303.
[13] Hilaris, B.S., Clark, D.G.C.: The value of postoperative intraperitoneal injection of radiocolloids in early cancer of the ovary. Am. J. Roentgenol. Radium Ther. Nucl. Med. 112 (1971) 749–754.
[14] Hudson, C.N.: The place of surgery in the treatment of ovarian cancer. Clinics in Obstet. Gynaec. 5 (1978) 695–708.
[15] Janovski, N.A., Paramanandhan, T.L.: Ovarian tumors. Georg Thieme Verlag, Stuttgart (1973).
[16] Johnson, G.H.: Pelvic mass and diagnosis of carcinoma of the ovary. Clin. Obstet. Gynecol. 22 (1979) 903–923.
[17] Käser, O.: Epithelial neoplasias of the ovary – operative treatment. In: Diagnosis and treatment of ovarian neoplastic alterations. Hrsg. von H. de Watteville, Excerpta Medica, Amsterdam (1975).
[18] Käser, O., Ikle, F.A., Hirsch, H.A.: Atlas der gynäkologischen Operationen unter Berücksichtigung gynäkologisch-urologischer Eingriffe. Georg Thieme Verlag, Stuttgart (1973).
[19] Knapp, R.C., Friedman, E.A.: Aortic lymph node metastases in early ovarian cancer. Am. J. Obstet. Gynecol. 119 (1974) 1013–1017.
[20] Kolstad, P.: Funktionserhaltende chirurgische Behandlung bei degenerativen und neoplastischen Erkrankungen der Ovarien. Der Gynäkologe 13 (1980) 160–162.
[21] Masterson, B.J.: Manual of gynecologic surgery. Springer-Verlag New York, Heidelberg, Berlin (1979).
[22] McGowan, L.: Ovarian Cancer. In: Gynecologic Oncology, ed. L. McGowan. Appleton-Century-Crofts, New York (1978).
[23] Meyers, M.A.: Distribution of intra-abdominal malignant seeding: dependency on dynamics of flow of

ascitic fluid. Am. J. Roentgenol. Radium Ther. Nucl. Med. 119 (1973) 198–206.
[24] Morrow, C.P.: Classification and characteristics of ovarian cancer. Clin. Obstet. Gynecol. 22 (1979) 925–937.
[25] Piver, M.S., Leile, S., Barlow, J.J.: Preoperative and intraoperative evaluation in ovarian malignancy. Obstet. Gynecol. 48 (1976) 312–315.
[26] Piver, M.S., Barlow, J.J., Leile, S.B.: Incidence of subclinical metastasis in stage I and II ovarian carcinoma. Obstet. Gynecol. 52 (1978) 100–104.
[27] Rutledge, F., Boronow, R.C., Wharton, J.T.: Gynecologic oncology. John Wiley & Sons, New York (1976).
[28] Serov, S.F., Scully, R.E., Sobin, L.H.: Histological typing of ovarian tumours. World Health Organization, Geneva (1973).
[29] Smith, W.G.: Surgical treatment of epithelial ovarian carcinoma. Clinical Obstet. Gynec. 22 (1979) 939–956.
[30] Torhorst, J., Almendral, A.C.: Epidemiologie und Pathologie der Ovarialkarzinome. Therapeutische Umschau 36 (1979) 524–531.
[31] Williams, T.J., Symmonds, R.E., Litwak, O.: Management of unilateral and encapsulated ovarian cancer in young women. Gynecol. Oncol. 1 (1973) 143–148.

# 10. Die radiologische Behandlung unter Einschluß der Instillationstherapie

*H. Vahrson*

Die optimale Behandlung des Ovarialkarzinoms ist die Kombination von Operation, Bestrahlung und Chemotherapie, wobei den einzelnen Komponenten an der UFK Gießen stadienabhängig unterschiedliches Gewicht zugemessen wird. Nur unter dieser Prämisse bin ich bereit, allein über die Strahlentherapie des Ovarialkarzinoms zu sprechen. Die Bestrahlung des Ovarialkarzinoms hat im letzten Jahrzehnt große Fortschritte gemacht. Es gelang, das Bestrahlungsvolumen auf die gesamte Bauchhöhle einschließlich der Zwerchfellkuppeln auszudehnen und verträglich zu machen, wobei lebenswichtige innere Organe wie Leber und Nieren nur noch vor einem Teil der gesamten Volumendosis abgeschirmt werden müssen. Dadurch sind die Stadien III und IV (Lebermetastasen) des Ovarialkarzinoms noch in den loco-regionalen Bestrahlungsbereich gerückt. Damit bietet die Bestrahlung auch in diesen fortgeschrittenen Stadien eine Alternative zur Zytostatikabehandlung.

## 10.1 Perkutane Bestrahlungsmethoden

Wir verfügen heute über einen Fächer von Bestrahlungsmethoden, denen in Abhängigkeit vom Ausbreitungsstadium des Tumors ein prophylaktischer, kurativer oder palliativer Wert zukommt. Die Tab. 10-1 zeigt die verschiedenen Bestrahlungsmethoden und die erreichbaren Herddosen.

Die Indikation für die perkutane Bestrahlung des kleinen Beckens ist vor allem das Stadium IIb, bei dem Tumorreste im kleinen Becken zurückgeblie-

*Tabelle 10-1* Bestrahlungsverfahren beim Ovarialkarzinom

| Applikationsart | | Bestrahlungs-volumen | Dosis |
|---|---|---|---|
| intraperitoneal | $^{32}P$ $^{198}Au$ $^{90}Y$ | Peritonealoberflächen | $2 \times 150$ mCi |
| perkutan | Telekobalt/HV Stehfeld | kleines Becken, iliakale und paraortale Lymphbahnen | 4600 rd |
| | | gesamtes Abdomen | $-3000$ rd |
| | Moving-strip-Technik | gesamtes Abdomen | 3000 rd |
| | | kleines Becken | $-6000$ rd |
| intrakavitär | $^{137}Cs$ $^{226}Ra$ $^{60}Co$ | Vagina/(Uterus) + wenig angrenzendes Gewebe | 3000 mgeh $(-6000$ mgeh$)$ |

ben oder zu vermuten sind. Sie reicht aber allein nicht aus, sondern sollte noch mit intraperitonealer Radiogoldinstillation oder Bestrahlung der lumboaortalen Lymphknoten oder des oberen Abdomens und/oder Chemotherapie kombiniert werden. Sie hat dann kurativen Wert. Die Feldgröße bei Bestrahlung des Beckens und des gesamten Abdomens zeigt Abb. 10-1.

Die Bestrahlung des gesamten Abdominalvolumens bei großknotigen, in den Oberbauch hinaufreichenden Metastasen hat häufig nur palliativen Wert. Sie sollte zunächst mit Chemotherapie kombiniert werden.

Die Bestrahlung der gesamten Bauchhöhle nach der Moving-strip-Technik mit einer Herddosis von 3000 rd hat den Vorteil einer guten Verträglichkeit trotz des großen Bestrahlungsvolumens (Abb. 10-2 und 10-3). Sie läßt sich noch verträglicher machen, wenn man sie in 3 Serien à 1000 rd Herddosis aufteilt, womit allerdings auch die Tumorwirkung etwas geringer wird. Zwischen den einzelnen Serien wird an unserer Klinik eine hochdosierte Zytostatika-Stoßtherapie ausgeführt. Die Abschirmung der Nieren wird dabei nur vom Rückenfeld aus mit Bleiprotektoren vorgenommen, die nach vorausgegangenem Infusionsurogramm mit den Nierenparenchymschatten deckungsgleich gebracht werden. Die Nierenbelastung reduziert sich damit auf ca. 1500 rd. Die Leber kann bis über 2000 rd HD belastet werden durch 2 Moving-strip-Serien ohne Abschirmung und sorgfältiger Bleiabschirmung von vorn und hinten bei der III. Serie. Der große Vorteil dieser Methode liegt darin, daß auch Lebermetastasen und vor allem die Zwerchfellmetastasen noch mit relativ hohen Volumendosen bestrahlt werden können.

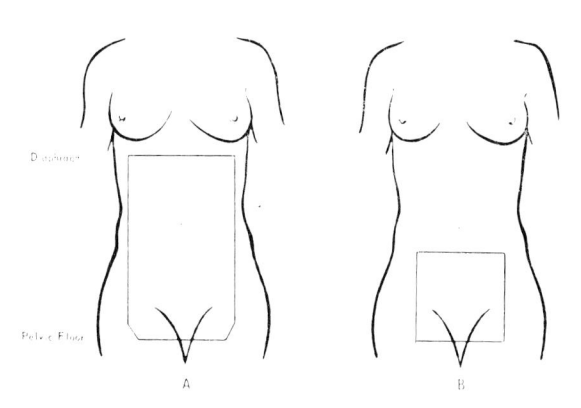

*Abb. 10-1.* A Bestrahlung des gesamten Abdomens nach Gegenfeldmethode. Nieren und Leber müssen abgeschirmt werden. B Beckenbestrahlung nach Gegenfeldmethode [2].

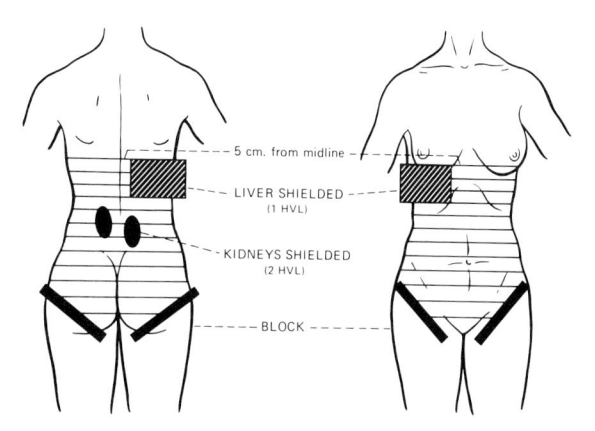

*Abb. 10-2.* Schematische Darstellung der Moving-strip-Technik [2] mit Abschirmung der Nieren und des rechten Leberlappens.

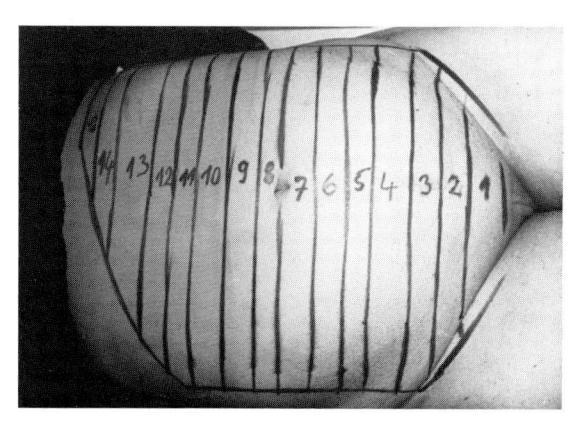

*Abb. 10-3.* Moving-strip-Behandlung bei einer Patientin mit Ausblendung des rechten Leberlappens.

## 10.2 Kolloidale Strahler

Einen ganz wichtigen Beitrag zur Bestrahlung des Ovarialkarzinoms leisten heute radioaktive Isotope in kolloidaler Form wie Radiogold, -yttrium und -phosphor. Die physikalischen Daten von $^{198}$Au, $^{90}$Y, $^{32}$P zeigt Tab. 10-2.

Von den drei Isotopen hat heute das Radiogold trotz des unerwünschten Gamma-Strahlenanteils die

10. Die radiologische Behandlung unter Einschluß der Instillationstherapie

*Tabelle 10-2* Vergleich der physikalischen Daten ($^+$ in Gewebe $= 1{,}05$ g/cm$^3$)

| Isotop | T 1/2 | $E_\beta$ max. $\overline{E_\beta}$ | $E_\gamma$ | $^+$max. Reichweite | Rel. Tiefendosis in 1,5 mm* |
|---|---|---|---|---|---|
| $^{198}$Au | 2,7 Tage | $\dfrac{0{,}96}{0{,}32}$ MeV | 0,41 MeV (95%)<br>0,68 MeV ( 1%) | 3,8 mm | $\beta + \gamma$  18,4% |
| $^{90}$Y | 2,7 Tage | $\dfrac{2{,}27}{0{,}90}$ MeV | — | 10,3 mm | 33,5% |
| $^{32}$P | 14,3 Tage | $\dfrac{1{,}71}{0{,}70}$ MeV | — | 7,5 mm | 22,2% |

\* 100 mCi in 1000 ml. Flüssigkeitsschichtdicke 1,33 mm n. Jones (1961)

*Tabelle 10-3* Approximative Strahlendosen nach intraperitonealer Instillation von $1 \times 150$ mCi $^{198}$Au (nach Müller)

| | | |
|---|---|---|
| β | Peritonealoberfläche | 4000 rd |
| | Netz | 6000 rd |
| | retroperitoneale, mesenteriale und mediastinale Lymphknoten | 10000 – 30000 rd |
| | Leber und Milz | 500 – 1000 rd |
| γ | zusätzlich intraperitoneal | 750 rd |

größte Verbreitung. Die von 150 mCi Radiogold abgegebene Dosis ist beträchtlich, wie die Tab. 10-3 zeigt. Damit eignet sich Radiogold zur Behandlung freischwimmender Tumorzellkomplexe, oberflächlicher rasenförmiger und kleinknotiger peritonealer Metastasierung sowie kleiner Metastasen in den regionären Lymphknoten. Größere Lymphknotenmetastasen sind nicht erreichbar für Radiogold, da das Tumorgewebe nicht speichert. Lymphknotenmetastasen können also nur ausreichend bestrahlt werden, wenn genügend intaktes und speicherfähiges Lymphknotengewebe ringsum liegt (Mikrometastasen!). Die Indikationen für die intraperitoneale (Tab. 10-4) und die intrapleurale (Tab. 10-5)

*Tabelle 10-4* Indikationen für intraperitoneale Radiogoldinstillation bei malignen Tumoren an der UFK Gießen (Vahrson (1979))

| | | Indikation | FIGO-Stadien |
|---|---|---|---|
| I | maligne Ovarialtumoren | „prophylaktisch" | Ia, Ib |
| | | kurativ | Ic, IIa, IIb, IIIa (Müller) |
| | | palliativ | IIIb (Müller), IV |
| | | | rezidivierender Ascites |
| II | Tuben-Ca | sinngemäß entsprechend Ovarial-CA | |
| III | peritoneal metastasierte Abdominal-Ca | palliativ | Magen-Darm-Ca<br>Pankreas-Ca<br>Gallengang-Ca<br>unbekannte Primärtumoren |
| IV | peritoneal metastasierte extraabdominale Ca | palliativ | Mamma-Ca (!) |

*Tabelle 10-5* Indikationen für intrapleurale Radiogoldinstillation bei malignen Tumoren

| Herkunft der Tumoren | | Indikation |
|---|---|---|
| Metastasen extrapleuraler maligner Tumoren mit Ergußbildung | Ovarial-Ca Mamma-Ca Krukenberg-Tumor Prostata-Ca Seminom Gastro-intestinale Ca Non-Hodgkin-Lymphome | palliativ (selten kurativ) |
| Von der Pleura ausgehend | Mesotheliom | palliativ (kurativ) |

Radiogoldinstillation umfassen einen weiten Bereich. Die prophylaktische Indikation für die Radiogoldbehandlung in den Stadien I a und I b ist noch nicht allgemein akzeptiert. Doch sollte man dabei bedenken, daß nach den letzten Ergebnissen im Band 17 des Annual Report (Kottmeier, Stockholm 1979) im Stadium I a die 5-Jahres-Überlebensrate 72,0% und im Stadium I b 62,5% beträgt. 28% bzw. 37,5% der Patientinnen sterben also innerhalb von 5 Jahren, meist an intraperitonealer Metastasierung, obwohl der Operateur von der Radikalität der Operation überzeugt war. Seit den Untersuchungen von Keettel und Elkins (1956) [9] ist bekannt, daß auch bei intakter Tumorkapsel und makroskopisch fehlender Metastasierung bei Peritonealwaschungen bereits maligne Zellen gefunden werden können. Wir glauben, daß ein großer Teil dieser zytologisch positiven Fälle im Stadium I durch Radiogold geheilt werden kann.

*Komplikationen:* Die Komplikationen der intraperitonealen Radiogoldbehandlung liegen vor allem in der Reaktion des Peritoneums: Es bilden sich dicke, speckartig glänzende, flächenhafte Peritonealüberzüge, die miteinander verkleben können und so zu Pseudotumoren und Pseudozysten mit Tendenz zur Vergrößerung führen. Die Pseudotumoren sind keine Indikation für eine Relaparotomie, solange sich die Patientin wohl fühlt, die Laborwerte normal bleiben und kein Ileus eintritt. Verschiedene Grade des Subileus können immer wieder durch konservative Maßnahmen über Jahre behoben werden. Dazu sind erforderlich häufige Untersuchungen der Patientin und eine gezielte Aufklärung über die Notwendigkeit eines regelmäßigen täglichen Stuhlgangs mit Hilfe harmloser Abführmittel wie Weizenkleie oder Leinsamen (nur bei Bedarf auch Drastika!) und die Vermeidung blähender Speisen. Echte Ileusfälle, die ein operatives Eingreifen erfordern, traten in der Frauenklinik Gießen in den Jahren 1957–70 unter 397 mit 1–2mal 150 mCi Radiogold behandelten Patientinnen in 12,9% (51 Fälle) auf. Die Aufschlüsselung in Fälle *mit* Karzinomwachstum und *ohne* Karzinomwachstum zeigte aber, daß nur 1,8% (7 Fälle) eindeutig einem Behandlungsschaden mit massiven Verwachsungen durch Radiogold ohne Karzinomwachstum zugeschrieben werden konnten. Von den übrigen 11,1% (44 Fälle) war das Radiogold nur in 3,0% (12 Fälle) durch Verwachsung oder Strangbildung mitbeteiligt am Ileus bei gleichzeitigem Karzinomwachstum und in den restlichen 8,1% (32 Fälle) war der Ileus nur durch das Karzinom bedingt ohne radiogoldbedingte Verwachsungen. Also konnte nur in 4,8% der Ileus dem Radiogold angelastet werden [5]. Die von Johannsen (1965) [7] aus der UFK Göttingen beschriebenen 14,6% schweren Komplikationen nach Radiogold (meist Ileusfälle) stammen ebenso wie die beschriebenen Gießener Fälle aus der Zeit vor Anwendung der Peritoneographie.

*Peritoneographie:* Die Peritoneographie mit wasserlöslichem Kontrastmittel (Conray FL)* vor der Radiogoldinstillation beweist die sicher intraperitoneale Lage des Spezialkatheters und die Verteilung in der Bauchhöhle. Die Abb. 10-4 zeigt eine gute Kontrastmittelverteilung, die Abb. 10-5 eine schlechte Kontrastmittelverteilung. In diesem Fall handelt es sich um eine Kontraindikation gegen Radiogold. Zumindest muß hier die Dosis deutlich reduziert werden, um keine Überdosierung an den Verteilungsstellen zu erzielen. Komplikationen sind selten, wie eine gemeinsame Arbeit von Joswig et al. (1976) [8] aus den Universitätsfrauenkliniken Göttingen und Gießen zeigt (Tab. 10-6).
Die Punktion des Darmes bei der Peritoneographie ging bisher ohne Komplikationen ab, da dieses Ereignis nur bei Verklebung des Darms mit der vorde-

---
* Hersteller: Byk/Konstanz

10. Die radiologische Behandlung unter Einschluß der Instillationstherapie

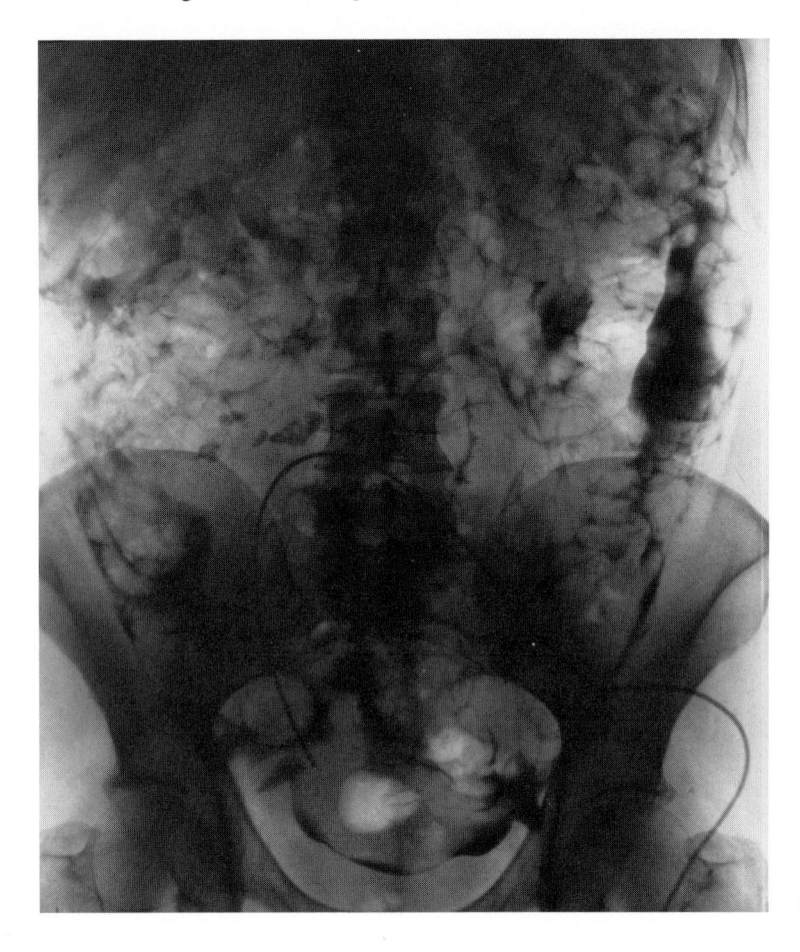

*Abb. 10-4* Peritoneographie. Gute Kontrastmittelverteilung

*Tabelle 10-6* Peritoneographien und ihre Komplikationen sowie nachfolgende Radiogoldinstillationen an der UFK Göttingen und an der UFK Gießen

|  | Peritoneographien | | $^{198}$Au-Instillationen | | |
|---|---|---|---|---|---|
|  | Zahl | Komplikationen | Zahl | I. Instill. | II. Instill. |
| UFK Göttingen 1968–Febr. 1975 | 192 | 1 Dünndarmpunktion<br>1 Punktion des Retroperitonealraums<br>5 Punktionen in peritoneale Verklebungen | 184 | 182 | 2 |
| UFK Gießen 1972–Apr. 1975 | 162 | 1 Colonpunktion<br>4 Punktionen in peritoneale Verklebungen | 157 | 110 | 47 |

ren Bauchwand an der Punktionsstelle vorkommt, wodurch auch eine Verschleppung von Darmsekret und Bakterien in die freie Bauchhöhle mit nachfolgender Peritonitis verhindert wird.

*Applikation:* Die intraperitoneale Radiogoldinstillation ist einfach und wird am besten nur hinter einer Bleiwand *ohne* die vielfach angepriesenen, vor Strahlung schützenden Injektionsapparate vorgenommen.

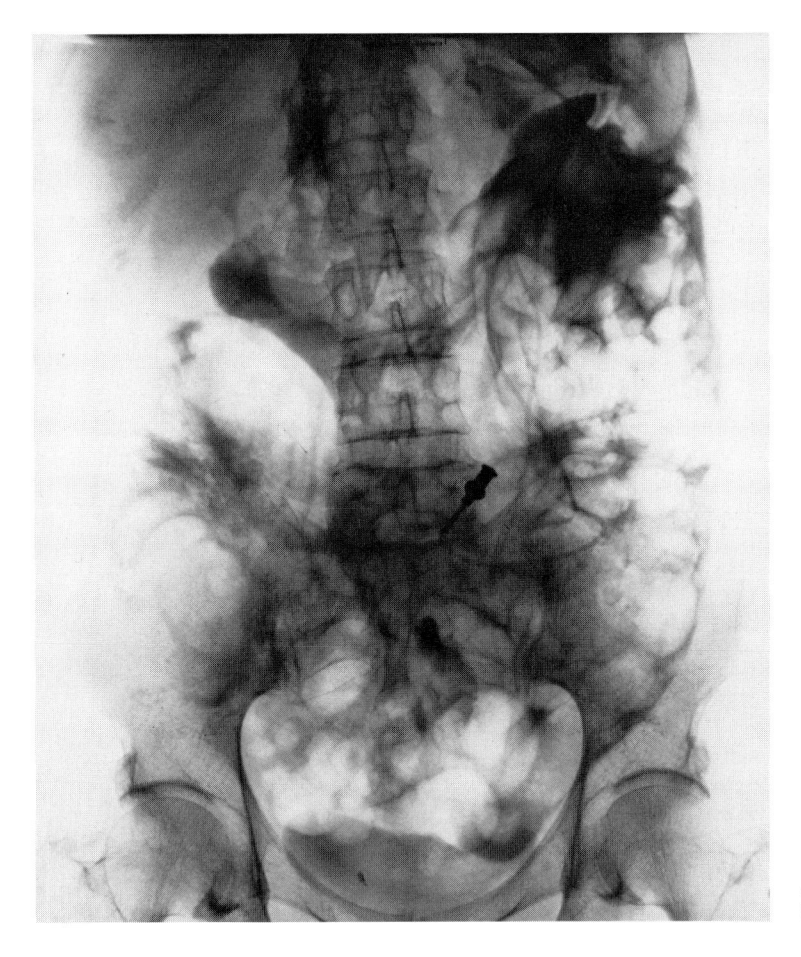

*Abb. 10-5* Peritoneographie. Schlechte Kontrastmittelverteilung

## 10.3 Wert der Bestrahlungsverfahren

Aus deutschen Kliniken gibt es eindrucksvolle, aber wegen fehlender Randomisierung statistisch nicht beweiskräftige Publikationen über den *Wert der intraperitonealen Radiogoldinstillation*. Ich beginne mit den Ergebnissen von Frischkorn und Mitarbeitern [4] aus der UFK Göttingen. An dieser Klinik wechselten Jahre mit seltener und häufiger Indikationsstellung für Radiogold (Tab. 10-7) unter dem Einfluß der von Johannsen [7] beschriebenen Komplikationen. Dadurch konnten auch Patientinnen mit und ohne Radiogoldbehandlung miteinander verglichen werden (Tab. 10-8). Daraus ergibt sich, daß die Behandlung mit Radiogold eindeutig bessere 5-Jahres-Heilungsraten als ohne Radiogold bringt. Auch die Höhe der Dosierung hat offensichtlich Einfluß auf das Heilungsergebnis. Dosen über 200 mCi bringen bessere Ergebnisse als unter 200 mCi (Tab. 10-9).

*Tabelle 10-7* Die Heilungsergebnisse sind in den Jahren, in denen die Indikation zur Radiogoldtherapie relativ zur Patientenzahl häufiger gestellt wurde (etwa ab 1960), besser als in den Jahren seltener Anwendung in der Universitäts-Frauenklinik Göttingen (nach Frischkorn et al. [4])

| Jahre mit seltener $^{198}$Au-Anwendung | | Jahre mit häufiger $^{198}$Au-Anwendung | |
|---|---|---|---|
| Anzahl | 5-Jahres-Heilung | Anzahl | 5-Jahres-Heilung |
| 211 | 48 = 22,7% | 208 | 65 = 31,3% |

*Tabelle 10-8* 5-Jahres-Heilung nach Radiogold- und ohne Radiogoldbehandlung in der Universitäts-Frauenklinik Göttingen (nach Frischkorn et al. [4])

| Mit $^{198}$Au-Behandlung | | Ohne $^{198}$Au-Behandlung | |
|---|---|---|---|
| Anzahl | 5-Jahres-Heilung | Anzahl | 5-Jahres-Heilung |
| 131 | 51 = 38,9% | 288 | 62 = 21,5% |

## 10. Die radiologische Behandlung unter Einschluß der Instillationstherapie

An der UFK Gießen wird Radiogold seit 1956 beim Ovarialkarzinom angewendet [6], wobei sich die Indikationen zwischenzeitlich kaum verändert haben. Radiogold ist also seitdem an den Heilungsergebnissen unserer Klinik stets beteiligt. Versucht man dennoch eine Unterteilung von 244 Patientinnen der Jahre 1970–1974 nach der Art der Strahlentherapie ohne Berücksichtigung von Tumorstadien und Histologie, so finden sich die besten Überlebensraten nach 2 × 150 mCi Radiogold, deutlich schlechtere nach 1 × Radiogold mit oder ohne Kombination mit perkutaner Bestrahlung (Tab. 10-10). Eine Untersuchung an 57 Patientinnen mit malignem Pseudomuzinkystom, das meist in den Anfangsstadien diagnostiziert und behandelt wird (Tab. 10-11) zeigte, daß von den Parametern: Tumorlokalisation (einseitig oder doppelseitig), Operation (einseitige oder doppelseitige Adnexentfernung) und Radiogoldbehandlung, die letztere am meisten Einfluß auf das Heilungsergebnis hatte [16].

Kolstad und Mitarbeiter (1977) [10] konnten in einer prospektiven randomisierten Studie den Wert einer zusätzlichen Radiogoldbehandlung zur Bestrahlung des kleinen Beckens zeigen. In den Stadien Ia–Ic sind relativ hochdosierte Bestrahlung des Beckens mit 5000 rd gegenüber 3000 rd + 100 mCi ohne signifikanten Unterschied. In den Stadien IIa und IIb sind die Überlebensraten nach zusätzlichem Radiogold mit 78% deutlich besser als nach alleiniger Beckenbestrahlung mit 56% (Tab. 10-12).

Die *perkutane Bestrahlung des kleinen Beckens* mit angrenzendem Volumen hat ihren größten Wert im Stadium II, vor allem II b. Dabei kommt es entscheidend auf dieses zusätzlich bestrahlte Volumen an. Bates (1975) [1] verglich retrospektiv die Ergebnisse einer Beckenbestrahlung von 4500 rd HD mit Ein-

*Tabelle 10-9* Nach zweimaliger Applikation und damit höherer Dosis (> 200 mCi) sind die Ergebnisse besser als nach einmaliger Applikation (< 200 mCi) in der Universitäts-Frauenklinik Göttingen (nach Frischkorn et al. [4])

| Über 200 mCi $^{198}$Au | | Unter 200 mCi $^{198}$Au | |
|---|---|---|---|
| Anzahl | 5-Jahres-Heilung | Anzahl | 5-Jahres-Heilung |
| 61 | 29 = 47,5% | 70 | 22 = 31,4% |

*Tabelle 10-10* 3–5-Jahres-Überlebensrate von 244 Patientinnen der UFK Gießen von 1970–1974 in Abhängigkeit von der Strahlentherapie

| Bestrahlung | Zahl | 3-JÜ | 5-JÜ |
|---|---|---|---|
| 2 × 150 mCi $^{198}$Au | 82 | (52) 63,4% | (38) 46,3% |
| 1 × 150 mCi $^{198}$Au | 27 | (12) 44,4% | (9) 33,3% |
| 1 × 150 mCi $^{198}$Au + Perkutanbestrahlung | 68 | (29) 42,6% | (23) 33,8% |
| Sonstige Bestrahlung | 22 | (7) 31,8% | (4) 18,2% |
| Keine Bestrahlung* | 45 | (3) 6,7% | (3) 6,7% |
| Zusammen | 244 | (103) 42,2% | (77) 31,6% |

* Verweigerer, Moribunde, Ungeeignete

*Tabelle 10-11* Maligne entartetes Pseudomucinkystom: $^{198}$Au-Therapie und Überlebenszeiten [16]

| $^{198}$Au-Instillation | | 3-Jahres-Überlebensrate | 5-Jahres-Überlebensrate | 10-Jahres-Überlebensrate |
|---|---|---|---|---|
| keine | 3 | $\frac{2}{3} = 66,7\%$ | $\frac{1}{2} = 50,0\%$ | $\frac{0}{1} = 0,0\%$ |
| 1 × 150 m Ci | 14 | $\frac{4}{12} = 33,3\%$ | $\frac{2}{12} = 16,7\%$ | $\frac{0}{8} = 0,0\%$ |
| 2 × 150 m Ci | 40 | $\frac{33}{39} = 84,6\%$ | $\frac{30}{39} = 76,9\%$ | $\frac{16}{22} = 72,7\%$ |
| gesamt | 57 | $\frac{39}{54} = 72,2\%$ | $\frac{33}{53} = 62,3\%$ | $\frac{16}{31} = 51,6\%$ |

## 10.3 Wert der Bestrahlungsverfahren

schluß der Iliaca-communis-Lymphknoten (High dose RT) gegenüber einer niedriger dosierten (weil schlechter verträglichen) großvolumigen Abdominalbestrahlung mit Telekobalt von meist weniger als 4000 rd HD (Low dose RT).

Die höhere Bestrahlungsdosis brachte bessere 5-Jahres-Heilungen als die niedrigere Dosis (Abb. 10-6). Sie zieht daraus den Schluß, daß es besser ist, begrenzte Volumina hochdosiert zu bestrahlen, als große Volumina mit begrenzter Dosis. Diese Argumentation ist sicher richtig, auf der anderen Seite erfordern aber gerade Metastasierungen im Oberbauch auch größere Bestrahlungsvolumina.

*Tabelle 10-12* Ovarialkarzinom Stadien I und II: Überlebensraten von 422 Patientinnen, die mit und ohne Radiogold nachbestrahlt wurden. Therapie 1968–1972 (modif. n. Kolstad et al. [10])

| Stadium | 1 × 100 mCi Radiogold + 3000 rd HD (Becken) | 5000 rd HD (Becken) |
|---|---|---|
| I a | 90/103 = 87% ⎫ | 89/105 = 85% ⎫ |
| I b | 28/ 30 = 93% ⎬ 89% | 23/ 27 = 85% ⎬ 86% |
| I c | 7/ 7 = 100% ⎭ | 13/ 14 = 93% ⎭ |
| II a | 8/ 9 = 89% ⎫ 78% | 1/ 4 = 25% ⎫ 56% |
| II b | 42/ 55 = 76% ⎭ | 34/ 58 = 59% ⎭ |
| I a–II b | 175/204 = 86% | 160/208 = 77% |

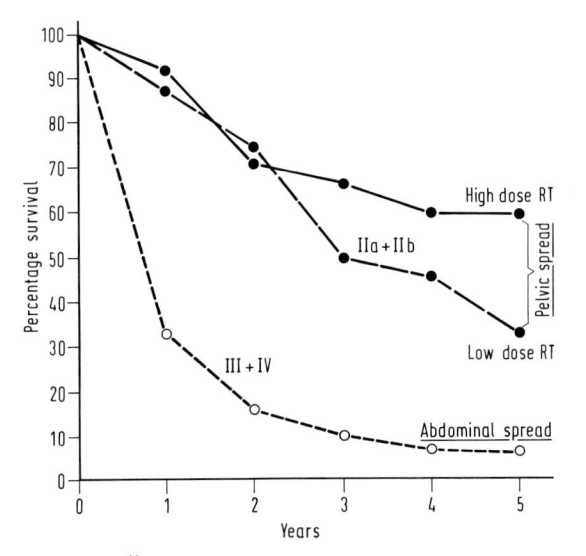

*Abb. 10-6.* Überlebensraten von Patientinnen mit Ovarialkarzinom nach postoperativer Strahlentherapie im Stadium II und III (nach [1]).

Kuipers [12] publizierte 1976 aus Rotterdam eine retrospektive Untersuchung einer großen Zahl von Ovarialkarzinomen, darunter 273 Fälle mit Carcinoma serosum. In den Stadien I und II war die zusätzliche Bestrahlung der lumbo-aortalen Lymphknoten bis einschließlich Th 12 nach 4 bzw. 5 Jahren signifikant besser als die Bestrahlung des Beckens allein (Abb. 10-7). In den Stadien III und IV verglich er die Bestrahlung des Beckens + Abdomens mit und ohne zusätzlichen lumbo-aortalen „booster". Die zusätzliche Höherbestrahlung der lumbo-aortalen Knoten ergab dabei keinen besseren Effekt.

Dembo und Mitarbeiter [3] berichteten 1979 von einer prospektiven randomisierten Studie an großen Patientenzahlen aus Toronto und verglichen pelvine Bestrahlung allein und abdomino-pelvine Bestrahlung miteinander (Tab. 10-13) und mit zusätzlicher Chemotherapie. In 62 Fällen des Stadiums II war nach kompletter bilateraler Salpingooophorektomie und Hysterektomie (BSOH) die abdomino-pelvine Bestrahlung der nur pelvinen Bestrahlung signifikant überlegen (Abb. 10-8).

*Tabelle 10-13* Bestrahlungsverfahren in der prospektiven randomisierten Studie über 190 postoperative Ovarial-Ca von Dembo et al. (1979) [3]

| Pelvine Bestrahlung | 4500 rd HD über opponierende Photonen-Gegenfelder 15 × 15 cm |
|---|---|
| Abdomino-pelvine Bestrahlung | 2250 rd HD über opponierende Photonen-Gegenfelder 15 × 15 cm und 2250 rd HD abdominale Telekobaltbestrahlung nach Moving-strip-Technik incl. Zwerchfellkuppeln und Leber! |

Bei 101 Patientinnen der UICC-Stadien I b, II und III „asymptomatisch" wurde randomisiert nach ausschließlicher pelviner und abdominaler Bestrahlung oder pelviner Bestrahlung mit Chlorambucil (6 mg tgl. oder modifiziert nach Leukozytenzahl bis 2 Jahre oder Rezidiv). Hier fanden Dembo et al. [3] eine signifikant bessere Überlebenskurve in der Gruppe der pelvinen und abdominalen Bestrahlung (Abb. 10-9).

Die Unterteilung nach histologischem Grading in

10. Die radiologische Behandlung unter Einschluß der Instillationstherapie

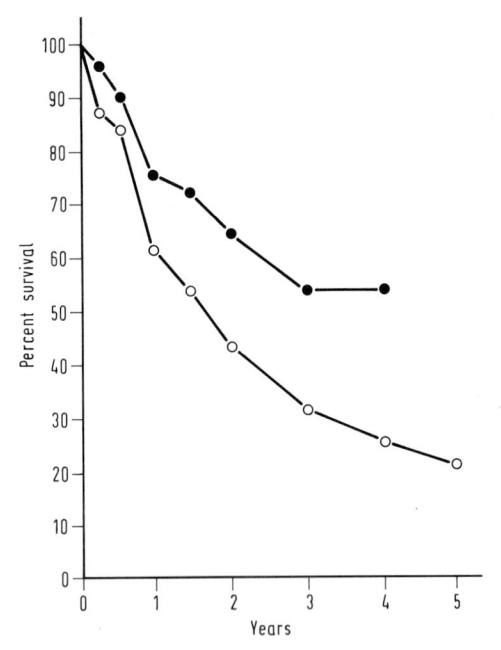

*Abb. 10-7.* Überlebenskurven von Patientinnen mit serösem Ovarialkarzinom. Links: Überwiegend Stadien I und II. ○──○ Beckenbestrahlung (100 Pat.). ●──● Bestrahlung von Becken und lumbo-aortalen Lymphknoten (32 Pat.). Rechts: Überwiegend Stadien III und IV.

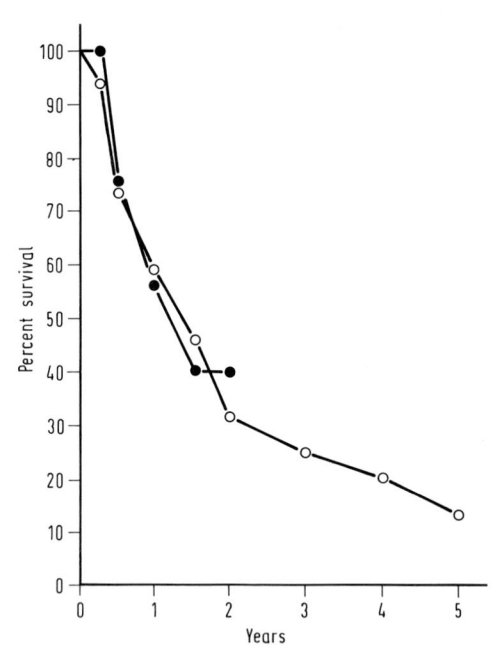

●──● Bestrahlung von Becken und oberem Abdomen und „booster" der lumboaortalen Lymphknoten (20 Pat.).
○──○ Bestrahlung von Becken und oberem Abdomen ohne „booster" der lumbo-aortalen Lymphknoten (71 Pat.).

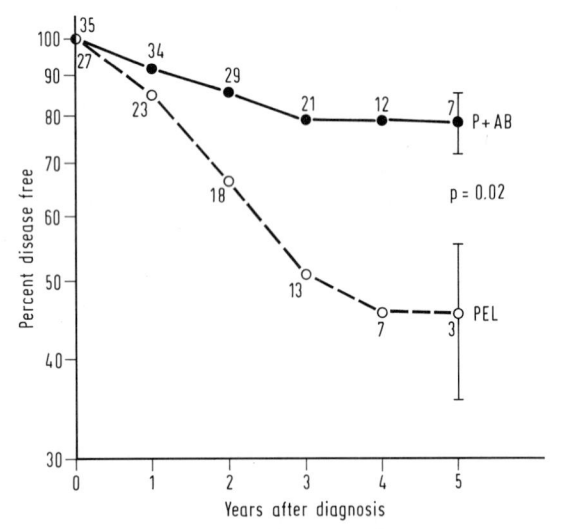

*Abb. 10-8.* Statistische rezidiv-freie Überlebenskurve für 62 Patientinnen im Stadium II nach BSOH, die postoperativ nur mit Bestrahlung des Beckens (PEL) oder mit Bestrahlung des Beckens und gesamten Abdomens (P+AB) behandelt wurden [3].

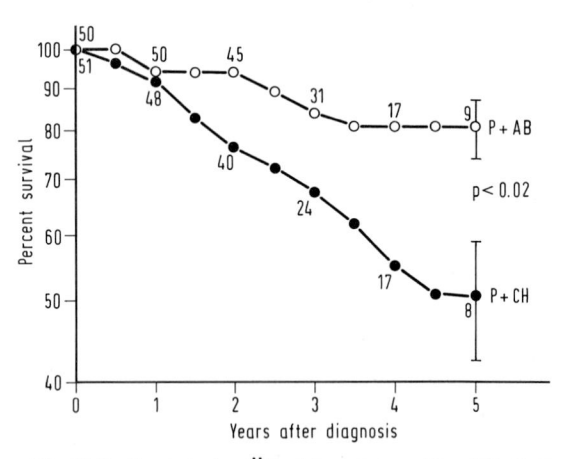

*Abb. 10-9.* Statistische Überlebenskurve für 101 Patientinnen in den Stadien Ib, II und III („asymptomatisch") nach BSOH, die postoperativ mit Bestrahlung des Beckens (P) und Chlorambucil (CH) oder Bestrahlung des Beckens und gesamten Abdomens (P+AB) behandelt wurden [3].

10.3 Wert der Bestrahlungsverfahren

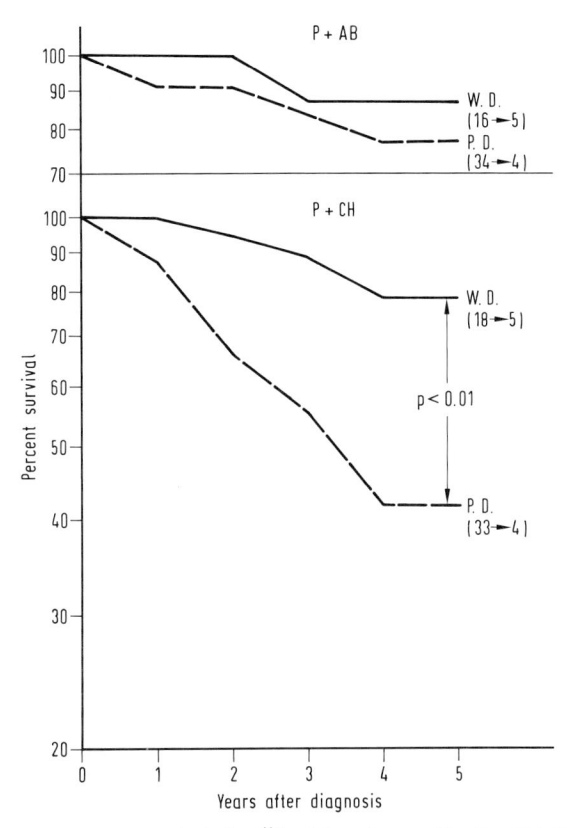

*Abb. 10-10.* Statistische Überlebenskurve für die 101 Patientinnen der Abb. 10-9 in Abhängigkeit von Therapie und Tumor-Grading (WD = gut differenzierte, PD = wenig und undifferenzierte Tumoren, P + AB = Bestrahlung des Beckens und gesamten Abdomens, P + CH = Bestrahlung des Beckens und Chlorambucil-Dauertherapie [3].

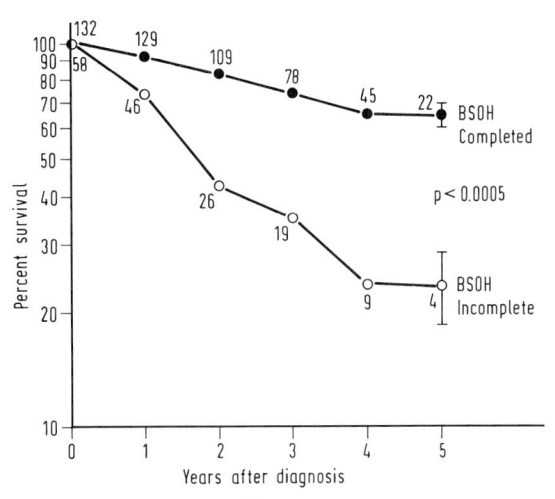

*Abb. 10-11.* Statistische Überlebenskurven von 190 Patientinnen in den Stadien Ib, II und III („asymptomatisch") in Abhängigkeit von kompletter oder inkompletter BSOH vor der Randomisierung [3].

gut differenzierte und wenig oder undifferenzierte Karzinome erbrachte interessante Therapieergebnisse (Abb. 10-10). Der Differenzierungsgrad hat bei pelviner und abdomineller Bestrahlung keinen signifikanten Einfluß auf die Überlebensrate, dagegen ist bei pelviner Bestrahlung und Chlorambucil die Überlebensrate der Patientinnen mit gut differenzierten Karzinomen deutlich besser als diejenige mit wenig oder undifferenziertem Karzinom.

Zwischen den Überlebenskurven nach vollständiger und unvollständiger BSOH war der größte signifikante Unterschied mit $p < 0{,}0005$ (Abb. 10-11). Voraussetzung für die Wirksamkeit der verschiedenen postoperativen Behandlungsmethoden in den UICC-Stadien I–III „asymptomatisch" war die komplette Ausführung der BSOH, auch in den Fällen mit unvollständiger Entfernung des Karzinoms. Andererseits waren nach unvollständiger BSOH die Überlebenskurven der verschiedenen postoperativen Behandlungsmethoden nicht mehr signifikant unterschieden.

Das Gemeinsame an den genannten Untersuchungen von Kolstad et al. [10], Bates [1], Kuipers [12] und Dembo et al. [3] ist die Erkenntnis, daß die ausschließliche Bestrahlung des kleinen Beckens oder des gesamten Beckens im Stadium II und III (FIGO) nicht ausreichend ist und noch durch Bestrahlung des gesamten Abdomens oder in geeigneten Fällen auch der lumbo-aortalen Drüsen ergänzt werden muß. Dies sollte ohne Einschränkungen auch für das Stadium Ic (FIGO) gelten. Lediglich über die Stadien Ia und Ib kann man geteilter Meinung sein. Bei optimaler Operation (BSOH + Netzresektion), sorgfältiger histologischer Untersuchung mit niedrigem Grading und intakter Tumorkapsel kann in Einzelfällen auf die Nachbestrahlung verzichtet werden. Besteht auch nur die geringste Unsicherheit (fehlende Netzresektion, ungenauer OP-Bericht, ungenügende histologische Aufarbeitung), so sollte „prophylaktisch" nachbestrahlt werden, am besten mit Radiogold oder einem anderen kolloidalen Strahler.

*Tumoren mit geringer oder außergewöhnlicher Strahlenempfindlichkeit:* Nach Kottmeier (1975) [11] ist die Bestrahlung bei folgenden Ovarialtumoren wenig oder unwirksam: Teratome, Embryonalkarzinome, mesonephroide Karzinome, Follikuläre und trabekuläre Granulosazelltumoren sowie Thekome. Effektiv ist die Strahlentherapie beim sarkomatoiden Granulosazelltumoren. Ganz außergewöhnlich wirksam ist die Bestrahlung bei Dysgerminom. Hier reichen nach Kottmeier [11] 2000 rd HD für die Heilung aus. Danach betrug bei 64 Dysgerminomen die gesamte 7-Jahres-Heilungsrate 67%, darunter bei Patientinnen mit ausgedehnter Metastasierung 40%.

Für die *Teratome und Embryonalkarzinome* kann die mangelnde Strahlenwirkung bestätigt werden. Für die übrigen Tumoren der ersten Gruppe sollte man nicht so pessimistisch sein. Sie sind in Anbetracht der 5-Jahres-Überlebensraten (mesonephroide und Granulosazelltumoren) sowie der möglichen großvolumigen Bestrahlung auch den Bestrahlungsversuch wert, ganz abgesehen von der kaum praktizierten histologischen Unterteilung der Granulosazelltumoren in follikuläre, trabekuläre und sarkomatoide Formen.

*Stationäre und ambulante Bestrahlung:* Mit Ausnahme der Radiogoldinstillation, die aus Strahlenschutzgründen bei uns in Hessen eine 14tägige Hospitalisierung im Kontrollbereich erforderlich macht (< 5 mCi), werden alle übrigen Bestrahlungen meistens ambulant ausgeführt.

## 10.4 Wertigkeit der gesamten postoperativen Behandlung

Wenn ich nun zum Schluß eine Wertung und Reihung der verschiedenen postoperativen Behandlungsverfahren in Abhängigkeit vom FIGO-Stadium gebe (Tab. 10-14), so möge dabei berücksichtigt werden, daß an der Gießener Frauenklinik in der gleichen Abteilung alle Verfahren: Radiogold, Per-

*Tabelle 10-14* Stadienabhängige Wertigkeit der Betrahlung in der postoperativen Behandlung des Ovarialkarzinoms an der UFK Gießen

| FIGO-Stadium | I. Therapie | II. Therapie | III. Therapie |
| --- | --- | --- | --- |
| I a, I b | Radiogold | (Chemotherapie) | — |
| I c | Radiogold | Beckenbestrahlung | Chemotherapie |
| II a | Radiogold | Beckenbestrahlung | Chemotherapie |
| II b, II c | Beckenbestrahlung | Radiogold | Chemotherapie |
| III a (Müller)* | Radiogold | Chemotherapie | Bestrahlung von Becken/Abdomen |
| III b (Müller)* | Moving-strip-Bestrahlung | Chemotherapie | Beckenbestrahlung oder Radiogold |
| IV (Leber-M.) | Chemotherapie | Moving-strip-Bestrahlung | Beckenbestrahlung oder Radiogold |
| IV (Fern-M.) | Chemotherapie | Bestrahlung der Fern-Metastasen | Moving-strip-B. Radiogold intraperi. intrapleu. |

* Abgrenzung III a/III b nach Müller ursprünglich bei Metastasengröße 2,5 cm = 1 inch, wird hier aber entsprechend Radiogold-Reichweite bei 5 mm angesetzt.

kutanbestrahlung und Chemotherapie (von aggressivster Multiple-drug-Stoßtherapie über Kombinationsbehandlung bis zur Mono-und-Dauertherapie) angewendet werden und die Auswahl und die Reihenfolge der Maßnahmen individuell und ohne Zeitverlust erfolgen können. Unter I. Therapie ist dabei im allgemeinen die aussichtsreichste Behandlung zu verstehen, unter II. und III. Therapie die Alternativen oder die Komplementärtherapie bei der kombinierten Behandlung. Die Tabelle kann nur eine allgemeine Richtlinie sein, im Individualfall muß je nach Alter, Zustand, Tumorgröße und Malignitätsgrad, Blutbild etc. die Rangfolge geändert werden.

## 10.5 Schlußfolgerung

Die Strahlentherapie in der Form der Perkutanbestrahlung und der Instillationsbehandlung hat beim Ovarialkarzinom durch die Kombination zweier verschiedener Bestrahlungsmethoden im Stadium II und III sowie die Ausdehnung des Bestrahlungsvolumens bis auf die Zwerchfellkuppeln (Movingstrip-Technik) in den Stadien III und IV einen neuen Aufschwung genommen. Diese Entwicklung wird durch die Ergebnisse neuer prospektiver randomisierter Studien untermauert. Die Strahlentherapie ist daher weiterhin die Alternative oder die Ergänzung zur Chemotherapie.

## Literatur

[1] Bates, T.D.: Radiotherapeutic approach to ovarian carsinoma. in Brush, Taylor: Gynaecological Malignancy: Clinical and Experimental Studies, 133. William and Wilkins Co., Baltimore (1975).

[2] Delclos, L., Smith, J.D.: Ovarian cancer with special regard to types of radiotherapy. Nat. Cancer Inst. Monograph 42, Bethesda/Maryland (1975) 129.

[3] Dembo, A.J., Bush, R.S., Beale, F.A., Bean, H.A., Pringle, J.F., Sturgeon, J., Reid, J.G.: Ovarian carcinoma: Improved survival following abdominopelvic irradiation in patients with a completed pelvic operation. Am. J. Obstet. Gynec. 134 (7) (1979) 793.

[4] Frischkorn, R., Siefken, E., Doench, K., Müller-Heine, F., Rosenow, R.: Versuch einer statistischen Aussage über die Bedeutung der intraperitonealen Radiogoldaplikation. Archiv Gynäk. 214 (1973) 100.

[5] Gieselberg, G.: Die Behandlung des Ovarialkarzinoms an der Universitäts-Frauenklinik Gießen in den Jahren 1957 bis 1970. Inaug. Diss. Gießen 1974.

[6] Hofmann, D., Clemens, H.: Bisherige Ergebnisse mit der Anwendung von Radiogold in der Gynäkologie. Geburtsh. und Frauenheilk. (1960) 339.

[7] Johannsen, H.: Spätkomplikationen nach intraperitonealer Radiogoldinfusion. Strahlentherapie 127 (1965) 198.

[8] Joswig, E.H., Joswig-Priewe, H., Frischkorn, R., Vahrson, H.: Erfahrungen mit der Peritoneographie zur Vermeidung primärer Komplikationen bei der intraperitonealen Radiogoldinstillation. Strahlentherapie 151 (1976) 47.

[9] Keettel, W.C., Elkins, H.B.: Experience with radioactive colloidal gold in the treatment of ovarian carcinoma. Am. J. Obstet. Gynec. 71 (1956) 553.

[10] Kolstad, P., Davy, M., Høeg: Individualized treatment of ovarian cancer. Am. J. Obstet Gynec. 128 (1977) 617.

[11] Kottmeier, H.L.: Radiotherapy in the management of malignant ovarian tumours. in H. De Watteville: Diagnosis and treatment of ovarian neoplastic alterations, 156. Excerpta Medica, Amsterdam–Oxford (1975).

[12] Kuipers, T.: Report on treatment of cancer of the ovary. Brit. J. Radiol. 49 (1976) 526.

[13] Müller, J.H.: Zur Dosimetrie des intraperitoneal applizierten kolloidalen Radiogoldes ($Au^{198}$) mit spezieller Berücksichtigung der Neutronen-Aktivationsanalyse. Strahlentherapie Sdbd 34 (1956) 177.

[14] Müller, J.H.: Intraperitoneal Colloidal Radiogold $^{198}Au$ Therapy in Ovarian Cancer. UICC Monograph Series, Volume 11, Ovarian Cancer, Springer-Verlag Berlin Heidelberg New York (1968).

[15] Vahrson, H.: Radiogold-/Radioyttrium-Behandlung der Peritonitis carcinomatosa. Nuklearmediziner (1979) 276.

[16] Wolf, A., Vahrson, H.: Heilungsergebnisse beim Carcinoma pseudomucinosum ovarii in Abhängigkeit von der Therapie. Strahlentherapie 152 (1976) 9.

# 11. Testung der Tumorsensibilität gegen Zytostatika

*A. Pfleiderer*

Von den Voraussetzungen für eine erfolgreiche Karzinomtherapie (Tab. 11-1) greife ich die Versuche einer Testung der Tumorresistenz bzw. der Sensibilität gegen Zytostatika heraus.

*Tabelle 11-1*

*Voraussetzungen für eine erfolgreiche Karzinomtherapie sind:*

1. Festlegung der Tumorgröße und -ausdehnung
2. Histologische Sicherung und Typisierung
3. Proliferationsindex
4. Hormonrezeptoren
5. Zustand der Patientin
6. Konsequenz der Therapieplanung und Durchführung

## 11.1 Methoden der Tumorsensibilitätstestung

Zur Tumortestung haben in den letzten Jahren 4 Modelle besondere Bedeutung erlangt:

a. Die Inkubation von *Monolayer-* oder *Organkulturen* mit verschiedenen Zytostatika [9, 18, 26]. 1964 hatten Limburg u. Krahe (1964) [9] in Deutschland erstmals über Zytostatika-Testungen von Ovarialkarzinomen berichtet. Ziel dieser Testungen war es, das für den Einzelfall beste Zytostatikum auszuwählen.

b. Seit wenigen Jahren haben Salmon und Mitarb. (1978) [17] in den USA begonnen, *Stammzellkulturen* anzulegen und an diesen zu testen. Auch sie berichten über besonders gute Resultate bei der Testung von Ovarialkarzinomen.

Die Problematik dieser Methoden liegt darin, daß sich möglicherweise die Kinetik der Tumorzellen in den Kulturen ändert, und daß nur ein Teil der Kulturen eine Chemosensitivitätstestung erlaubt (ca. 50%).

Limburg (1975) [10] konnte retrospektiv beim Vergleich vor und nach Einführung der Testung wesentlich bessere Überlebensraten finden. Demgegenüber wirken neuere Mitteilungen von Ebeling und Spitzbart (1977) [6] sowie von Nissen u. Mitarb. (1978) [13] etwas ernüchternd, da diese keinen Unterschied in der durchschnittlichen Überlebenszeit zwischen den nach der Testung individuell chemotherapeutisch Behandelten und entsprechenden Kontrollen mit Routinetherapie finden konnten. Damit scheint die individuelle Chemotherapie keinen Erfolg zu bringen.

c. Gegenüber diesen sog. Langzeitmethoden, Testmethoden zum Auffinden des besten Zytostatikums, kommt dem sog. Kurzzeittest an Einzelzellsuspensionen [1, 2, 5, 8, 11, 12, 14, 15, 29–24, 28], eine andere Bedeutung zu. Hier wird der *Einbau von Nukleotid-Praekursoren* und ihre Hemmung durch Zytostatika gemessen und so wahrscheinlich im wesentlichen die Proliferationsrate des Tumors und ihre Hemmbarkeit bestimmt. Durch den Test sollen Zytostatika-resistente Tumoren von wahrscheinlich sensiblen getrennt werden. Ein wichtiger Vorteil dieses Testes liegt darin, daß jeder Tumor, von dem eine Einzelzellsuspension mit genügender Zellzahl angefertigt werden kann, auch ein Testergebnis liefert. In einer kooperativen, retrospektiven Studie haben wir zusammen mit 8 Kliniken und dem DKFZ in Heidelberg die Validität dieses Testes in den letzten Jahren überprüft (Tab. 11-2). Das Ergebnis dieser Studie bildet den Mittelpunkt meiner Ausführungen [25].

d. Besondere Beachtung hat in den letzten Jahren die Möglichkeit einer *Xenotransplantation* von Tumorgewebe auf thymusaplastische Tiere, besonders die sog. *Nacktmaus* gefunden [3, 16]. Solche Untersuchungen sind zweifelsohne spektakulär.

*Tabelle 11-2*

Kooperative Studie: Sensibilitätstestung von Tumoren (KSST)

*An der Studie beteiligte Institutionen und Mitglieder*

| | | |
|---|---|---|
| Heidelberg | Deutsches Krebsforschungszentrum | K. Goerttler, J. Mattern, M. Volm, K. Wayss, E. Weber |
| Frankfurt | Frauenklinik der Universität | G. Bastert, H. Schmidt-Matthiesen |
| Freiburg | Frauenklinik der Universität | A. Pfleiderer, G. Teufel |
| Hamburg | Frauenklinik der Universität | M. Albrecht, G. Trams |
| Heidelberg | Frauenklinik der Universität | M. Kaufmann, F. Kubli |
| Mainz | Frauenklinik der Universität | R. Kreienberg, F. Melchert |
| Tübingen | Frauenklinik der Universität | J. Neunhoeffer |
| Ulm | Frauenklinik der Universität | G. Geier, R. Schuhmann |
| Frankfurt | Zentr. der Biol. Chemie der Universität | H.J. Hohoerst |
| Münster | Medizinische Klinik der Universität | G. Segeth, G. Wüst |
| Heidelberg | Krankenhaus Rohrbach | P. Drings, M. Kleckow, I. Vogt-Moykopf |

Das Nacktmausmodell erlaubt unter anderem die vergleichende Testung von Zytostatikakombinationen, vergleichende Untersuchungen von Chemo- und Strahlentherapie sowie Untersuchungen über den Einfluß von Hormonen. Die Nachteile dieser Methode liegen darin, daß die Haltung und Zucht der Tiere aufwendig ist, das Ergebnis frühestens nach 8 bis 12 Wochen vorliegt und daß nur ein Teil besonders rasch wachsender Tumoren, im Falle des Ovarialkarzinoms etwa 34% aller transplantierten Tumorproben, überhaupt eine Testung ermöglicht [7]. Schließlich weisen neuere Untersuchungen auf eine zunehmende Entdifferenzierung des Tumors bei weiterer Transplantation. Probleme der Dosierung der Zytostatika beim Tier und das gelegentlich unterschiedliche Größenwachstum der Tumoren auf der Maus erschweren die Untersuchungen zusätzlich.

Dadurch kommt dem Modell Bedeutung beim grundsätzlichen Vergleich von Therapieschemata zu, aber keine für die Testung des Einzelfalls.

## 11.2 Die Chemosensibilitätstestung nach Volm

Das *Prinzip* der Chemosensitivitätstestung nach Volm (Tab. 11-3) besteht darin, daß frisches Tumorgewebe sofort mechanisch zerkleinert und zu einer Einzelzellsuspension aufgearbeitet wird. Die Suspension wird 2 Stunden mit einem Zytostatikum, am besten mit Adriamycin oder dem aktivierten Endoxan, 4-Hydroperoxycyclophosphamid, inkubiert. Anschließend werden als Nukleinsäurepraecursoren 3-H-Uridin, bzw. 3-H-Thymidin zugesetzt und eine weitere Stunde inkubiert. Dann wird der Versuch abgebrochen und das überschüssige Nukleotid ausgewaschen. In den Tumorzellen wird im Beta-Counter der Nukleotideinbau gezählt. So ist es möglich, die Einbaurate in CPM zu messen. Das Ergebnis mit und ohne Zytostatikum wird miteinander verglichen. Aussagekräftiger ist es, die Hemmung durch Zytostatika in Prozent des Kontrollwertes anzugeben. Dadurch fallen eventuelle Fehler durch einen unterschiedlichen Anteil toter

*Tabelle 11-3*

*Prinzip der Sensibilitätstestung (Volm u.a., KSST)*

→ Frisches Tumorgewebe
  ↓
→ Einzelzellsuspension
  ↓
  $2^h$ Incubation mit Zytostatika
    (z.B. Adriamycin, 4-Hydro-peroxy-cyclophosphamid u.a.)
  $1^h$ Incubation mit Nucleotid-Praecursoren
    (z.B. $^3$H-Thymidin, $^3$H-Uridin)
→ Messung im Beta-Counter
→ Ergebnis: Einbaurate (in CPM)
    Hemmung durch Zytostatika in % der Kontrolle

Zellen, Unterschiede im Nukleotidpool und Laborunterschiede weg. Auch Zählfehler werden kleiner.

Es wird damit im wesentlichen die primäre, proliferationsabhängige Resistenz auf eine Chemotherapie erfaßt. Darüber hinaus ist es möglich, innerhalb der Grenzen der Methode auch eine sekundäre, biochemische Resistenz festzustellen.

Die *Grenzen der Methode* sind durch die auf 2 Stunden begrenzte Einwirkungsdauer der Zytostatika und die Tatsache bestimmt, daß nur Zytostatika, die die Zelle in der S-Phase und der späten G-1-Phase angreifen, Anwendung finden können. Es ist nicht möglich, eine kombinierte Chemo-, Hormon- oder Strahlentherapie zu testen.

## 11.3 Die Einbauraten und ihre Beziehung zu klinischen Parametern

Die verschiedenen Tumoren sind durch unterschiedlich hohe Einbauraten gekennzeichnet (Tab. 11-4). So weisen Ovarialkarzinome häufiger höhere Einbauraten als Korpus- und Zervixkarzinome [21] auf. Hohe Einbauraten finden sich am häufigsten in Tumorzellen aus Aszites oder Pleuraergüssen. Das Gewebe gutartiger oder sogenannter Border-line-Tumoren des Ovars zeigt dagegen keine höheren Einbauraten. Das gleiche gilt für Corpus- und Zervixkarzinome. Unterstellt man die vielfach bestätigte Erfahrung, daß die wichtigste Voraussetzung für die Wirksamkeit fast jeder Chemotherapie die hohe Proliferationsrate des Tumors ist, so spiegelt dieses Ergebnis unsere klinischen Erfahrungen bei der zytostatischen Behandlung dieser Karzinome wider.

*Tabelle 11-4*

*Nucleotid-Einbau in Einzelzellsuspensionen*
*(UFK Freiburg, G. Teufel 1979)*

| Tumor | | n | $^3$H-Uridin | |
|---|---|---|---|---|
| | | | >600 CPM | >1000 CMP |
| Ovar | Ascites/Pleura | 36 | 56% | 36% |
| | solider Tumor | 103 | 30% | 18% |
| | gutartiger/border-line Tumor | 10 | 10% | 0 |
| Corpus uteri | | 46 | 13% | 0 |
| Cervix uteri | | 55 | 5% | 2% |

Die Höhe des Einbaus von Uridin und Thymidin in Tumorzellen der Ovarialkarzinome steht in direkter Beziehung zur Hemmbarkeit durch Zytostatika einerseits und zur klinischen Remissionsrate andererseits (Tab. 11-5). Auch der autoradiographisch ermittelte H-3-Index und die Zahl der Mitosen im histologischen Präparat lassen sich korrelieren. Es besteht jedoch keine Beziehung zum DNS-Gehalt der Tumorzellen. Weiterhin finden sich keine Unterschiede zwischen Primärtumor und Metastasen sowie zwischen den einzelnen Stadien und Altersgruppen. Das Ergebnis ist von einer vorausgehenden Chemotherapie und überraschenderweise auch vom histologischen Differenzierungsgrad unabhängig [21].

*Tabelle 11-5*

*Uridin- und Thymidin-Einbau in Ovarial-Karzinome*

| Korrelation zu: | Keine signifikante Korrelation |
|---|---|
| → Hemmbarkeit durch Zytostatika | → DNS in der Tumorzelle |
| → klinische Remissionsrate | → Primärtumor/Metastase |
| → H$^3$-Index (autoradiographisch) | → FIGO-Stadium II, III, IV |
| → Zahl der Mitosen | → Alter der Patientin |
| | → vorausgehende Chemotherapie |
| | → Histol. Differenzierungsgrad |

## 11.4 Die Beziehung der Meßergebnisse zum klinischen Verlauf unter Chemotherapie

Unter Federführung des Krebsforschungszentrums in Heidelberg hat sich 1975 eine kooperative Studiengruppe zusammengefunden (Tab. 11-2), die Ovarial-, Zervix-, Mamma-, Bronchial- und andere Karzinome mit dieser Methode praetherapeutisch untersuchte, anschließend nach einem einheitlichen Schema zytostatisch behandelte und drei und fünf Monate später das Ergebnis des klinischen Verlaufs mit dem Testergebnis verglich. Untersucht wurde Tumorgewebe von Patientinnen mit einem Ovarial-, einem Mamma-, einem Zervix- und einem Bronchialkarzinom sowie einzelne andere Karzinome. Insgesamt war ein Vergleich zwischen Testergebnis und klinischem Verlauf unter Zytostatika in 151

## 11.4 Die Beziehung der Meßergebnisse zum klinischen Verlauf unter Chemotherapie

Fällen möglich. Die Chemotherapie erfolgte für jedes Karzinom nach unterschiedlichen Richtlinien aufgrund der 1975 besten Therapie. Für das Ergebnis der Studie wurden alle Fälle herangezogen, bei denen es möglich war, den klinischen Verlauf eindeutig festzulegen.

Bei 60 primär weitgehend inoperablen Ovarialkarzinomen der Stadien III und IV konnte solides Tumorgewebe aufgearbeitet werden und mit 3-H-Thymidin und 4-Hydroperoxycyclophosphamid in einer Konzentration von $10^{-1}$ inkubiert werden (Tab. 11-6). Alle diese 60 Fälle wurden mit Endoxan und 5-Fluoro-uracil in genügender Dosis behandelt und genügend lange kontrolliert. 40 Fälle zeigten im Test keine oder nur eine Hemmung auf Werte über 45%. Diese Fälle müssen als im Test resistent bezeichnet werden. Nur drei von diesen, entsprechend 8%, kamen trotzdem in Remission. Von den 20 Fällen, die unter diesen Bedingungen im Test eine Hemmung auf Werte unter 45% zeigten und damit als im Test „sensibel" zu bezeichnen sind, ließen nur 2 = 5% eine Progression erkennen. 13 Fälle kamen zur Remission und bei 5 Fällen fand sich ein no-change-Verhalten, das hier vielleicht als Erfolg gewertet werden muß. Dieser Testansatz erweist sich damit als besonders günstig zur Feststellung einer zu erwartenden Remission (Tab. 11-6).

*Tabelle 11-6*

*Beziehung: Einbauhemmung – Klinischer Verlauf*
System: Thymidineinbau / 4-Hydroperoxycyclophosphamid $10^{-1}$ mg/ml
getestet: solides Tumorgewebe
60 inoperable Ovarialkarzinome Stadium III u. IV
Therapie: Endoxan + 5-Fluorouracil

| Hemmung in % der Kontrolle | Klinisch | | |
|---|---|---|---|
| | Progression | No change | Remission |
| >45% = resistent | 28 (70%) | 9 (23%) | 3 ( 8%) |
| <45% = sensibel | 2 ( 5%) | 5 (30%) | 13 (65%) |

Ergebnisse KSST 1980

Die für die Klinik genauso wichtige *Voraussage einer Resistenz* des Tumors gegen Zytostatika ist, unabhängig von der Art der nachfolgenden Chemotherapie, nach unseren Erfahrungen mit dem Adriamycin-Uridin-System am besten möglich (Tab. 11-7). Wählt man hier als Grenze resistent/sensibel eine Einbauhemmung von 55%, so läßt sich die Resistenz wesentlich sicherer vorhersagen als die Sensibilität: Von den 32 im Test resistenten Fällen zeigte nur eine Frau unter der Behandlung mit Endoxan und 5-Fluoro-uracil eine Remission (Tab. 11-7).

No-change-Fälle haben zwei Aspekte: Einerseits kennen wir so langsam wachsende Tumoren, daß innerhalb einer Beobachtungszeit von 12 Wochen, bei der Schwierigkeit solcher Beurteilungen beim Ovarialkarzinom, kein sicheres Wachstum registriert werden kann. Andererseits gibt es zweifelsohne Fälle, bei denen jede entscheidende Verlangsamung des Tumorwachstums als Erfolg der Chemotherapie gewertet werden muß. So zeigten von den 32 im Test sensiblen 73% eine Remission oder doch kein weiteres Wachstum (Tab. 11-7).

*Tabelle 11-7*

*Beziehung: Einbauhemmung – Klinischer Verlauf*
System: Uridineinbau / Adriamycin $10^{-1}$ mg/ml
getestet: solides Tumorgewebe
62 inoperable Ovarialkarzinome Stadium III u. IV
Therapie: Endoxan + 5-Fluorouracil

| Hemmung in % der Kontrolle | Klinisch | | |
|---|---|---|---|
| | Progression | No change | Remission |
| >55% = resistent | 21 (66%) | 10 (31%) | 1 ( 3%) |
| <55% = sensibel | 8 (27%) | 6 (20%) | 16 (53%) |

Ergebnisse KSST 1980

Die Gruppe der Ovarialkarzinome mit Testung soliden Tumorgewebes ist in unserer Studie bei weitem die größte Gruppe und erlaubt von der Reinheit des Materials her auch die besten Aussagen. Interessant ist jedoch, daß man bei Berücksichtigung aller Fälle, der Aszites- und Pleuraergüsse, der rezidivierenden Mamma- und Zervix-, sowie der Bronchial- und anderen Karzinomen trotz sehr verschiedener zytostatischer Behandlung zur gleichen Sensibilitätsgrenze und zum gleichen Ergebnis kommt (Tab. 11-8). Diese Darstellung zeigt am Gesamtmaterial unserer Studie von allen Fällen, die eine Verlaufsbeobachtung ermöglichen, genau das gleiche Ergebnis: Von den als „resistent" vorhergesagten Fällen sprachen nur 2,6% im Sinne einer Remission auf die Chemotherapie an. Von den als „sensibel" beurteilten zeigten dagegen 53% eine Remission und weitere 23% ein No-change-Verhalten. 24% waren progredient. Hier muß erwähnt werden, daß die Testung in 9 verschiedenen Laboratorien durchgeführt wurde.

*Tabelle 11-8*

*Beziehung: Einbauhemmung–Klinischer Verlauf*

System: Uridineinbau / Adriamycin $10^{-1}$ mg/ml
getestet: solides Tumorgewebe / Aszites + Pleuraergüsse*
Ovarialkarzinome primär (77), Rezidive (19)
Bronchialkarzinome (18), Mamma- (18), Zervix-Karzinom- (10) -Rezidiv, Malignome verschiedener Lokalisationen (9)
Therapie: ganz verschiedene Chemotherapien

| Hemmung in % der Kontrolle | n | Klinisch Progression | No change | Remission |
|---|---|---|---|---|
| >55% = resistent | 76 | 72% | 25% | 2,6% |
| <55% = sensibel | 75 | 24% | 23% | 53% |

* Grenze 40%

## 11.5 Schlußfolgerung

Als Schlußfolgerungen ergeben sich (Tab. 11-9): Ein niedriger Uridineinbau und eine fehlende oder schwache Hemmung durch Adriamycin wies in unserer Studie in 97% aller Fälle, unabhängig von der Art des Karzinoms und der Chemotherapie, auf eine Resistenz gegen alle von uns versuchten Zytostatika. Unterstellt man, die sicher nocheinmal zu überprüfende Allgemeingültigkeit dieser Aussage, so erhebt sich die Frage, wie Patienten mit derart ausgedehnten Karzinomen dann behandelt werden sollen. Sind wir berechtigt, auf jede Chemotherapie zu verzichten? Ist eine Strahlentherapie alternativ überhaupt möglich und sinnvoll?
Andererseits konnten wir bei hohem Uridineinbau und starker Hemmung durch Adriamycin in 76% aller Fälle ein Ansprechen des Tumors auf die Therapie beobachten. Trotzdem waren 24% der Fälle progredient. Handelt es sich hier um eine spezielle biochemische Resistenz, hat die Patientin ihre Behandlung überhaupt in genügender Dosis bekommen oder die Tabletten vielleicht sogar weggeworfen? Ist es möglich, durch eine konsequentere, besser ausgewählte oder eine aggressivere Chemotherapie größere Erfolge zu erzielen.

Eine Bestätigung dieser Erfahrung, die in erster Linie für das ausgedehnte Ovarialkarzinom gilt, müßte bedeuten, daß wir in Zukunft die im Test sensiblen und die im Test resistenten Ovarialkarzinome nach verschiedenen Gesichtspunkten behandeln sollten. Ob bei den im Test Sensiblen wirklich die aggressive Chemotherapie bessere Erfolge bringt, wissen wir genauso wenig, wie wir eine erfolgversprechende Therapie bei den im Test Resistenten kennen. Diese Probleme können nur in kooperativen Studien gelöst werden.

*Tabelle 11-9*

*Schlußfolgerung*

Uridin / ADM

keine oder geringe Hemmung → 97% klinisch chemoresistent

→ Was tun? Chemotherapie?? Strahlentherapie? Außenseitertherapie?

starke Hemmung → 76% klinisches Ansprechen

24% trotzdem Progression
spezielle biochem. Resistenz?
Tabletten nicht eingenommen?
ungenügende Dosis?

→ Was tun? konsequentere oder aggressivere Chemotherapie?

## Literatur

[1] Bastert, G., Schmidt-Matthiesen, H., Gerner, R., Nord, D., Michel, R.T., Leppien, G.: In-vitro-Testung der Sensibilität von Mammakarzinomen gegen Zytostatika. Dtsch. Med. Wschr. 100 (1975) 2035.

[2] Bastert, G., Schmidt-Matthiesen, H., Voelcker, G., Peter, G., Hohorst, H.J.: In vitro Sensibilitätstestung von Tumoren gegenüber aktiviertem Cyclophosphamid (4-Hydroxycyclophosphamid). Kurzzeitinkubation von Originaltumorzellen und $^3$H-Thymidin bzw. $^3$H-Thymidineinbau. Z. Krebsforschg. 84 (1975) 37–47.

[3] Bastert, G., Voelker, G., Peter, G., Schmidt-Matthiesen, H., Hohorst, H.J.: Zum Problem der in vitro

Sensibilitätstestung von Tumoren gegen Cyclophosphamid. $^3$H-Uridineinbau in RNS menschlicher Tumorzellen nach Inkubation mit 4-Hydroperoxycyclophosphamid. Z. Krebsforsch. 85 (1976) 299.

[4] Bastert, G.: Heterotransplantation menschlicher Tumoren, vorzugsweise Mammakarzinome auf thymusaplastische nu/nu-Mäuse. Ein wissenschaftliches und klinisches Testmodell. Habil-Schrift Frankfurt (1976).

[5] Doerjer, O., Teufel, G., Pfleiderer, A., Gräfe, M., Schulz, B.: Zwei Jahre Erfahrung mit der in vitro-Testung maligner Ovarialtumoren. Arch. Gynäk. 224 (1977) 358.

[6] Ebeling, K., Spitzbart, H.: Zur Erfassung zytostatischer Effekte an Zellkulturen in vitro und deren gegenwärtige Bedeutung für eine individualisierte Tumorzellchemotherapie des fortgeschrittenen Ovarialkarzinoms. Zbl. Gynäkol. 99 (1977) 1041.

[7] Kleine, W., Teufel, G., Pfleiderer, A.: Xenotransplantation menschlicher Ovarialcarcinome auf nu/nu Mäuse. Vortrag: 87. Tagung der Nordwestdeutschen Gesellschaft für Gynäkologie, Hamburg, 23.–25.11. 1979.

[8] Kummer, D.: Cytostatika-Sensibilitätstest solider, maligner Tumoren in vitro zu gezielten kombinierten Operationen und chemotherapeutischen Behandlung des Krebsleidens. Z. Krebsforschg. 76 (1976) 124.

[9] Limburg, H., Krahe, M.: Die Züchtung von menschlichem Krebsgewebe in der Gewebekultur und seine Sensibilitätstestung gegen neuere Zytostatika. Dtsch. med. Wschr. 89 (1964) 1938.

[10] Limburg, H.: Individualized chemotherapy of ovarian cancer by means of the tissue culture method. In: De Watteville: Diagnosis and Treatment of ovarian Neoplastic Alternations. Exc. Med. Am. Elsevier (1975) 182.

[11] Mattern, J., Kaufmann, M., Volm, M., Schütze, U., Wayss, K., Goerttler, Kl., Tasca, C.: Zur Sensibilitätstestung maligner menschlicher Tumoren gegenüber Cytostatica. Klin. Wschr. 50 (1972) 196.

[12] Mattern, J., Kaufmann, M., Hinderer, H., Wayss, K., Volm, M.: Sensitivity tests of tumors to cytostatic agents. II. Investigation on human tumors. Z. Krebsforsch. 83 (1975) 97.

[13] Nissen, E., Tanneberger, S., Projan, A., Morack, G., Peek, U.: Recent results of in vitro drug prediction in human tumor chemotherapy. Arch. Geschwulstforsch. 48 (1978) 667.

[14] Pfleiderer, A., Doerjer, O., Teufel, G.: Die Bedeutung der Zytostatikatestung für die Therapie des Ovarialkarzinoms. Therapiewoche 27 (1977) 7986.

[15] Possinger, K., Hartenstein, R., Ehrhart, H.: Resistenztestung von menschlichen Tumoren gegenüber Cytostatika. Klin. Wschr. 54 (1976) 349.

[16] Rygaard, J., Povlsen, C.O.: Heterotransplantation of a human malignant tumour to „nude" mice. Acta path. microbiol. scand. Sect. A. 77 (1969) 758.

[17] Salmon, S.E., Hamburger, A.W., Soehnlen, B., Durie, B.G., Alberts, D.S., Moon, T.E.: Quantitation of differential sensibility of human-tumor stem cells to anticancer drugs. N. Engl. J. Med. 298 (1978) 1321.

[18] Tanneberger, S., Bacigalupo, G.: Die Benutzung von Zellkulturen zur Ermittlung der Sensibilität menschlicher Tumoren gegenüber Zytostatika. Dtsch. Gesundhw. 22 (1967) 11.

[19] Teufel, G., Pfleiderer, A., Doerjer, O., Weigand, J.: Untersuchungen über den Einbau von Nucleotidpräkursoren in Einzelzellsuspensionen von Ovarial- und Zervixkarzinomen unter dem Einfluß von Zytostatika. Arch. Gynäk. 223 (1977) 163.

[20] Teufel, G., Doerjer, O., Pfleiderer, A., Weigand, J.: Die Bedeutung des Onkobiogramms nach Volm für die Therapie fortgeschrittener und rezidivierender Zervixkarzinome. Arch. Gynäk. 224 (1977) 359.

[21] Teufel, G.: Proliferation von Karzinomen des weiblichen Genitale und ihre Bedeutung für die zytostatische Therapie. Habilitationsschrift Freiburg (1979).

[22] Volm, M., Kaufmann, K., Wayss, K., Goerttler, K., Mattern, J.: Gezielte Tumor-Chemotherapie durch Onkobiogramme. Dtsch. med. Wschr. 99 (1974) 38.

[23] Volm, M., Wayss, K., Mattern, J., Kleckow, M., Vogt-Moykopf, I.: Resistenztestung und Chemotherapieergebnis bei Bronchialtumoren. Dtsch. med. Wschr. 103 (1978) 1266.

[24] Volm, M., Wayss, K., Kaufmann, M., Mattern, J.: Pretherapeutic detection of tumour resistance and the results of tumour chemotherapy. Europ. J. Cancer 15 (1979) 983.

[25] Volm, M. u. KSST: Sensibilitätstestung menschlicher Tumoren gegenüber Zytostatika mit einem in-vitro-Kurzzeittest. Kooperative Studie für Sensibilitätstestung von Tumoren (KSST) (1980). Dtsch. med. Wschr. 105 (1980) 1493.

[26] Wright, J.C., Cobb, J.P., Gumport, S.L., Safadi, D., Walker, G.D., Colomb, F.M.: Investigation of the relation between clinical and tissue-culture. Response to chemotherapeutic agents on human cancer. N. Engl. J. Med. 257 (1957) 1207.

[27] Wright, J.C., Walker, D.: A predictive test for the selection of cancer chemotherapeutic agents for the treatment of human cancer. J. Surg. Oncol. 7 (1975) 381.

[28] Wüst, G.P., Matthes, K.J.: In-vitro-Messung des Einbaues von $^3$H-Thymidin in Jensen-Sarkom unter Cytostatikaeinwirkung mit Hilfe der Flüssigkeits-Szintillations-Spektrometrie. Z. Krebsforsch. 73 (1970) 204.

# 12. Chemotherapie des fortgeschrittenen Ovarialkarzinoms

Erfahrungen am M.D. Anderson Hospital und Tumor Institut der Universität von Texas, Houston, USA

*F. Rutledge*

## 12.1 Mono- und Polychemotherapie und ihre Ergebnisse

Nachdem die Chemotherapie beim Adenokarzinom des Ovariums erste Erfolge gezeigt hatte, wurde sie seit etwa 1960 in der Gynäkologischen Klinik des M.D. Anderson Hospitals der Universität von Texas systematisch angewandt und untersucht. Zwischen 1960 und 1973 machten wir Erfahrungen mit Melphalan (Alkeran®) als Monotherapie. Seit 1973 wurde die Mehrzahl der Patienten mit Ovarialkarzinom im Rahmen protokollierter, prospektiver und randomisierter klinischer Studien behandelt, um neue und bessere Daten für die Wirkung der Zytostatika zu erhalten. Sog. „mehrarmige" Studien sahen jeweils 3 oder 4 verschiedene Zytostatika vor. Zum Vergleich diente Melphalan, zumal wir mit dieser Substanz schon reichlich Erfahrungen gemacht hatten.

Im Verlauf dieser klinischen Studien konnten wir zeigen, daß Hexamethylmelamin wirksam und für eine Langzeittherapie geeignet ist. 5-Fluorouracil ist relativ inaktiv. Adriamycin und Cisplatinum sind für die initiale Einleitung einer Remission geeignet. Nach Erreichen einer Toleranzdosis müssen diese Pharmaka jedoch durch andere ersetzt werden. Kombinationen von Zytostatika waren bei fortgeschrittenem, histologisch wenig differenziertem Ovarialkarzinom wirksamer als die einzelnen Medikamente.

Im folgenden zuerst ein Überblick unserer Erfahrungen aus der Zeit von 1960 bis 1973: In dieser Zeit wurden Patienten mit fortgeschrittenen Stadien des Ovarialkarzinoms, die für die Strahlentherapie ungeeignet waren und bei denen zum großen Teil schon ein Rezidiv vorlag mit Melphalan behandelt. Als Maß für die Reaktion des Tumorgewebes auf die Chemotherapie wurden folgende Kriterien angewandt:

1. Komplette Tumorremission, d.h. vollständige Rückbildung einer meßbaren Tumormasse für eine Dauer von 3 Monaten.
2. Partielle Remission des Tumors, d.h. 50%ige Verkleinerung des Durchmessers einer meßbaren Tumormasse für eine Dauer von 3 Monaten.

Die Ergebnisse der Melphalan-Behandlung sind in Tab. 12-1 zusammengestellt. Melphalan kann eine komplette Remission in etwa 20% und eine partielle Remission des Tumorgewebes in 26% der behandelten Patienten induzieren.

*Tabelle 12-1* Ergebnisse der Behandlung von 494 Patienten mit Ovarialkarzinom mit Melphalan (Alkeran®)

| Typ | Zahl der Patienten | Kpl. Remission | Part. Remission |
|---|---|---|---|
| Serös | 329 | 22% | 27% |
| Muzinös | 45 | 22% | 22% |
| Andere | 120 | 13% | 29% |
| Alle | 494 | 20% | 26% |

Die gesamte Remissionsrate von 46% für fortgeschrittene Ovarialkarzinome ist im Vergleich zu der Leistung neuerer von uns angewandter Einzel- und Kombinationstherapien nach wie vor günstig. Melphalan hat viele vorteilhafte Eigenschaften. Es kann leicht oral verabreicht werden. Es ist nur wenig toxisch. Die Patienten fühlen sich infolgedessen während der Behandlung wohl.

## 12.1 Mono- und Polychemotherapie und ihre Ergebnisse

Für eine Langzeitbehandlung ist allerdings die *Gefahr einer Thrombozytopenie* ein wesentlicher Nachteil. Neuere Berichte über die Entwicklung einer *akuten Leukämie* nach langfristiger Anwendung von Melphalan lassen Bedenken hinsichtlich dieses Modus der Verabreichung aufkommen. Melphalan ist besonders für solche Patienten geeignet, welche eine gute Prognose haben, jedoch eine Chemotherapie benötigen. Das trifft z.B. zu für Stadium I und II mit histologisch guter Differenzierung ohne makroskopischen Anhalt für postoperativ zurückgebliebenes Karzinomgewebe.

Seit 1973 haben wir in unsere klinischen Studien über die Wirkung der Zytostatika bei Patienten mit Ovarialkarzinom neue Substanzen, allein oder in unterschiedlichen Kombinationen, aufgenommen (Tab. 12-2).

*Tabelle 12-2* Klinische Studien bei 439 Patientinnen mit Ovarialkarzinom (Stadium III und IV)

| Studie | Chemotherapie | Zahl der Patientinnen |
|---|---|---|
| I | Melphalan | 50 |
| | Hexamethylmelamin | 25 |
| | 5-Fluorouracil | 25 |
| II | Melphalan | 35 |
| | Hexamethylmelamin | 35 |
| | Hexamethylmelamin + Endoxan | 32 |
| | Adriamycin | 34 |
| III | Melphalan | 25 |
| | Hexamethylmelamin + Adriamycin + Endoxan | 25 |
| | Hexamethylmelamin + Endoxan | 25 |
| | Cisplatinum | 25 |
| IV | Melphalan + Cisplatinum | 49 |
| | Hexamethylmelamin + Adriamycin + Endoxan | 53 |
| | Summe | 438 |

Die Studien beschränkten sich ausschließlich auf Patientinnen mit Ovarialkarzinom der fortgeschrittenen Stadien III und IV. Histologisch handelte es sich um muzinöse, seröse, endometrioide, mesonephroide und undifferenzierte Karzinome.
In die Studie I (Januar 1973–April 1974) wurden 100 Patientinnen mit Ovarialkarzinom der Stadien III und IV aufgenommen. Sie enthielt 3 Therapie-Arme: 5-Fluorouracil (25 Patienten), Hexamethylmelamin (25 Patienten) und zum Vergleich Melphalan (50 Patienten). Blieb eine Wirkung aus, wurde das jeweilige Präparat abgesetzt und durch andere ersetzt. Tab.12-3 gibt einen Überblick über Studie I.

*Tabelle 12-3* Studie I

| Initiales Zytostatikum | Alternative Zytostatika falls keine Tumorremission eintritt |
|---|---|
| Melphalan | → ActFuCy* → Hexamethylmelamin |
| Hexamethylmelamin | → Melphalan → ActFuCy* |
| 5-Fluorouracil | → Melphalan → Hexamethylmelamin |

* Erklärung der Abkürzung s. S.125.

In die Studie II (Mai 1974–April 1976) wurden 136 Patienten aufgenommen. Es bestanden 4 randomisiert verteilte Therapie-Arme: Hexamethylmelamin (35 Patienten), Adriamycin (34 Patienten), eine Kombination von Hexamethylmelamin und Endoxan (32 Patienten) und wiederum zum Vergleich Melphalan (35 Patienten). Tab.12-4 gibt eine Übersicht über Studie II.

*Tabelle 12-4* Studie II

| Initiales Zytostatikum | Alternative Zytostatika falls keine Tumorremission eintritt |
|---|---|
| Melphalan | → Hexamethylmelamin |
| Hexamethylmelamin | → Melphalan |
| Hexamethylmelamin + Endoxan | → Adriamycin |
| Adriamycin | → Hexamethylmelamin + Endoxan |

Studie III (Mai 1976–Mai 1978) umfaßte 100 Patienten. Sie enthielt ebenfalls randomisiert verteilt 4 Behandlungsmöglichkeiten: Cisplatinum (25 Patienten) Hexamethylmelamin + Endoxan (25 Patienten), Hexamethylmelamin + Adriamycin + Endoxan (25 Patienten) und zum Vergleich Melphalan (25 Patienten). Tab. 12-5 gibt einen Überblick über Studie III.

*Tabelle 12-5* Studie III

| Initiales Zytostatikum | Alternative Zytostatika, falls keine Tumorremission eintritt |
|---|---|
| Melphalan | → Hexamethylmelamin + Adriamycin + Endoxan |
| Hexamethylmelamin + Adriamycin + Endoxan | → Melphalan |
| Hexamethylmelamin + Endoxan | → Cisplatinum |
| Cisplatinum | → Hexamethylmelamin + Endoxan |

Studie IV begann im Juni 1978 und läuft zur Zeit noch. Sie ist als zweiarmiger klinischer Versuch zum Vergleich der Kombinationen Hexamethylmelamin + Adriamycin + Endoxan auf der einen Seite und Melphalan + Cisplatinum auf der anderen Seite angelegt (Tab. 12-6).

*Tabelle 12-6* Studie IV

| Initiales Zytostatikum | Alternative Zytostatika, falls keine Tumorremission eintritt |
|---|---|
| Melphalan + Cisplatinum | → Hexamethylmelamin + Adriamycin + Endoxan |
| Hexamethylmelamin + Adriamycin + Endoxan | → Melphalan + Cisplatinum |

Vor der Randomisierung wurden die in diese Studien aufgenommenen Patienten nach folgenden Kriterien aufgeteilt:
1. Volumen des postoperativ noch vorhandenen Tumorgewebes (Durchmesser größer oder kleiner als 2 cm).
2. Reifegrad 1 und 2 oder Grad 3.

In Tab. 12-7 ist dargestellt, in welcher Weise und Dosis die verschiedenen Substanzen als Mono- oder Polychemotherapie verabreicht wurden. Tab. 12-8 enthält eine Übersicht über die Ergebnisse.

Es zeigt sich, daß Melphalan und Hexamethylmelamin eine sehr ähnliche zytostatische Aktivität aufweisen. Beide Präparate können leicht verabreicht werden. Sie sind mäßig toxisch. Bei Ovarialkarzinomen mit relativ günstiger Prognose (weniger fortgeschrittenes Karzinom, geringes Resttumorvolumen, histologisch gute Differenzierung) stellen sie eine angemessene Behandlungsform dar.

*5-Fluorouracil* leistet hingegen als Monotherapie nur wenig. Auch wenn gelegentlich beobachtet wurde, daß die Substanz vollständige Remissionen induziert und Langzeitremissionen unterhalten kann, ist sie jedoch weniger zuverlässig und weniger aktiv als andere leicht verfügbare Präparate. 5-Fluorouracil kann deshalb nicht als Monotherapie erster Wahl bei einem Ovarialkarzinom empfohlen werden.

Das Fehlen kompletter Remissionen bei der Anwendung von *Adriamycin* bedarf einer Erklärung. Entsprechend der Planung der Studie wurde in allen Fällen eine Second-look-Operation vorgenommen, wenn eine Gesamtdosis von 550 mg/m² Körperoberfläche erreicht war, also nach ungefähr 6 Monaten. Da bei allen Patienten noch Tumorgewebe im Abdomen sichtbar waren, konnten zu diesem Zeitpunkt ausschließlich partielle Remissionen registriert werden. Wenn sich die Tumorremission im Verlauf der weiteren Chemotherapie mit anderen Zytostatika fortsetzte, haben wir das Überleben dieser Patienten trotzdem im wesentlichen dem Adriamycin zugeschrieben.

Bei 13 Patienten, welche unter Adriamycin ein progressives Tumorwachstum zeigten, gingen wir auf die Behandlung mit Hexamethylmelamin in Kombination mit Endoxan über. Zweimal kam es zu einer vollständigen Remission für 7 bzw. 10 Monate und zweimal zu einer partiellen Remission über 4 bzw. 13 Monate.

*Cisplatinum* ist bei Ovarialkarzinomen wirksam. Sein Wert liegt aber ebenso wie der von Adriamycin in der initialen Einleitung einer Remission. Infolge seiner Toxizität ist wie beim Adriamycin die Höchstdosis nach etwa 7 Behandlungsserien erreicht.

*Tabelle 12-7* Dosierung der verschiedenen Zytostatika

| | | | |
|---|---|---|---|
| Melphalan | 1 mg/kg | oral | verteilt auf 5 Tage alle 4 Wochen |
| 5-Fluorouracil | 15 mg/kg | i.v. | wöchentlich |
| Hexamethylmelamin | 8 mg/kg | oral | täglich und kontinuierlich |
| Adriamycin | 60 mg/m$^2$ | i.v. | an 1 Tag alle 3 Wochen* |
| Cisplatinum | 30 mg/m$^2$ | i.v. | täglich × 3 alle 4 Wochen |
| Hexamethylmelamin | 4 mg/kg | oral | Tag 1–14 alle 4 Wochen |
| + Endoxan | 250 mg/m$^2$ | oral | Tag 1–5 |
| Hexamethylmelamin | 4 mg/kg | oral | Tag 1–14 |
| + Adriamycin | 40 mg/m$^2$ | i.v. | Tag 1 alle 4 Wochen |
| + Endoxan | 200 mg/m$^2$ | oral | Tag 1–5 |

\* Limit bei 550 mg/m$^2$

*Tabelle 12-8* Zusammenfassung der Ergebnisse der klinischen Studien bei Patienten mit fortgeschrittenem Ovarialkarzinom (Stadium III und IV)

| Zytostatikum und Zahl der Patienten | Kpl. Remission | Part. Remission | Kpl. + part. Remission |
|---|---|---|---|
| Melphalan (84) | 18 (22%) | 8 (10%) | 26 (32%) |
| Hexamethylmelamin (67) | 10 (15%) | 8 (12%) | 18 (27%) |
| 5-Fluorouracil (25) | 2 (8%) | 1 (4%) | 2 (12%) |
| Hexamethylmelamin + Endoxan (34) | 7 (21%) | 7 (21%) | 14 (42%) |
| Adriamycin (34) | 0 | 9 (28%) | 9 (28%) |
| Cisplatinum (22) | 5 (23%) | 4 (18%) | 9 (41%) |
| Hexamethylmelamin + Adriamycin + Endoxan (30) | 6 (20%) | 3 (10%) | 9 (30%)* |
| Melphalan + Cisplatinum (33) | 8 (24%) | 4 (12%) | 12 (37%)** |

\* Dazu kommen 13 Patienten, bei denen eine genaue Abgrenzung des Krebses zu Beginn der Behandlung nicht möglich war, jedoch bis zu 12 Monaten kein weiteres Krebswachstum beobachtet wurde. Lediglich 8 der insgesamt 30 Patienten (26%) zeigten keine Reaktion auf die Behandlung, sondern zunehmendes Krebswachstum.

\*\* Dazu kommen 11 Patienten, bei denen eine genaue Abgrenzung des Krebses zu Beginn der Behandlung nicht möglich war, jedoch bis zu 12 Monaten kein weiteres Krebswachstum beobachtet wurde. Lediglich 10 der insgesamt 33 Patienten (30%) zeigten keine Reaktion auf die Behandlung, sondern zunehmendes Krebswachstum.

Die *Kombination von Hexamethylmelamin und Endoxan* führte zu einer höheren Remissionsrate als die Einzelanwendung dieser Substanzen. Diese erste Erfahrung mit einer Polychemotherapie war für uns der Grund, neue Zytostatika zunächst in der Monotherapie zu untersuchen und sie erst dann zu kombinieren, in der Hoffnung, durch einen Synergismus ihre Wirkung zu verbessern.

## 12.2 Fälle mit günstiger Prognose für die Chemotherapie

Im Verlauf der klinischen Beobachtungen gewannen wir den Eindruck, daß für die Überlebenszeit der Patienten nicht nur das angewandte Zytostatikum, sondern auch andere Faktoren eine wesentliche Rolle spielen. Wenn dies so ist, so müssen solche Faktoren bei künftigen klinischen Studien mit der

Überlebenszeit als Kriterium für den Behandlungserfolg beachtet werden. Außerdem erwarteten wir aus Informationen über prognostisch günstige Faktoren auch für die praktische Anwendung von Zytostatika wichtige Hinweise. Insbesondere bestünde dann die Hoffnung, in den Fällen mit guter Prognose von vorneherein eine ausreichende Chemotherapie mit Substanzen möglichst geringer Toxizität vorzunehmen.

Im allgemeinen zeigt das Wachstum der Ovarialkarzinome eine schnelle Progression, es sei denn, es wird durch eine Behandlung verlangsamt. Unterschiede zwischen den Überlebenszeiten von Stadium II und III oder Stadium III und IV sind nur gering, wenn sie nicht durch eine Behandlung beeinflußt werden. Somit ist das Krankheitsstadium bei der Anwendung von Zytostatika ohne oder mit nur kurzfristiger Wirkung kein wichtiger Faktor hinsichtlich der Überlebensdauer.

Es gibt Hinweise im Schrifttum, daß einige Formen *epithelialer Ovarialkrebse* eine bessere Prognose haben als andere. So sollen sich zum Beispiel muzinöse Karzinome weniger aggressiv verhalten als seröse Karzinome. Wird jedoch der histologische Differenzierungsgrad der muzinösen Karzinome und anderer epithelialer Malignome des Ovariums bei der Analyse berücksichtigt, so zeigt sich, daß für die verschiedenartigen Tumortypen bei gleicher histologischer Differenzierung auch eine ähnliche Prognose besteht. Es ist der histologische Differenzierungsgrad und nicht der Zelltypus, der die Prognose bestimmt.

Ein muzinöses Karzinom Grad III und ein seröses Karzinom Grad III verhalten sich gleich aggressiv. Diese Problematik bedarf auch bei anderen Zelltypen der Ovarialkarzinome, so z.B. bei den endometrioiden Tumoren der weiteren Bearbeitung.

In einer neuen Analyse unserer Daten stellten wir uns nunmehr die Frage, welche *prätherapeutischen Merkmale* bei Patienten mit fortgeschrittenem Ovarialkarzinom vorliegen, wenn sie bei Anwendung einer Mono- oder Polychemotherapie 24 Monate oder länger überleben. Der Zeitraum von 24 Monaten wurde gewählt, um eine möglichst große Zahl von Patienten aus den oben erwähnten Studien zusammenzufassen.

Insgesamt wurden 278 Patienten mit Ovarialkarzinomen der Stadien III und IV, welche im M.D. Anderson Hospital in Houston in der Zeit vom 1. Juli 1972 bis zum 1. September 1978 operativ und anschließend chemotherapeutisch behandelt wurden, für die Studie ausgewählt. Bei diesen Patienten wurde der Einfluß folgender Parameter auf die Häufigkeit einer 24monatigen oder längeren Überlebenszeit mit Hilfe statistischer Methoden untersucht: Alter bei der Diagnose, FIGO-Stadium, histologischer Reifegrad, Durchmesser der postoperativ verbliebenen Tumorreste und Art der Chemotherapie.

Für Alter und Tumordurchmesser wurden 2 Gruppen gebildet (Alter unter bzw. über 45 Jahre, Durchmesser der Resttumoren größer oder kleiner als 2 cm). Der Gesamtanteil der Patienten mit längerer Überlebenszeit als 24 Monate lag bei 37,1%. Zwischen Reifegrad 2 und 3 fand sich kein signifikanter Unterschied in bezug auf die 24monatige Überlebenszeit. Grad 2 und 3 wurden deshalb für die statistische Analyse zusammengefaßt. Die verschiedenen Behandlungsschemen wurden ebenfalls in 2 Gruppen zusammengefaßt. Gruppe A enthielt 5-Fluorouracil, Adriamycin, Hexamethylmelamin und Hexamethylmelamin + Endoxan, Gruppe B Melphalan, Cisplatinum und Hexamethylmelamin + Adriamycin + Endoxan.

Die Analyse führte zu folgenden *Ergebnissen*:

1. Das FIGO-Stadium zeigte keine signifikante Auswirkung auf die Überlebenszeit von mehr als 24 Monaten. Ein gleiches Ergebnis fand sich für eine Überlebenszeit von länger als 48 Monaten.

2. Die Wahrscheinlichkeit, daß Patienten mit gut differenziertem Tumorgewebe (Grad 1) länger als 24 Monate leben ist 2,2mal höher als bei Patienten mit histologischem Reifegrad 2 oder 3.

3. Die Wahrscheinlichkeit, daß Patienten mit postoperativen Tumorresten, deren Durchmesser kleiner als 2 cm ist, 24 Monate überleben ist 2,1mal höher als bei Patienten mit einem postoperativen Tumordurchmesser von mehr als 2 cm.

4. Patienten, die jünger als 45 Jahre waren, hatten bei Einnahme der Zytostatika der Gruppe A eine 1,9mal höhere Überlebenswahrscheinlichkeit als über 45jährige Patienten bei Einnahme der gleichen Zytostatika. Das Alter hatte keinen Einfluß auf die Überlebenszeit bei Patienten, die mit Zytostatika der Gruppe B behandelt wurden.

Ist eine Patientin mit einem fortgeschrittenen Ovarialkarzinom jünger als 45 Jahre, ist ihr Tumor durch den histologischen Reifegrad 1 charakterisiert und haben die postoperativ belassenen Tumorreste einen Durchmesser von weniger als 2 cm, so besteht bei Anwendung der Mono- oder Polychemotherapie mit Zytostatika der Gruppe A und B eine 3,5mal größere Wahrscheinlichkeit 24 Monate zu überleben, als wenn diese Merkmale nicht gegeben sind.

## 12.3 Toxische Wirkungen von Zytostatika

Bei der Wahl einer angemessenen Chemotherapie für den einzelnen Patienten müssen die pharmakodynamischen Eigenschaften, Stoffwechsel und die Ausscheidung des Zytostatikums berücksichtigt werden. Die Einschränkung des Wohlbefindens, die mit toxischen Wirkungen verbunden ist, bedarf ebenfalls der größten Beachtung. Verfügt der Patient nicht über ausreichende Reserven von seiten des Herzens, der Leber und der Nieren, so ist die Wahl der Medikation stark eingeschränkt. Einige Zytostatika kommen dann von vornherein für eine Behandlung nicht in Frage.

Übelkeit und Erbrechen, Neurotoxizität und schwere Knochenmarksdepressionen beeinträchtigen das Wohlbefinden des Patienten erheblich. Die verschiedenen Formen der Polychemotherapie führen zu einer merklichen Zunahme der Toxizität, ein Preis, der für die verstärkte zytostatische Wirkung zu zahlen ist. Polychemotherapieverfahren erfordern häufiger die Verabreichung der Pharmaka über einen längeren Zeitraum als die Monotherapie. Kaum hat sich eine Patientin von der einen Behandlungsserie erholt, wird schon die nächste verabfolgt. Die toxischen Nebenwirkungen der Behandlung können dann zu einer Art Dauerzustand werden. Ganz allgemein sollten für eine Chemotherapie immer Substanzen gewählt werden, welche bei der geringst möglichen Toxizität ausreichend wirksam sind.

*Hexamethylmelamin*

Zur Zeit gibt es nur wenig Informationen über die Verträglichkeit von Hexamethylmelamin. Deshalb sollen unsere Beobachtungen für diese Substanz etwas ausführlicher dargestellt werden.

Die Toxizität von Hexamethylmelamin ist lästig, aber das Risiko lebensbedrohlicher Komplikationen ist nicht so groß wie bei Adriamycin oder Cisplatinum. (Adriamycin verursachte bei 2 Patienten Herzversagen. Eine davon starb nach 450 mg/m² Körperoberfläche und Umsetzen auf Hexamethylmelamin + Endoxan.) Wir sahen keine durch Hexamethylmelamin verursachten Todesfälle oder Dauerschäden. Eine Dosisreduzierung war bei allen Fällen innerhalb von 7 Monaten erforderlich.

Die mittlere Zeit bis zur Entwicklung der *Leukopenie* und *Thrombozytopenie* lag bei 60 bzw. 75 Tagen. Bei weniger als 3000/mm³ und weniger als 100000/mm³ Thrombozyten wurde die Medikation für 14 Tage unterbrochen. Bei erneuter Verabreichung von Hexamthelmelamin wurde die tägliche Dosis von 8 mg/kg Körpergewicht auf 6 mg/kg reduziert. 15mal mußte die Dosis wegen einer Knochenmarkssuppression nach durchschnittlich 120 Tagen reduziert werden.

*Neurotoxische Wirkungen* im Sinne der peripheren Neuropathie (Gefühllosigkeit, Kribbeln, Parästhesien und Muskelschwäche einer Extremität, Gangschwierigkeiten und unkoordinierte Arm- und Handbewegungen) wurden in unterschiedlicher Ausprägung bei 42,5% der Patientinnen beobachtet. Sowohl motorische als auch sensorische Nerven waren betroffen. Symptome von seiten des Zentralnervensystems (Depression, Verwirrung, Gereiztheit, Lethargie, Kopfschmerz, Schwindel, Ataxie, verwaschene Sprache, Krämpfe) traten bei 15% auf. Wegen neurotoxischer Erscheinungen erfolgte eine Dosisreduzierung 3mal nach einer mittleren Behandlungsdauer von 195 Tagen. 7mal mußte das Präparat nach einer mittleren Behandlungsdauer von 180 Tagen wegen der neurotoxischen Erscheinungen ganz abgesetzt werden.

Übelkeit und Erbrechen stellten sich gewöhnlich während der ersten Therapiewochen ein. Die Mehrzahl der Patienten entwickelte eine Toleranz gegen Hexamethylmelamin und war imstande, das Präparat kontinuierlich weiter einzunehmen.

Bei 3 Patienten (5,5%) waren Übelkeit und Erbrechen so stark, daß die Dosis reduziert werden mußte. Bei einer Patientin wurde Hexamethylmelamin wegen unkontrollierbarer Übelkeit und Erbrechens abgesetzt.

*Cisplatinum*

Im Schrifttum über die Toxizität des Cisplatinum werden vor allem Übelkeit, Erbrechen und die nephrotoxische Wirkung betont. In unserer Studie waren Übelkeit und Erbrechen ebenfalls ein Problem. Sie ließen sich nicht wesentlich durch Antiemetika oder hohe Dosen von Cortison beeinflussen. Haupthindernis für eine länger dauernde Behandlung ist die Neurotoxizität. Die maximale Akkumulation bei schwerer Neurotoxizität liegt bei ungefähr 400 bis 500 mg, d.h. bei 5–7 Behandlungsmonaten. Die *Nephrotoxizität* war bei uns kein Problem. Wir schlossen Patienten mit ernsthaften Nierenschäden von der Cisplatinumverbindung aus und verabreichten vor, während und nach der Gabe von Cisplatinum reichlich Flüssigkeit. Außerdem erfolgte gleichzeitig eine Mannitol-Diurese. Die Patienten fürchteten das *Erbrechen*, das sie mit jeder Gabe von Cisplatinum erwarten mußten, zumal sich keine Toleranz entwickelte.

16 von 22 Patienten zeigten Übelkeit und Erbrechen in leichter oder schwerer Form über 2 bis 48 Stunden. Eine Reduktion der Cisplatinum-Dosis verminderte diese Nebenwirkungen nicht. Myelosuppressive Nebenwirkungen wurden kaum beobachtet. Kein Patient wurde leukopenisch. Bei 2 von 22 Patienten fiel eine Thrombozytopenie auf. Die Thrombozyten lagen jedoch niemals unter $60 000/mm^3$. Eine ausgeprägte Nephrotoxizität wurde in keinem Fall beobachtet.

Eine *periphere Neurotoxizität* fand sich am häufigsten (bei 15 von 22 Patienten), obgleich auch toxische Erscheinungen des Zentralnervensystems auftraten. Die Neurotoxizität besteht hauptsächlich in einer Schädigung der sensorischen Nerven und zeigt einen regelmäßigen und vorhersehbaren Symptomverlauf. Die häufigsten Anfangssymptome waren Parästhesien der Hände und Füße, Verlust der tiefen Sehnenreflexe, Verlust des Lagesinns, des Vibrationsgefühls und allgemeiner sensorischer Ausfall in den Extremitäten. Wir wissen noch nicht, ob diese periphere Neurotoxizität reversibel ist. Einigen Patienten schien es nach Absetzen von Cisplatinum besser zu gehen, jedoch könnte es auch sein, daß sie gelernt hatten, mit dem Nervenschaden besser umzugehen. 7 Patienten zeigten eine Progression neuraler Nebenwirkungen auch nach Absetzen der Behandlung mit Cisplatinum.

Die Neurotoxizität ist von der Gesamtdosis abhängig und stellt sich bei $450 mg/m^2$ Körperoberfläche ein. Es ist möglich, die Behandlung über diese Dosis hinaus fortzusetzen, jedoch ist es dann ratsam, regelmäßig neurologische Kontrollen vorzunehmen. Studien über die Pathophysiologie der Neurotoxizität des Cisplatinum sind erforderlich, vor allem auch in Hinsicht auf die notwendige Sorgfalt bei der Überwachung der Patienten.

## 12.4 Schlußfolgerungen

Die zur Zeit angewandten Zytostatika zur Behandlung von Ovarialkarzinomen haben eine ernstzunehmende Toxizität. Einige können Dauerschäden und lebensbedrohliche Nebenwirkungen hervorrufen. Polychemotherapieschemata sind toxischer, aber wirksamer. Sie sollten für Patienten mit schlechter Prognose reserviert bleiben. Patienten mit schlechter Prognose sind solche mit persönlichen oder karzinombedingten Merkmalen, die den Krebs aggressiver und weniger auf eine Chemotherapie ansprechbar werden lassen, so bei undifferenziertem histologischem Bild, bei großen, inoperablen Tumormassen, bei fortgeschrittenem Stadium des Tumors und bei höherem Alter der Patientin. Ungelöst ist die Frage des Einflusses großer Aszitesmengen auf das Behandlungsergebnis.

*Bei gut differenzierten Tumoren* (histologischer Reifegrad 1) besteht hinsichtlich der Überlebenszeit von mehr als 24 oder gar 48 Monaten eine günstige Prognose. Patienten mit diesem Tumormerkmal sollten deshalb auch nicht mehr in Chemotherapiestudien bei fortgeschrittenen Ovarialtumoren aufgenommen werden.

Die prospektiven randomisierten Studien haben gezeigt, daß es Unterschiede in der Wirksamkeit der einzelnen Zytostatika gibt. *Melphalan und Cisplatinum* scheinen zur Zeit anderen Präparaten überlegen zu sein. Für Cisplatinum fanden wir bei Stadium III und IV eine mittlere Überlebenszeit von

21,3 Monaten. Wir empfehlen heute Melphalan (Alkeran®) als Monotherapie der ersten Wahl. Cyclophosphamid (Endoxan®) ist eine gute Alternative.

Für eine Kombinationsbehandlung empfehlen wir zur Zeit Cisplatinum + Melphalan. Die Hexamethylmelamin + Adriamycin + Endoxan-Kombination ist ebenfalls wirksam. Für die Patientin ist jedoch unangenehm, daß sich diese Behandlung länger hinzieht als die Anwendung von Cisplatinum + Melphalan.

*Hexamethylmelamin* ist wirksam bei unbehandelten Ovarialkarzinomen oder solchen, die nicht auf alkylierende Substanzen ansprechen. 31,5% von 54 Patienten zeigten eine Remission, 8 Patienten zeigten eine komplette Remission.

Unsere Ergebnisse legen nahe, daß für Patienten unter 45 Jahren keine Präferenz für die Behandlung mit einer bestimmten Mono- oder Polychemotherapie besteht. Patienten über 45 Jahre haben hingegen eine größere Chance für ein längeres Überleben, wenn Melphalan und Cisplatinum oder die Kombination von Hexamethylmelamin, Adriamycin und Endoxan verabreicht werden.

Die frühere Praxis, eine unveränderte Dosierung durchzuhalten und das Dosierintervall je nach Toxizität zu variieren, werden wir in der Zukunft ändern. Bei toxischen Erscheinungen werden wir lieber die Dosis reduzieren, dafür das Behandlungsschema mit einer bestimmten Zahl von Behandlungsserien in einer bestimmten Zeit einhalten.

Der Operateur soll auch bei den fortgeschrittenen Stadien des Ovarialkarzinoms das Tumorgewebe so weit wie nur möglich entfernen. Es hat sich gezeigt, daß die *Resttumorgröße* einen Einfluß auf die Wirksamkeit der Zytostatika hat.

Das Risiko des Patienten, unter Melphalan und vielleicht auch unter anderen Substanzen eine akute Leukämie zu entwickeln, ist beträchtlich. Deshalb wird eine möglichst kurze Dauer der Chemotherapie angestrebt.

Die *Second-look-Operation* ist eine wertvolle Entscheidungshilfe zur Frage des Zeitpunktes der Beendigung einer Chemotherapie.

# 13. Erfahrungen in der Behandlung des fortgeschrittenen Ovarialkarzinoms in der Schweiz

*K.W. Brunner*

Die Behandlung des fortgeschrittenen Ovarialkarzinoms hat in den letzten Jahren durch zwei neue Entwicklungen grundsätzlich *neue Aspekte* erhalten:
1. Durch *Fortschritte in den Therapiemodalitäten*. Dazu gehören neue Techniken der tumorreduktiven Chirurgie, die es auch in fortgeschrittenen Stadien noch erlauben, früher als inoperabel betrachtete Tumormassen im ganzen Abdomen zu entfernen oder auf ein Minimum zu reduzieren, so daß eine adjuvante Strahlen- oder Chemotherapie in vielen Fällen noch echte kurative Chance hat. In der Strahlentherapie eröffneten neue Techniken der Ganzabdomenbestrahlung bessere Aussichten, mit residuellen Tumorherden im ganzen Abdomen fertigzuwerden. In der Chemotherapie wurden neue wirksame Zytostatika und damit auch neue hochwirksame Zytostatikakombinationen entwickelt, die unter bestimmten Voraussetzungen auch im fortgeschrittenen Stadium nach tumorreduktiver Chirurgie potentiell kurativ sein können.
2. *Erfassung und Definition von prognostischen Kriterien*, welche jetzt und in der Zukunft einen besseren kurativen Einsatz der neu entwickelten Therapiemodalitäten ermöglichen. Dazu gehört ein exaktes Staging des ganzen Abdomens bei einer Erkrankung, die in der überwiegenden Zahl der Fälle zum vornherein das ganze Abdomen betrifft; ferner die Definition von histologischen und zytologischen Malignitätsgraden (Broder's Grading I–IV), welche sowohl den natürlichen Verlauf der Krankheit wie auch das Ansprechen auf die Therapie bestimmen.

Wir beschränken uns hier auf einige neue Aspekte der Chemotherapie.

In Tab. 13-1 sind die beim Ovarialkarzinom wirksamen Zytostatika und die damit erzielbaren Remissionsraten zusammengefaßt. Am wirksamsten und gebräuchlichsten waren lange Zeit die alkylierenden Substanzen Melphalan (Alkeran), Endoxan und Thio-Tepa, ferner die Antimetaboliten Fluorouracil und Methotrexat. In den letzten Jahren kamen vor allem Adriamycin, Hexamethylmelamin und Cisplatinum dazu.

*In den fortgeschrittenen Stadien III und IV* des Ovarialkarzinoms mit großen Tumormassen war es lange ungewiß, ob intensive Zytostatikakombinationen mit entsprechender erhöhter Toxizität bezüglich Remissionsraten und namentlich bezüglich mittlerer Überlebenszeit bessere Resultate ergeben als die Monochemotherapie mit einer alkylierenden Substanz wie Melphalan oder Endoxan.
Die Schweizerische Arbeitsgruppe für Klinische Krebsforschung untersuchte daher in einer einfachen Studie bei 71 auswertbaren Fällen drei Therapiegruppen. Eine Gruppe erhielt Endoxan allein in der Dosierung von 100 mg/m² täglich; die zweite Gruppe erhielt zusätzlich zu dieser Endoxan-Therapie 500 mg Medroxyprogesteron-Acetat wöchentlich i.m.; in der dritten Gruppe wurde Endoxan in der Dosierung von 80 mg/m² per os täglich mit Fluorouracil 500 mg/m² wöchentlich i.v. kombiniert. Nach 3 Monaten kontinuierlicher Induktionstherapie wurde auf eine intermittierende Behandlung während jeweils 4 Wochen, gefolgt von 4 Wochen Pause, übergegangen.
Die Resultate bezüglich *Remissionen* sind in Tab. 13-2 zusammengefaßt. Mit Endoxan allein wurde eine Remissionsrate (über 50% Tumorreduktion) von 42% erzielt. 38% der Fälle waren unter Endoxan progredient. Mit der Kombination Endoxan

13. Erfahrungen in der Behandlung des fortgeschrittenen Ovarialkarzinoms in der Schweiz

*Tab. 13-1* Chemotherapie bei fortgeschrittenen Ovarialkarzinomen

| Substanz | Frequenz | Zahl der Patienten | Resp. rate (%) |
|---|---|---|---|
| *Alkylierende Substanzen* | | | |
| Melphalan | 0,2 mg/kg/Tab × 5 p.o. oder i.v./3–5 Wochen | 494 | 47 (20 komplett) |
| Chlorambucil | 0,2 mg/kg/Tag p.o. | 280 | 50 |
| Thiotepa | 10 mg/Tag × 15 i.v. | 144 | 65 |
| Cyclophosphamid | 50–150 mg/Tag p.o. | 126 | 49 |
| | 400 mg/Tag × 4 Tage i.v. dann 50–150 mg/Tag p.o. | 104 | 37 |
| Mechlorethamin | 0,2 mg/kg/Tag × 2 i.v. dann Chlorambucil 8–14 mg/Tag p.o. | 81 | 35 |
| BCNU | 100 mg/m²/Tag × 2–3 i.v. | 34 | 6 |
| *Antimetaboliten* | | | |
| 5-Fluorouracil | 15 mg/kg/Tag × 5 dann 7,5 mg/kg jeden 2. Tag/3–4 Wochen | 81 | 32 (18–20) |
| | 15 mg/kg i.v./Woche | 21 | 33 |
| 6-Mercaptopurin | 1 mg/kg p.o. täglich × 60 | 19 | 5 |
| Methotrexat | 5 mg/Tag × 5–10 p.o. oder i.v. 3–4 Wochen | 16 | 25 |
| *Vincaalkaloide* | | | |
| Vincristin | 0,025 mg/kg/Woche | 17 | 6 |
| Vinblastin | 0,1–0,15 mg/kg/Tag × 1–3 i.v. | 16 | 13 |
| *Andere* | | | |
| Hexamethylmelamin | 8 mg/kg/Tag p.o. | 53 | 41 |
| Adriamycin | 30 mg/m²/Tag × 3 i.v. | 18 | 28 |
| | 5 mg/m² i.v. alle 3 Wochen | 33 | 36 |
| Progestagene | 200–600 mg/Woche i.m. | 50 | 10 |
| Cisplatin | 30 mg/m² täglich i.v. × 3 alle 28 Tage | 32 | 27 |

*Tab. 13-2* Remissionsraten

| Behandlung | Anzahl Patienten | PR ($\geq 50\%$) | (No) change | Progression |
|---|---|---|---|---|
| A (CYT) | 24 | 10/24 = 42%** | 5/24 = 21% | 9/24 = 38% |
| B (CYT + GEST) | 21 | 9/21 = 43% | 8/21 = 43% | 4/21 = 19% |
| C (CYT + 5-FU) | 26 | 16/26* = 58%** | 3/26 = 12% | 7/26 = 27% |
| Total | 71 | 34/71 = 48% | 16/71 = 23% | 20/71 = 28% |

\* inkl. 1 CR   \*\* p A:C = 0,07

und Gestagen war die Remissionsrate mit 43% praktisch gleich wie mit Endoxan allein; aber nur 19% der Patientinnen waren unter Therapie progredient. Mit der Kombination Endoxan und Fluorouracil betrug die Remissionsrate 58%, der Prozentsatz der progredienten Fälle 27% (Endoxan

*Tab. 13-3* Kombinationschemotherapie bei fortgeschrittenen Ovarialkarzinomen

|  | Kombination | Dosis | Frequenz | Resp.rate (%) | Ref. |
|---|---|---|---|---|---|
| FAC | Actinomycin D<br>5-Fluorouracil<br>Cyclophosphamid | 0,5 mg/i.v./Tag × 5<br>8 mg/kg i.v./Tag × 5<br>7 mg/kg i.v./Tag × 5 | alle 4 Wochen | 45 | 47 |
| AC | Adriamycin<br>Cyclophosphamid | 40 mg/m² i.v.<br>500 mg/m² i.v. | alle 4 Wochen | 45 | 48 |
| HEXA<br>CAF | Cyclophosphamid<br>5-Fluorouracil<br>Hexamethylmelamin<br>Methotrexat | 150 mg/m² p.o./Tag × 14<br>600 mg/m² i.v./Tag 1, 8<br>4 mg/kg p.o./Tag × 14<br>40 mg/m² i.v., Tag 1, 8 | alle 4 Wochen | 79 | 23 |
| CHAP | Cisplatin<br>Hexamethylmelamin<br>Adriamycin<br>Cyclophosphamid | 50 mg/m² i.v., Tag 1<br>150 mg/m² p.o., Tag 1–14<br>40 mg/m² i.v., Tag 1<br>300 mg/m² i.v., Tag 1 | alle 28 Tage | 50 | 49 |
| CHAD | Cisplatin<br>Hexamethylmelamin<br>Adriamycin<br>Endoxan | 50 mg/m² i.v., Tag 1<br>150 mg/m² p.o., Tag 8–21<br>25 mg/m² i.v., Tag 1<br>600 mg/m², Tag 1 | alle 28 Tage | 90.41 | 50 |
| HAD | Cisplatin<br>Hexamethylmelamin<br>Adriamycin | 50 mg/m² i.v., Tag 1<br>200 mg/m² p.o., Tag 8–21<br>30 mg/m² i.v., Tag 1 | alle 21 Tage | 50* | 51 |

\* vorbehandelte Fälle

versus Endoxan/Fluorouracil: $p = 0,07$). Die mittlere Remissionsrate (Medianwerte) betrug bei diesen sehr fortgeschrittenen Fällen 3,0 Monate mit Endoxan allein, 4,6 Monate mit Endoxan plus Gestagen und 5,8 Monate mit Endoxan und Fluorouracil. Diese Unterschiede erreichen keine statistische Signifikanz. Auch die medianen Überlebenszeiten seit Beginn der Chemotherapie zeigen keine signifikanten Unterschiede in den drei Behandlungsgruppen und variieren von 6,6 Monaten mit Endoxan allein bis zu 10,3 Monaten mit Endoxan plus Gestagen. Nur 4–11 % der Patientinnen in den drei Behandlungsgruppen überlebten länger als $3^1/_2$ Jahre. In allen drei Behandlungsregimes überlebten Patientinnen, die auf die Therapie ansprachen, deutlich länger als solche mit progredientem Verlauf unter der Behandlung, nämlich im Durchschnitt 11 Monate verglichen mit 2,9 Monaten. Die Toxizität war in allen drei Behandlungsgruppen wenig ausgeprägt und alle Behandlungen wurden ambulant durchgeführt.

Die Resultate dieser Studie bei sehr fortgeschrittenen Fällen zeigen nur einen gewissen Trend zu besseren Ergebnissen mit der Kombination, der aber statistisch nicht eindeutig ist. Zu ähnlichen Ergebnissen gelangten andere Studien, mit Ausnahme von Cisplatinum-Kombinationen und der Kombination mit „Hexa-CAF", wie sie in Tab. 13-3 dargestellt sind.

Mit der Kombination Endoxan, Fluorouracil, Hexamethylmelamin und Methotrexat (Hexa-CAF) konnte die Remissionsrate von 40–50 % auf 79 % gesteigert werden, mit gewissen Cisplatinum-Kombinationen gar auf über 90 %. Wichtiger als die Erhöhung der Remissionsraten ist aber ein Ansteigen der Zahl der durch Second-look-Operationen bestätigten vollständigen Remissionen und die Zahl der mehrere Jahre rezidivfrei überlebenden Patientinnen, die mit einiger Wahrscheinlichkeit als geheilt betrachtet werden können.

Entscheidend ist aber die Frage, welche Patientinnen mit fortgeschrittenem Ovarialkarzinom mit Aussicht auf Heilung den heutigen intensiven, aber hoch toxischen Kombinationschemotherapien zugeführt werden sollen und bei welchen Patientinnen eine Aussicht auf Heilung kaum besteht und ähnlich gute palliative Wirkungen auch mit einer wenig toxischen Chemotherapie erzielt werden können.

Es scheint heute festzustehen, daß sehr undifferenzierte (Broder Grading IV) und sehr differenzierte (Broder Grading I) Ovarialkarzinome, namentlich verbunden mit residuellen metastatischen Tumormassen im Abdomen von mehr als 1,5 cm $\varnothing$, von sehr intensiven und toxischen Kombinationschemotherapien im Vergleich zu einer Monochemotherapie oder einer einfachen, wenig toxischen Kombination wenig profitieren. Daher ist es kaum indiziert, alle Patientinnen mit Ovarialkarzinom im Stadium III und IV, unabhängig von der Masse des zu behandelnden Tumors und vom Malignitätsgrad desselben, mit Cisplatinum-Kombinationen zu behandeln. Namentlich gut differenzierte Karzinome können wahrscheinlich mit gleich gutem Ergebnis mit einer einfachen Alkeran-Therapie behandelt werden. Die Anstrengungen müssen in diesen Fällen in erster Linie darauf gerichtet sein, möglichst alle Tumormassen im Sinne einer tumorreduktiven Chirurgie zu entfernen.

Intensive und toxische Zytostatikakombinationen, u.a. Cisplatinum-Kombinationen, kommen in erster Linie im Stadium III bei rein intraabdominaler Ausbreitung nach reduktiver Tumorchirurgie mit residuellen Tumormassen von weniger 1,5 cm $\varnothing$ und einem Malignitätsgrad II oder III in Frage.

Bei diesen Fällen prüft die Schweizerische Arbeitsgruppe für Klinische Krebsforschung in einem gemeinsamen Protokoll mit den gynäkologischen Kliniken der Schweiz die Kombination Cisplatinum Alkeran i.v. und Hexamethylmelamin alle 4 Wochen. Voraussetzung ist die Entfernung aller Tumormassen bis zu Restherden von einem Durchmesser unter 2 cm nach vorangehendem vollständigem klinischem und chirurgischem Staging des ganzen Abdomens. Nach 6 Zyklen ist in allen Fällen eine Second-look-Operation vorgesehen, sofern das in regelmäßigen Intervallen wiederholt eingehende klinische Staging keine Tumorprogredienz zeigt und die Laparoskopie nach 6 Behandlungszyklen negativ ausfällt. Ein wichtiges zusätzliches Ziel dieser Studie ist es, histopathologische und klinische Kriterien zu definieren, welche den weiteren Krankheitsverlauf, die Überlebenszeit und die Langzeiterfolge der untersuchten Therapie bestimmen. Ferner wird der Wert einer zusätzlichen konsolidierenden Strahlentherapie geprüft.

## Literatur

[1] Day, T.G., Gallager, H.S., Rutledge, R.N.: Epithelial carcinoma of the ovary: Prognostic importance of histologic grade. Natl. Cancer Inst. Monogr. 42 (1975) 15–18.

[2] Decker, D.G., Mussey, E., Williams, T.J.: Grading of gynecologic malignancy: Epithelial ovarian cancer. Proc. 7th Natl. Cancer Congress. J.B. Lippincott Philadelphia (1972) 223–231.

[3] Editorial: Clonogenic assays for the chemotherapeutic sensitivity of human tumours. Lancet i (1982) 780–781.

[4] Fuks, Z.: Patterns of spread of ovarian carcinoma: Relation to therapeutic strategies. In: Ovarian Cancer. Advances in the Biosciences. Vol. 26. C.E. Newman, C.H.J. Ford, J.A. Jordan eds. Pergamon Press (1980) 39–55.

[5] Griffiths, C.T.: Surgical resection of bulk tumor in the primary treatment of ovarian carcinoma. Symposium on Ovarian Cancer. Natl. Cancer Inst. Monogr. 42 (1975) 101–104.

[6] Griffiths, C.T., Fuller, A.F.: Intensive surgical and chemotherapeutic management of advanced ovarian cancer. Surgical Clinics of North America 58 (1978) 131–142.

[7] Goldhirsch, A., Joss, R., Greiner, R., Brunner, K.W.: Das Ovarialkarzinom: Neue prognostische und therapeutische Gesichtspunkte. Schweiz. med. Wschr. 110 (1980) 1597–1605.

[8] Hogan, W.M., Young, R.C.: Gynecologic malignancies in cancer chemotherapy 1981, H.M. Pinedo ed. Excerpta Medica, Amsterdam, Oxford (1981) 333–359.

[9] Ozols, R.F., Gravin, A.J., Costa, J., Simon, R., Young, R.C.: Advanced ovarian cancer. Correlation of histologic grade with response to therapy and survival. Cancer 45 (1980) 572–581.

[10] Smith, J.P.: Surgery for ovarian cancer: In: Ovarian Cancer. Advances in the Biosciences. Vol. 26. C.E. Newman, C.H.J. Ford, J.A. Jordan eds. Pergamon Press, Oxford (1980) 137–149.

[11] Tobias, J.S., Griffiths, C.T.: Management of ovarian carcinoma. Current concepts and future prospects. N. Engl. J. Med. 294 (1976) 818–823 (I) and 877–882 (II).

[12] Young, R.C., Chabner, B.A., Hubbard, S.P., Fisher, R.I., Bender, R.A., Anderson, T., Simon, R.M., Canellos, G.P., DeVita, V.T.: Prospective trial of melphalan versus combination chemotherapy (Hexa-CAF) in ovarian adenocarcinoma. N. Engl. J. Med. 299 (1978) 1261–1266.

# 14. Zusammenstellung der beim Ovarialkarzinom am häufigsten angewandten zytotoxisch wirksamen Substanzen[1] [2]

*J. Zander*

## 14.1 Gruppe: Alkylantien

| | |
|---|---|
| International übliche Bezeichnung: | Cyclophosphamid<br>Cytoxan<br>CYC oder CTX |
| Bezeichnung des Fertigarzneimittels: | Endoxan®<br>Cyclostin® |
| Darreichungsart: | p.o. und i.v. |
| Erfahrungen beim Ovarialkarzinom in der Monochemotherapie: | Neben Melphalan seit mehr als 20 Jahren in der Monochemotherapie am häufigsten angewandt.<br>Gesamtremissionsraten (partiell + komplett) bis zu etwa 50%.<br>Bei Remission mittlere Überlebenszeit um 20 Monate gegenüber etwa 13 Monaten bei Patienten ohne Remission.<br>Ähnlich wirksam wie Melphalan.<br>Für eine Monochemotherapie sehr geeignet. |
| in der Kombinations-Chemotherapie: | Häufig Bestandteil wirksamer Kombinations-Chemotherapie, z.B.<br>mit Hexamethylmelamin + Methotrexat + 5-Fluorouracil (HexaCAF),<br>mit Adriamycin (AC),<br>mit Hexamethylmelamin + Adriamycin + Cis-Platinum (CHAD und CHAP) (s. auch S.116 [Tab. 13-3]) |
| Unerwünschte toxische Wirkungen: | Myelosuppressive Wirkung<br>Nausea und Erbrechen<br>Diarrhoe<br>Ulzerationen im Gastrointestinal-Trakt<br>Vorsicht bei Nierenerkrankungen<br>Hämorrhagische Zystitis<br>Alopezie<br>Bei lang dauernder Behandlung Gefahr eines Zweitkrebses (Leukämie, Blase) |

---

[1] Neuere Literaturübersichten zur Chemotherapie des Ovarialkarzinoms bei Literatur Nr. 1–7.

[2] Zur Definition der in dieser Zusammenstellung benutzten Begriffe „partielle und komplette Tumorremission" s. S. 106.

## 14.1 Gruppe: Alkylantien

| | |
|---|---|
| International übliche Bezeichnung: | Melphalan<br>L-phenylalanin mustard<br>L-PAM oder PAM |
| Bezeichnung des Fertigarzneimittels: | Alkeran® |
| Darreichungsart: | p.o. und i.v. |
| Erfahrungen beim Ovarialkarzinom in der Monochemotherapie: | Neben Cyclophosphamid seit mehr als 20 Jahren in der Monochemotherapie am häufigsten angewandt (besonders in USA).<br>Gesamtremissionsraten (partiell + komplett) bis zu etwa 50%.<br>Bei Remission mittlere Überlebenszeit um 20 Monate gegenüber 8–9 Monaten bei Patienten ohne Remission.<br>Ähnlich wirksam wie Cyclophosphamid.<br>Für eine Monochemotherapie sehr geeignet.<br>In USA häufig als Vergleichssubstanz für die Monochemotherapie gegenüber verschiedenen Kombinations-Chemotherapie-Schemata eingesetzt. |
| in der Kombinations-Chemotherapie: | Als Bestandteil einer Kombinations-Chemotherapie relativ selten geprüft. |
| Unerwünschte toxische Wirkungen: | Myelosuppressive Wirkung<br>Nausea und Erbrechen<br>Diarrhoe<br>Vorsicht bei Nierenerkrankungen<br>Zystitis |

14. Zusammenstellung der beim Ovarialkarzinom am häufigsten angewandten zytotoxisch wirksamen Substanzen

## 14.1 Gruppe: **Alkylantien**

| | |
|---|---|
| International übliche Bezeichnung: | Chlorambucil<br>CHB |
| Bezeichnung des Fertigarzneimittels: | Leukeran |
| Darreichungsart: | p. o. |
| Erfahrungen beim Ovarialkarzinom<br>in der Monochemotherapie: | Gesamtremissionsraten (partiell + komplett) bis zu etwa 50 %.<br>Mittlere Überlebenszeiten ähnlich wie bei anderen Alkylantien. |
| in der Kombinations-Chemotherapie: | Verhältnismäßig selten geprüft.<br>In Kombination mit Cis-Platinum sowie Cis-Platinum + Adriamycin relativ wirksam. |
| Unerwünschte toxische Wirkungen: | Myelosuppressive Wirkung<br>Nausea und Erbrechen<br>Diarrhoe<br>Vorsicht bei Nierenerkrankungen<br>Zystitis |

## 14.1 Gruppe: Alkylantien

| | |
|---|---|
| International übliche Bezeichnung: | Thio-Tepa<br>Triäthylenthiophosphoramid<br>TSPA |
| Bezeichnung des Fertigarzneimittels: | Thiotepa „Lederle" |
| Darreichungsart: | i.v. (auch intrakavitär verabreicht) |
| Erfahrungen beim Ovarialkarzinom in der Monochemotherapie: | Gesamtremissionsraten (partiell + komplett) um 50%.<br>Bei Remission mittlere Überlebenszeit um 17 Monate gegenüber 10 Monaten bei Patienten ohne Remission. |
| in der Kombinations-Chemotherapie: | Als Bestandteil einer Kombinations-Chemotherapie nur selten geprüft. |
| Unerwünschte toxische Wirkungen: | Myelosuppressive Wirkung (Dosis limitierender Faktor)<br>Nausea und Erbrechen<br>Diarrhoe<br>Vorsicht bei Nierenerkrankungen<br>Zystitis<br>Intimareizung |

14. Zusammenstellung der beim Ovarialkarzinom am häufigsten angewandten zytotoxisch wirksamen Substanzen

## 14.2 Gruppe: Antimetabolite

| | |
|---|---|
| International übliche Bezeichnungen: | 5-Fluorouracil<br>5-FU oder FU |
| Bezeichnung des Fertigarzneimittels: | Fluoro-uracil „Roche"®<br>Fluroblastin® |
| Darreichungsart: | p.o. und i.v. (auch intrakavitär verabreicht) |
| Erfahrungen beim Ovarialkarzinom<br>  in der Monochemotherapie: | Gesamtremissionsraten (partiell + komplett) geringer als bei Anwendung von Alkylantien (bis zu 25%).<br>Für die Monochemotherapie wenig geeignet. |
|   in der Kombinations-Chemotherapie: | Wird als Antimetabolit in verschiedenen wirksamen Kombinationen eingesetzt, z.B.<br>mit Hexamethylmelamin + Cyclophosphamid + Methotrexat (HexaCAF) (s. auch S. 116 [Tab. 13-3]) |
| Unerwünschte toxische Wirkungen: | Myelosuppressive Wirkung<br>Mucositis (Mund und Magen-Darm-Trakt)<br>Diarrhoe<br>Nausea und Erbrechen<br>Vorsicht bei Lebererkrankungen<br>Zerebellare Ataxie (gelegentlich)<br>Alopezie (weniger ausgeprägt) |

## 14.2 Gruppe: Antimetabolite

| | |
|---|---|
| International übliche Bezeichnung: | Methotrexat<br>MTX<br>Amethopterin<br>2,4-Diamin-$N^{10}$-methylpteroylglutminsäure |
| Bezeichnung des Fertigarzneimittels: | Methotrexat „Lederle" |
| Darreichungsart: | p.o. und i.v. (auch intrakavitär verabreicht) |
| Erfahrungen beim Ovarialkarzinom in der Monochemotherapie: | Gesamtremissionsraten (partiell + komplett) geringer als bei Anwendung von Alkylantien (10–15%).<br>Für Monochemotherapie wenig geeignet. |
| in der Kombinations-Chemotherapie: | Wird als Antimetabolit in verschiedenen wirksamen Kombinationen von Zytostatica eingesetzt, z.B. mit Hexamethylmelanim + Cyclophosphamid + 5-Fluorouracil (HexaCAF),<br>mit Cyclophosphamid + 5-Fluorouracil,<br>mit 5-Fluorouracil + Melphalan (s. auch S. 116) |
| Unerwünschte toxische Wirkungen: | Ausgeprägte myelosuppressive Wirkung<br>Heftige Mucositis (Mund und Magen-Darm-Trakt)<br>Wird als aktive Substanz in den Harn ausgeschieden (Zystitis)<br>Vorsicht bei Nieren- und Leberschäden<br>Nausea und Erbrechen<br>Alopezie (weniger ausgeprägt) |

14. Zusammenstellung der beim Ovarialkarzinom am häufigsten angewandten zytotoxisch wirksamen Substanzen

## 14.3 Gruppe: Antibiotika

| | |
|---|---|
| International übliche Bezeichnungen: | Adriamycin<br>Doxorubicin<br>ADR oder ADRIA |
| Bezeichnung des Fertigarzneimittels: | Adriblastin® |
| Darreichungsart: | i.v. (auch intrakavitär verabreicht) |
| Erfahrungen beim Ovarialkarzinom | |
| in der Monochemotherapie: | Gesamtremissionsraten bis zu etwa 40%. |
| in der Kombinations-Chemotherapie: | Wird heute relativ häufig als Bestandteil verschiedener Formen der Kombinations-Chemotherapie eingesetzt, z.B.<br>mit Cyclophosphamid (AC),<br>mit Hexamethylmelamin + Cis-Platinum (HAD)<br>mit Cyclophosphamid + Hexamethylmelamin + Cis-Platinum (CHAP oder CHAD) (s. auch S. 108 und S. 116).<br>Wegen der ausgeprägten kardiotoxischen Wirkungen soll eine kumulative Gesamtdosis $550\ mg/m^2$ nicht überschritten werden.<br>Besonders geeignet zur Erzielung einer initialen Tumorremission (s. S. 108). |
| Unerwünschte toxische Wirkungen: | Heftiges Erbrechen und Nausea<br>Ausgeprägte myelosuppressive Wirkung (Dosis limitierend)<br>Stomatitis<br>Diarrhoe<br>Vorsicht bei Patienten mit Leber- und Nierenschäden<br>Phlebitis (i.v.)<br>Kardiotoxische Wirkungen (Adriamycin-Kardiomyopathie, Todesfälle sind beschrieben)<br>Alopezie |

## 14.3 Gruppe: Antibiotika

| | |
|---|---|
| International übliche Bezeichnungen: | Actinomycin D<br>Dactinomycin<br>Cosmegen<br>ACT |
| Bezeichnung des Fertigarzneimittels: | Lyovac-Cosmegen |
| Darreichungsart: | i.v. |
| Erfahrungen beim Ovarialkarzinom<br>  in der Monochemotherapie: | Keine ausreichenden Erfahrungen. |
|   in der Kombinations-Chemotherapie: | Bisher nur zusammen mit Cyclophosphamid + 5-Fluorouracil (FAC oder ActFuCy) in der Kombinations-Chemotherapie eingesetzt.<br>In dieser Kombination Gesamtremissionsrate von 45% (s. auch S. 116) bzw. nicht wirksamer als Monochemotherapie mit Alkylantien. |
| Unerwünschte toxische Wirkungen: | Nausea und Erbrechen<br>Myelosuppressive Wirkung<br>Vorsicht bei Patienten mit Leber- und Nierenschaden<br>Gastrointestinale Störungen<br>Phlebitis (i.v.)<br>Alopezie |

14. Zusammenstellung der beim Ovarialkarzinom am häufigsten angewandten zytotoxisch wirksamen Substanzen

## 14.4 Gruppe:            Alkaloide

| | |
|---|---|
| International übliche Bezeichnungen: | Vincristin<br>Vincristinsulfat |
| Bezeichnung des Fertigarzneimittels: | Vincristin, Lilly |
| Darreichungsart: | i.v. |
| Erfahrungen beim Ovarialkarzinom<br>  in der Monochemotherapie: | Sehr geringe Remissionsrate (unter 10%). |
|   in der Kombinations-Chemotherapie: | Hoffnungen, den asynchronen Tumorzellzyklus durch eine Behandlung mit Vincristin in einer Phase zu arrestieren, in welcher cytotoxische Substanzen besonders wirksam sind (Synchronisation), haben sich bisher nicht erfüllt.<br>Eigene Erfahrungen in der Kombination mit Cyclophosphamid + 5-Fluorouracil und bei fehlender Remission in der Kombination mit Adriamycin, führten bei zum Teil chemotherapeutisch vorbehandelten Patienten im Stadium III und IV zu Remissionsraten (partiell + komplett) von 40% und zu einer 5-Jahre-Überlebensrate von 12%. Wegen der heftigen Nebenwirkungen wurde diese Kombinationsbehandlung aufgegeben. |
| Unerwünschte toxische Wirkungen | Nausea und Erbrechen<br>Enteritis<br>Sehr geringe myelosuppressive Wirkung<br>Ausgeprägte neurotoxische Wirkungen (periphere Neuropathie mit sensorischen und motorischen Ausfällen, Obstipation, Ileus), Dosis limitierend<br>Vorsicht bei Lebererkrankungen<br>Alopezie. |

## 14.4 Gruppe: Alkaloide

| | |
|---|---|
| International übliche Bezeichnungen: | Vinblastin |
| | Vinblastinsulfat |
| Bezeichnung des Fertigarzneimittels: | Velbe® |
| Darreichungsart: | i.v. |
| Erfahrungen beim Ovarialkarzinom | |
|   in der Monochemotherapie: | Sehr geringe Remissionsraten unter 15%. |
|   in der Kombinations-Chemotherapie: | Keine ausreichenden Erfahrungen. |
| Unerwünschte toxische Wirkungen: | Im Gegensatz zu Vincristin myelosuppressive Wirkung als Dosis limitierender Faktor. Sonst ähnliche toxische Wirkungen wie Vincristin. |

14. Zusammenstellung der beim Ovarialkarzinom am häufigsten angewandten zytotoxisch wirksamen Substanzen

## 14.5 Gruppe: Varia

| | |
|---|---|
| International übliche Bezeichnungen: | Cis-Platinum<br>Cis-diamindichloroplatinum<br>DDP |
| Bezeichnung des Fertigarzneimittels: | Platinex® |
| Darreichungsart: | i.v. |
| Erfahrungen beim Ovarialkarzinom<br>in der Monochemotherapie: | Steht erst seit 1965 zur Verfügung. In der BRD erst seit 3 Jahren im Handel. Gesamtremissionsraten (partiell und komplett) bis zu etwa 40%. |
| in der Kombinations-Chemotherapie: | Hoch wirksam in verschiedenen Formen der Kombinations-Chemotherapie, z.B.<br>mit Adriamycin (AP),<br>mit Melphalan,<br>mit Adriamycin + Cyclophosphamid (PAC),<br>mit Hexymethylmelamin + Adriamycin (HAD),<br>mit Cyclophosphamid + Hexamethylmelamin + Adriamycin (CHAP oder CHAD) (s. auch S. 116 und S. 108).<br>Kombinationen dieser Art können noch zu Tumorremissionen führen, wenn die Monochemotherapie mit Alkylantien versagt.<br>Wegen der toxischen Wirkungen soll eine kumulative Dosis von 500 mg/m² nicht überschritten werden. |
| Unerwünschte toxische Wirkungen: | Nausea und Erbrechen<br>Enteritis<br>Ausgeprägte nephrotoxische und ototoxische Wirkungen (entsprechende Maßnahmen und Überwachung erforderlich, keine Verabreichung bei Nierenschaden)<br>Neurotoxische Wirkungen (vorwiegend periphere Neuropathie)<br>Myelosuppressive Wirkung weniger ausgeprägt<br>Phlebitis i.v. |

## 14.5 Gruppe: Varia

| | |
|---|---|
| International übliche Bezeichnungen: | Hexamethylmelamin<br>HMM |
| Bezeichnung des Fertigarzneimittels: | Hexastat® |
| Darreichungsart: | p.o. |
| Erfahrungen beim Ovarialkarzinom in der Monochemotherapie: | Gehört zu den jüngeren Cytostatica. In der BRD erst seit 1982 im Handel.<br>In der Monochemotherapie ähnlich wirksam wie die Alkylantien Melphalan und Cyclophosphamid. Remissionen (partiell + komplett) bis zu 45%. Relativ verträgliche Substanz. |
| in der Kombinations-Chemotherapie: | Häufig Bestandteil wirksamer Schemata für die Kombinations-Chemotherapie, z.B.<br>mit Cyclophosphamid + Adriamycin,<br>mit Adriamycin + Cis-Platinum (HAD),<br>mit Cyclophosphamid + Adriamycin + Cis-Platinum (CHAP und CHAD),<br>mit Cyclophosphamid + Methotrexat + 5-Fluorouracil (HexaCAF) (s. auch S.116). |
| Unerwünschte toxische Wirkungen: | Erbrechen und Nausea<br>Weniger ausgeprägte myelosuppressive Wirkung<br>Diarrhoe<br>Neurotoxische Wirkungen (periphere Neuopathie bis zu 40%, zentralnervöse Störungen bis zu 15%)<br>Alle Nebenwirkungen sind nach Absetzen der Substanz reversibel. Keine lebensgefährlichen Wirkungen. |

## Literatur

[1] Barber, H.R.K.: Ovarian Carcinoma, Etiology, Diagnosis, and Treatment. Masson Publishing Inc., New York, 1978.

[2] Bush, R.S.: Malignancies of the Ovary, Uterus, and Cervix. Edward Arnold, London, 1979.

[3] Carter, S.K.: The Chemotherapy of Epithelial Ovarian Cancer. In: Gynecologic Oncology, Controversies in Cancer Treatment. Herausg.: S.C. Ballon, K.G. Hall, Medical Publishers, Boston, 1981, S.253.

[4] Morrow, C.P.: Malignant and Borderline Epithelial Tumors of Ovary: Clinical Features, Staging, Diagnosis, Intraoperative Assessment and Review of Management. In: Gynecologic Oncology. Herausg.: M. Coppleson. Churchill, Livingstone, Edinburgh, London, Melbourne, New York, 1981, Vol.2, S.655.

[5] Tattersall, M.H.N.: Pharmacology and Selection of Cytotoxic Drugs. In: Gynecologic Oncology. Herausg.: M. Coppleson. Churchill, Livingstone, Edinburgh, London, Melbourne, New York, 1981, Vol.1, S.121.

[6] Thipgen, T.: The Chemotherapy of Epithelial Ovarian Cancer. In: Gynecologic Oncology, Controversies in Cancer Treatment. Herausg.: S.C. Ballon, K.G. Hall, Medical Publishers, Boston, 1981, S.272.

[7] Van Oosterom, A.T., Muggia, F.M., Cleton, F.J. (Herausg.): Therapeutic Progress in Ovarian Cancer, Testicular Cancer and the Sarcomas. Boerhaave Series, Vol.16, University Press, Leiden, 1980.

# 15. Die Betreuung von Patientinnen mit Ovarialkarzinom während und nach der Behandlung

*H. Lochmüller, E. Schneider* und *J. Derbolowsky*

Im Verlauf der Betreuung von Patientinnen mit einem Ovarialkarzinom während und nach der Behandlung stellen sich eine Vielzahl von Aufgaben mit fließenden Übergängen von der Diagnose über die Therapie bis hin zur eigentlichen Nachsorge [17, 18]. Aufgaben und Ziele der Nachsorge sind in Tabelle 15-1 zusammengefaßt. Sie gelten ganz allgemein für jeden Karzinomkranken.

Schon aus dem Inhalt von Tabelle 15-1 wird deutlich, daß weder der Hausarzt noch der betreuende Klinikarzt allein in der Lage sind, den Patienten ausreichend zu betreuen. Dazu ist eine enge Zusammenarbeit zwischen Hausarzt, klinischem Onkologen, Sozialarbeiter und Pflegepersonal notwendig. Ebenso müssen die Familie bzw. das soziale Umfeld mit einbezogen werden (Übersicht bei 12).

*Tabelle 15-1* Aufgaben und Ziele der Nachsorge bei Patienten mit Ovarialkarzinom

- Frühzeitige Erkennung eventueller Rezidive und Behandlungsmißerfolge
- Erkennung und Behandlung von Therapienebenwirkungen
- Durchführung und Überwachung ambulanter Zusatzbehandlung und adjuvanter Therapieformen
- Psychische Betreuung und Führung der Patienten und ihrer Familie
- Hilfe bei der sozialen Rehabilitation
- Leistungs- und Erfolgskontrolle der behandelnden Klinik

Da das Tumorleiden als primär chronische Erkrankung anzusehen ist, sollte der Patient so wenig wie möglich hospitalisiert und so lange wie möglich ambulant betreut werden, um im schützenden Umkreis seiner Familie und seiner gewohnten Umwelt zu verbleiben. Hausärztlich ambulante und hochspezialisierte onkologische Betreuung sind nicht unvereinbar, sondern nur verschiedene Facetten ein und desselben Problems. Wie die Aufgaben der Patientenbetreuung gewichtet und verteilt werden, ist regional außerordentlich unterschiedlich. In Abb. 15-1 ist die Betreuung der Patientin zwischen Hausarzt und Facharzt, Heimatkrankenhaus, Tumorzentrum und Nachsorgeklinik mit den möglichen Querverbindungen angedeutet.

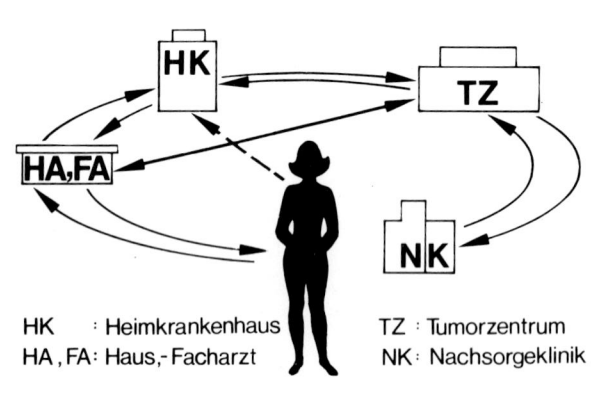

HK : Heimkrankenhaus   TZ : Tumorzentrum
HA, FA: Haus-, Facharzt   NK : Nachsorgeklinik

*Abb. 15-1.* Schema der Betreuung von Pat. mit Ovarialkarzinom.

## 15.1 Betreuung unmittelbar nach der Diagnosestellung und im Verlauf der Erstbehandlung

Die verschiedenartigen Aufgaben der Betreuung beginnen praktisch mit dem Tag, an dem die Diagnose endgültig und zuverlässig gestellt wird. Dies gilt besonders auch für das Ovarialkarzinom. Die Planung der speziellen Behandlung muß von vornherein mit Hinblick auf die Umwelt der Patientin erfolgen. Dabei ist die Eigenproblematik des Patienten zu berücksichtigen, z.B. wie sich für ihn das Problem der Krankheitsverarbeitung stellt, wie seine Angehörigen sich dazu stellen und nicht zuletzt auch, wie sich der Arzt dazu stellt. Ebenso bedarf bei der Aufstellung des Behandlungsplanes die individuelle Lebensqualität des Patienten der größten Beachtung [12].

Eine *wahrhafte Aufklärung* des Patienten über seine Erkrankung und die Erarbeitung eines gemeinsamen Strategieplans zur Therapie ist unseres Erachtens sowohl für die Patientin als auch für ihre Betreuer die beste Grundlage zur Bewältigung von Schwierigkeiten, die sich im Verlauf der Behandlung vielfach ergeben können [25, 26]. Die Einbeziehung des Partners und der Familie in das Gesamtkonzept für die Behandlung und in die Betreuung im Verlauf dieser Behandlung sollte schon frühzeitig beginnen. Dazu gehört, daß der Patient gebeten wird, den Arzt von seiner – auch in dieser Situation den Angehörigen gegenüber geltenden Schweigepflicht – gezielt zu entbinden und die Personen zu benennen, mit welchen das Krankheitsbild jetzt und in der späteren Entwicklung besprochen werden darf. Es ist ratsam, von vornherein bei der Familie darauf einzuwirken, daß das unwillkürliche „Sichzurückziehen der Angehörigen von dem tumorkranken Patienten" ebenso unterbleibt wie ein „zu mitleidvolles Gebaren". Auch auf den raschen Wechsel von oft widersprechenden Verhaltensweisen des Patienten, der im Umgang mit Krebspatienten so belastend wirken kann und der aus der Unsicherheit und Todesbedrohung durch die Diagnose erklärt wird [20], sollte die Familie zeitig hingewiesen werden.

In bezug auf die weitere *berufliche Situation* der Kranken mit einem Ovarialkarzinom sollten die Weichen zeitig gestellt werden [6]. Voraussetzung ist, daß in dieser Richtung schon während der Erarbeitung des Behandlungsplanes möglichst genaue Informationen zur Verfügung stehen.

Von frühzeitigen *Rentenanträgen* ist allerdings dringend abzuraten. Spezialisten an den Kliniken, Sozialfürsorger, Rehabilitationsberater des Arbeitsamtes und andere können hier helfen, den richtigen Weg zu finden [3]. Aber auch die betreuenden Ärzte sollten über diesen Problemkreis gut informiert sein und nicht zu früh dem Wunsch der Krankenkasse nach baldigem Rentenantrag entsprechen. In der Regel empfiehlt es sich, anzustreben, daß die Patienten bis zu einem Jahr nach der Primärbehandlung Krankengeld wegen Arbeitsunfähigkeit beziehen. Erst dann, also 6 Monate vor der Aussteuerung, sollte darüber entschieden werden, ob ein Rentenantrag gestellt wird oder ob betriebliche Eingliederungsmaßnahmen angestrebt werden.

Rehabilitation geht selbstverständlich vor Rente. Schon während der Behandlung und in der unmittelbar folgenden Nachsorge muß geklärt werden, welchen Stellenwert der berufliche Bereich für die Patientin über die bloße Erwerbsquelle hinaus, vor allem auch in psychosozialer Hinsicht, hat. Gerade bei Langzeit- oder Dauerbehandlung wirkt es sich für die Patientin oft sehr günstig aus, wenn sie leichte Arbeiten verrichten kann. Ist zu Beginn der Behandlung schon klar, daß eine Langzeitbelastung auf die Patientin zukommt, so ist es dringend notwendig, sie so zu beraten, daß sie die bestehenden rechtlichen Möglichkeiten für wirtschaftliche Hilfen voll in Anspruch nehmen kann. Der Krebskranke hat rechtlich den Status des Behinderten und damit einen zumindest befristeten Anspruch auf eine Haus- oder Familienpflegerin; dafür sind u.a. Sozialstationen, Verbände der Freien Wohlfahrtspflege und die Sozialfürsorge die entsprechende Anlaufstelle [22, 4].

Je nach Schwere der Erkrankung ist es 3–5 Jahre möglich, eine 70- bis 100%ige *Minderung der Erwerbsfähigkeit* zu bestätigen. Damit kommen den Patienten Steuerermäßigung, Gebührenbefreiung, erhöhtes Wohngeld, Sonderurlaub, Kündigungsschutz etc. zugute. Eine „amtliche Minderung der Erwerbsfähigkeit" beinhaltet selbstverständlich nicht eine subjektive Minderung der Leistungsfähigkeit in gleicher Höhe. Schon während der Behandlung und unmittelbar danach gehört es zu den Aufgaben des betreuenden Arztes, seiner Patientin die entsprechenden Kontaktstellen zu vermitteln. Über die Krebsberatungsstellen kann sie darüber hinaus zu Frauen mit gleichartigen Problemen finden.

Durch *psychotherapeutische, psychopädische und familienstützende Maßnahmen* kann im Einzelfall sehr geholfen werden. Der behandelnde Arzt sollte darüber informiert sein, wie und wo gegebenenfalls

15. Die Betreuung von Patientinnen mit Ovarialkarzinom während und nach der Behandlung

solche Maßnahmen eingeleitet werden [10, 7]. Ebenso ist es wichtig, psychosexuelle Probleme von seiten des Arztes anzusprechen. Sie bestehen vielfach, werden aber von seiten der meist älteren Patienten nur selten angegeben. Auch in diesem Bereich müssen gegebenenfalls entsprechende Hilfsmaßnahmen eingeleitet werden.

Die Beratung über *behandlungsspezifische Verhaltensweisen*, von der postoperativen Gymnastik über die Waschvorschriften bis zu eventuellen diätetischen Ratschlägen, gehört ebenfalls von Beginn der Behandlung an zu den dringlichen Aufgaben der Betreuung. Gerade in diesem Bereich fühlt sich der Patient nicht selten im Stich gelassen.

Probleme, welche durch die operative Behandlung entstehen können, wie z. B. Verwachsungsbeschwerden, vorzeitiges Klimakterium und Anus praeternaturalis sollten im präoperativen Gespräch angesprochen werden. Wichtig ist, von vornherein darauf hinzuweisen, daß auch *nach der operativen Behandlung* eine weitere und langfristige Behandlung erforderlich sein kann. Besonders wichtig ist es, in dieser Richtung auch die Angehörigen sorgfältig aufzuklären. Von ihrer Seite aus bestehen häufig mehr Befürchtungen in bezug auf die Operation und ihre Folgen als von seiten der Patientin, welche sich von der Operation und der Entfernung des bösartigen Gewebes meist viel verspricht.

Die *Strahlenbehandlung* stellt große Anforderungen an das psychologische Geschick des Betreuers. Im Gegensatz zum operativen Eingriff geschieht hier etwas mit dem Patienten, was er nicht unmittelbar sieht, hört oder fühlt. Diese Besonderheit sollte zu Beginn der Strahlenbehandlung besonders berücksichtigt werden [14, 15], auch wenn die Patientin sich in der Regel bald an diese Behandlungsform gewöhnt. Selbstverständlich ist auch die frühzeitige Erkennung und Behandlung von unerwünschten Behandlungsfolgen einer Bestrahlung (z. B. akut entzündliche Reaktionen oder Strahlenkater) eine wesentliche Aufgabe der Betreuung. Gleiches gilt für mögliche Spätwirkungen, z. B. Blasen-, Darm-, Schleimhautveränderungen und ihre gezielte Behandlung.

Spezielle Probleme stellt ebenso die *Chemotherapie* mit der Vielfalt ihrer Nebenwirkungen (s. tabellarische Zusammenstellung). Die Patientin und ihre Angehörigen sollten auf die möglichen Nebenwirkungen schon zu Beginn der Chemotherapie hingewiesen werden. Das ist notwendig, damit Nebenwirkungen als solche erkannt und nicht als tumorbedingt mißdeutet werden. Die Bereitschaft der Patienten, auch höchst unangenehme Begleiterscheinungen des operativen Vorgehens, der Bestrahlung oder der Chemotherapie zu tolerieren, ist in der Regel durchaus gegeben, wenn sie entsprechend vorbereitet sind. Gerade auch bei langer Behandlungsdauer sollte die Integration der Patientin in die stützende Familie und damit auch möglichst der Aufenthalt zu Hause angestrebt werden.

## 15.2 Betreuung im Verlauf der Nachsorge

Zur Verlaufskontrolle bei Patienten mit einem Ovarialkarzinom sind verschiedene *Schemata* empfohlen worden. Von größter Bedeutung sind nach wie vor die sorgfältige Erhebung der Zwischenanamnese, eine gründliche klinische Untersuchung mit der äußerlichen Abtastung des Abdomens und

| | jede Woche | alle 4-6 Wochen | alle 3 Monate | alle 6 Monate | alle 12 Monate |
|---|---|---|---|---|---|
| Klinische Untersuchungen | ○ | ● | | | |
| Gewicht | | | ● | | |
| Größe | | | | | ● |
| Temperatur | | | ● | | |
| Labor: | | | | | |
| BKS | | | ● | | |
| → Leukos | | ● | | | |
| → Thrombos | | ● | | | |
| Hb | | | ● | | |
| Alk. Phosphatase | ○ | | ● | | |
| Transaminasen | ○ | | ● | | |
| Bilirubin | ○ | | ● | | |
| ( HCG (bei Trophoblasttumoren) | ○ | | ● | | ) |
| Sonstige Untersuchungen: | | | | | |
| Rö.-Thorax 2 Eb. | | | ○ | | ● |
| Rö.-Skelett | | | ○ | | |
| Szintigramme | | | | | |
| Leber | | | ○ | ● | |
| Skelett | | | ○ | ● | |
| Ultraschall | | | ○ | ● | |
| EKG | | | ○ | | |

● routinemäßig erforderlich, bei Bedarf häufiger
○ bei pathologischen Befunden

*Abb. 15-2.* Verlaufskontrolle bei Chemotherapie von Pat. mit Ovarialkarzinom

der vaginalen und rektalen Austastung des kleinen Beckens sowie das Gewichtsverhalten. Neben den Laboruntersuchungen (Hb, BSG, Transaminasen, alkalische Phosphatase, Bilirubin, Harnstoff-Stickstoff/Urin), sind außerdem in Intervallen szintigraphische (Leber- und Skelettszintigraphie), Röntgen- und Ultraschalluntersuchungen erforderlich.

Die Abstände solcher Untersuchungen sind bis zu einem gewissen Grad therapie- und verlaufsabhängig. In verschiedenen Institutionen werden sie teilweise etwas unterschiedlich gehandhabt. Es ist ratsam für die Patientinnen mit Ovarialkarzinom eine Checkliste anzulegen und in den jeweiligen Abständen die entsprechenden Untersuchungen auszuführen bzw. dafür zu sorgen, daß diese Untersuchungen erfolgen. Ein Beispiel für eine Checkliste dieser Art findet sich in Abb. 15-2 (nach 9).

Während der Nachsorgezeit muß der Patient spüren und auch der Überzeugung sein, daß der weiterbetreuende Arzt seine Nöte ebenso versteht und erkennt, wie er die notwendigen klinischen und technischen Untersuchungen vornimmt oder veranlaßt; denn der Patient befindet sich in einer Art Wartestellung zum Rezidiv.

## 15.3 Betreuung bei Fortschreiten der Erkrankung bzw. beim Rezidiv

Für die Patienten, bei denen schon zu Therapiebeginn ein relativ fortgeschrittenes Ovarialkarzinom diagnostiziert wird, ist die Progressio oder das Rezidiv nicht die Ausnahme, sondern die Regel. Im Verlauf der Krankheitsentwicklung kann es zu äußerst kritischen Phasen der Arzt–Patient-Beziehung kommen [13]. Auf seiten des Patienten können Vorstellungen über eine insuffiziente Erstbehandlung, über fehlende weitere Therapiemöglichkeiten zu Verzögerungen der Behandlung oder auch zur Wahl von Außenseitermethoden führen. Reaktionen dieser Art können sich ganz besonders auch auf seiten der Familie des Patienten einstellen. Sie sollten als mögliches Reaktionsverhalten frühzeitig angesprochen werden [17]. Gerade in einer solchen schwierigen Phase muß der Arzt alles versuchen, seiner Patientin das Gefühl zu vermitteln, daß er stets für sie da und ansprechbar ist. Der Arzt muß sich auch selbst fragen, wie weit er bereit und in der Lage ist, sich dem Versagen der von ihm eingeleiteten primären Behandlung zu stellen.

Es kann und darf nicht das Ziel der Behandlung sein, eine Patientin von Behandlungszyklus zu Behandlungszyklus zu führen und ihr schließlich in einem desolaten Zustand lediglich eine kurze Verlängerung ihres Lebens ermöglicht zu haben. Der Therapeut muß die Frage der Lebensqualität seiner Patientin mit der größten Sorgfalt in seine Überlegungen mit einbeziehen. Es kann sich aber auch zeigen, daß Behandlungsversuche, die im Rückblick negativ und ziemlich sinnlos erscheinen, dennoch sinnvoll waren, weil das akute therapeutische Bemühen durch den Arzt weit mehr Hoffnung gibt als die für die Patientin subjektiv verheerende Äußerung einer ärztlichen Resignation. Hier wird für jede Patientin mit einem Ovarialkarzinom eine individuelle Entscheidung zu treffen sein.

## 15.4 Betreuung von Patienten mit therapieresistentem Ovarialkarzinom

Insbesondere bei der Betreuung von Patientinnen mit einem therapieresistenten Ovarialkarzinom wird deutlich, daß vor allem das Zusammenwirken von Hausarzt, Kliniker, Sozialarbeiter und Pflegepersonal ebenso wie die Einbeziehung der Familie für den Patienten hilfreich sein können. Zu den notwendigen entlastenden oder Palliativmaßnahmen gehören vor allem die Entlastungspunktion beim Aszites und das rechtzeitige Anlegen eines Anus praeter bei Ileus oder bei beginnendem Miserere. Für die Frage der Fistelung der Niere bei der Urämie besteht ein individueller Entscheidungsfreiraum [1]. Wir nehmen sie nur noch selten vor. Beim metastasierten Ovarialkarzinom ist die Pleurapunktion und die Stabilisierungsbestrahlung hilfreich. Die mit der Tumorkachexie verbundenen Beschwerden können durch die Infusions- und Transfusionsbehandlung gelindert werden. Zur Behandlung der Schmerzsymptomatik muß die moderne Schmerzklinik zu Rate gezogen werden, wobei vielfach zusätzlich zu den Analgetika und evtl. der Periduralanalgesie auch Antidepressiva, Neuroleptika sowie gelegentlich Tranquilizer indiziert sind. Sie können, gezielt eingesetzt, gerade beim progredienten Ovarialkarzinom für den Patienten eine große Erleichterung bringen.

## 15.5 Die Betreuung in der letzten Phase

Die Betreuung dieser Patientinnen in ihrer „Krankheit zum Tode" erfordert eine weitere Intensivierung der Zuwendung von Familie, geschultem Personal, ärztlichen Helfern und geistlichem Beistand. Es erfordert viel „innere Stärke", der Patientin zuhören zu können, wenn sie dem Betreuenden zeigt, daß sie weiß, sie wird bald sterben (Übersicht bei 16). So wie im gesamten Verlauf der Erkrankung ist es auch hier besonders wichtig, daß alle sozusagen „mit gleicher Zunge reden". Alle Beteiligten sollten sich jeweils durch eine entsprechende Informationsrückkoppelung über die notwendigen Maßnahmen untereinander absprechen.

Die betroffene Patientin ist oft – worauf schon an anderer Stelle hingewiesen wurde (s. S. 1) – körperlich todkrank, aber geistig hellwach. Es muß deshalb von seiten der Umgebung alles versucht werden, Ängste gezielt abzubauen und der Patientin die Möglichkeit zu geben, bewußt „ihr Haus zu bestellen", um in Frieden sterben zu können. Nach dem Tod der Patientin, welcher sich nach oft langem Leiden als „Problemtod" darstellt, ist die begleitende Fürsorge erst nach dem abschließenden Gespräch mit den Angehörigen beendet. Bei einer auf den Krankheitsverlauf abgestimmten und auf die Art der Angehörigen eingehenden Gesprächsführung können während der Krankheitszeit entstandene Aggressionen abgebaut, aber auch einer gewissen inneren Befreiung der Angehörigen die Wege gebahnt werden.

klinik mit geschultem Personal als Gemeinschaftsaufgabe zu betrachten. Eine wahrhafte Aufklärung und gemeinsame Bearbeitung einer Behandlungs-Strategie steht am Beginn der begleitenden Fürsorge. Die Eigenproblematik der Patientin, ihr psychosoziales Umfeld, ihre Familie, ihre beruflichen – entstandenen oder entstehenden Probleme – müssen schon zu Beginn der Behandlung abgeklärt und berücksichtigt werden.

Die Betreuung unter der *Erst*behandlung, unter Einbeziehung der Nebenwirkungen von operativen, radiologischen oder chemotherapeutischen Begleit- oder Folgezuständen ist – insbesondere in der Führung der Patienten und ihrer Familie – unterschiedlich zu handhaben von der Betreuung beim *Fortschreiten* der Erkrankung oder ihrem Rezidiv. Ziel der klinischen Nachsorge, welche nach der Erstbehandlung in kurzfristigen Abständen meist schematisiert erfolgt, ist die frühzeitige Erkennung des Rezidivs oder des Fortschreitens der Erkrankung. In dieser Phase müssen die Therapienebenwirkungen und Erfolgschancen gegen die mögliche Lebensqualität abgewogen werden. Diese Abwägung kann nur individuell und gemeinsam mit der Patientin erfolgen. Wird das Ovarialkarzinom für eine Patientin die Krankheit zum Tode, so ist neben ärztlichen Methoden zur somatischen Erleichterung die intensive Zuwendung aller an der Betreuung Beteiligten als Hilfe für den Gesamt-Patienten erforderlich. Dabei ist besonders auf die Informationsrückkopplung der Beteiligten und auf ein möglichst einheitliches Verhalten zu achten. Ein Gespräch zwischen Arzt und Familie nach dem Tode der Patientin führt oft zur inneren Befreiung und zum Aggressionsabbau bei Angehörigen, welche am Leidensweg einer Patientin mit einem Ovarialkarzinom bis zum Ende teilgenommen haben.

## 15.6 Schlußfolgerungen

Sowohl bei der Betreuung der Patienten, welche von ihrem Ovarialkarzinom geheilt werden können als auch derjenigen, welche letztlich an ihm zugrundegehen, ist die rückgekoppelte Betreuung durch Hausarzt, Familie, Tumorzentrum und Nachsorge-

## Literatur

[1] Bundesärztekammer: Richtlinien für die Sterbehilfe Dt. Ärzteblatt 14 (1979) 957–960.
[2] Bush, R.S.: Malignancies of the Ovary, Uterus and Cervix 1979, Edward Arnold Publ. London.

[3] Carsten, P.-M., Schwarze, F.: Rentengewährung beim Mamma- und Genital-Karzinom der Frau. Dt. Ärzteblatt 11 (1979) 135–140.

[4] Hahn, M.: Psychosoziale Betreuung Krebskranker in Klinik und Praxis. Klinikarzt 8 (1979) 662–668.

[5] Healey, J.E. jr.: Rehabilitation of the Patient With Cancer. In: Nealon, Th.F. (Hrsg.): Management of the Patient with Cancer, 2. Aufl. 1976, Saunders, Philadelphia.

[6] Kollmeier, H.: Berufliche Rehabilitation in der Krebsnachsorge. Klinikarzt 8 (1979) 669–682.

[7] König, U.: Psychologische Probleme bei der Betreuung von Krebspatienten. Schweiz. med. Wschr. 103 (1973) 1262–1265.

[8] Krant, M.J.: Psychosocial Impact of Gynecologic Cancer. Cancer 48 (1981) 608–612.

[9] Kubli, F., v. Fournier, D., Kaufmann, M., Lammers, G., Bothmann, G., Drings, P.: Praxis der onkologischen Nachsorge beim Genital- und Mammacarcinom. Univ. Frauenklinik Heidelberg, 1978.

[10] Lamont, J.A., de Petrillo, A.D., Sargeant, E.J.: Psychosexual Rehabilitation and Exenterative Surgery. Gynec. Oncol. 6 (1978) 236–242.

[11] Leiber, L., Plumb, M.M., Gerstenzang, M.L., Holland, J.: The Communication of Affection between Cancer Patients and Their Spouses. Psychosomatic Med. 38 (1976) 379–389.

[12] Meerwein, F. (Hrsg.): Einführung in die Psycho-Onkologie 1981, Huber, Bern.

[13] Meerwein, F.: Die Arzt-Patientenbeziehung des Krebskranken. In: Meerwein, F.: Einführung in die Psycho-Onkologie 1981, Huber, Bern, Stuttgart, Wien.

[14] Peck, A., Boland, J.: Emotial Reactions to Radiation Treatment, Cancer 40 (1977) 180–184.

[15] Richter, D.: Psychosomatische Aspekte während der Behandlung gynäkologischer Malignompatientinnen. In: Wannemacher, M. (Hrsg.): Kombinierte chirurgische und radiologische Therapie maligner Tumoren 1981, Urban & Schwarzenberg, München–Wien–Baltimore, 233–238.

[16] Saunders, C.M. (Hrsg.): The Management of Terminal Disease. Edward Arnold, London, 1978.

[17] Schmale, A.H.: Principles of psychosocial Oncology. In: Clinical Oncology for Medical Students and Physicians. Hrsg.: Amer. Cancer Soc., 1974, 4. Aufl., Kap. 6.

[18] Schmidt-Matthiesen, H.: Allgemeine Prinzipien der Nachsorge. Arch. of Gynec. 232 (1981) 218–231.

[19] Sellschop-Rüppell, A.: Psychologische Betreuung von onkologischen Patienten. Onkologie 3 (1980) 74–77.

[20] Sellschop, A.: Das Erleben von Unsicherheit und Unheilbarkeit in seinem Einfluß auf das Verhalten des Krebspatienten. Materialien Psychoanalyse 7 (1981) 28–33.

[21] Schulz, K.-D.: Modell einer kooperativen Tumornachsorge durch Klinik und Praxis. Arch. Gynec. 232 (1981) 232–241.

[22] Thust, W.: Die Rechte der Behinderten und ihrer Angehörigen. Schriftenreihe Bd. 5, Hrsg.: Bundesarbeitsgemeinschaft für Behinderte, Düsseldf. 1977.

[23] Thust, W.: Die Rechtsberatung in der Rehabilitation. Schriftenreihe Bd. 14, Hrsg.: Bundesarbeitsgemeinschaft für Behinderte e.V., Düsseldorf 1977.

[24] Vasterling, H.W.: Medizinische und menschliche Probleme bei der Betreuung Krebskranker im Terminalstadium. Arch. Gynec. 232 (1981) 242–247.

[25] Zander, J.: Ärztliche Aufklärung am Kranken- und Sterbebett. In: Hiersche, H.D. (Hrsg.): Euthanasie, Probleme der Sterbehilfe. Piper, München 1975, 197–208.

[26] Zander, J.: Aufklärung des Krebskranken über die Diagnose, Behandlung und Prognose. Arch. Gynec. 232 (1981) 166–174.

# 16. Erfahrungen einer Nachsorgeklinik bei Patientinnen mit Ovarialkarzinom

*H. Merkl, A. Leonhardt* und *H. Schuster*

Mit dieser Studie aus der gynäkologisch-onkologischen Spezialklinik Bad Trissl legen wir die Erfahrungen von 10 Jahren über 503 Patientinnen vor, die uns zur Kontrolle oder Behandlung nach der Primärtherapie eines Ovarialkarzinoms eingewiesen wurden.

Die Klinik verfügt über 300 Betten mit einem jährlichen Durchgang von ca. 2000 primär behandelten krebskranken Patientinnen. Die durchschnittliche Verweildauer beträgt 8 Wochen. Es werden nur Frauen mit einem Genital- oder Mammakarzinom aufgenommen.

Für die Diagnostik und Therapie sind 7 Gynäkologen, 3 Internisten und 3 Röntgenologen, unterstützt von 10 Assistenzärzten, verantwortlich.

Zur Bewältigung der umfangreichen Diagnostik steht eine moderne Röntgeneinrichtung einschließlich Mammograph, zwei Gammakameras mit Datenverarbeitung, ein Scanner, vier Kolposkope, ein Plattenthermograph und ein großes klinisches sowie zytologisches Labor zur Verfügung.

Wie bei der Betreuung von Patientinnen mit anderen gynäkologischen Malignomen beruht die Nachsorge bei Frauen mit einem Ovarialkarzinom auf einem empirisch ermittelten *Konzept:*

1. Der onkologischen Nachbetreuung im Anschluß an eine kurative primäre Medizin. Sie umfaßt die klinische, röntgenologische und nuklearmedizinische sowie labormäßige Kontrolle auf Rezidive, Metastasen, Folgeerkrankungen der Primärtherapie und Zweiterkrankungen.
2. Der onkologischen Weiterbehandlung nach einer palliativen Therapie durch Cytostatica oder Hormone, Besserung des Allgemeinbefindens und psychischen Führung der Kranken.
3. Der Rezidiv- und Metastasensuche im Intervall einschließlich roborierender Maßnahmen.
4. Der Vorbehandlung für eine Second-look-Operation.
5. Der Diagnostik und Therapie von behandlungsbedingten Nebenwirkungen.
6. Der Behandlung von Zweiterkrankungen.

*Beobachtungszeit nach der Primärtherapie* (Abb. 16-1): Von 503 Patientinnen mit einem Ovarialkarzinom kamen 52% im ersten Jahr nach ihrer Primärtherapie in unsere stationäre Behandlung, 19,3% im zweiten Jahr und in den folgenden drei Jahren jeweils nur zwischen 7 und 4%. Obwohl diese prozentuale Verteilung keinen sicheren Rückschluß auf ihre Lebenserwartung erlaubt, so besteht doch zwischen der Anzahl der im ersten Jahr aufgenommenen (262) und den ebenso zahlreichen High-risk-Fällen (FIGO Ic bis IV – siehe Abb. 16-5) eine Korrelation.

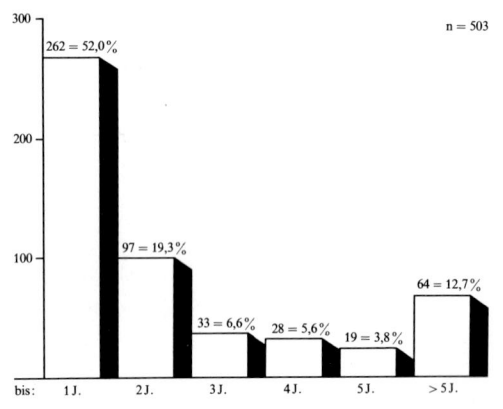

*Abb. 16-1* Beobachtungszeit nach Primär-Ther. bei 503 Ovarial-Ca-Patientinnen

*Altersverteilung der Karzinomträgerinnen* (Abb. 16-2): Vor dem 45. und nach dem 60. Lebensjahr erkrankten 49% unserer Patientinnen an Ovarialkrebs, hingegen 51% in dem gefährdeten Alter zwischen dem 45. und 60. Lebensjahr. Daß auch bei jungen Frauen ein Ovarialtumor maligne sein kann, bezeugen die 31 Fälle vor dem 35. Lebensjahr. Aus dieser Erfahrung muß jeder Ovarialtumor so lange als krebsverdächtig gelten, bis die histologische Diagnose vorliegt. Unsere Verteilungskurve entspricht im Detail den jüngst von Beller [1] veröffentlichten Statistiken.

# 16. Erfahrungen einer Nachsorgeklinik bei Patientinnen mit Ovarialkarzinom

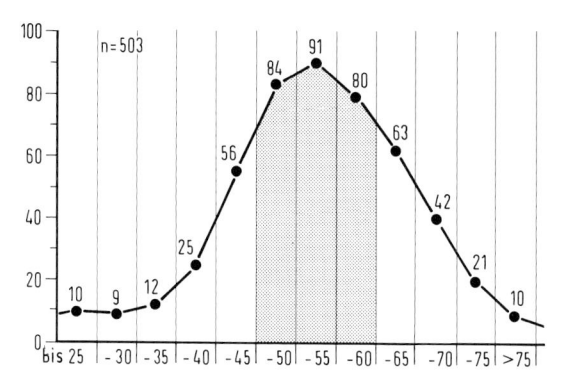

Abb. 16-2 Alter zu Beginn der Primär-Therapie bei n = 503 Ovarialkarzinom-Patienten

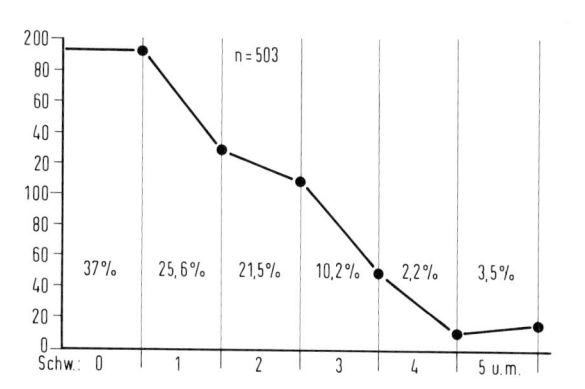

Abb. 16-3 Zahl der Schwangerschaften bei 503 Ovarialkarzinom-Patienten

*Einfluß der Schwangerschaften auf das Karzinomrisiko:* Beral und Pfleiderer [2] sahen eine Abnahme des Ovarialkrebsrisikos bei steigender Kinderzahl. Unsere Erhebungen bestätigen, daß die krebskranken Nullipara mit 37% signifikant häufiger vertreten waren als Frauen mit zwei (21,5%) oder vier Kindern (2,2%) (Abb. 16-3). Es kann vermutet werden, daß schwangerschaftsbedingte Änderungen des Hormonhaushaltes die Entstehung von Ovarialkarzinomen einschränken.

*Stadieneinteilung:* Die prognostisch ungünstigen Stadien (FIGO III und IV) = 38,2% bilden mit den günstigen Frühfällen (FIGO Ia und 1b) = 45,7% die beiden stärksten Kollektive. Die Stadien Ic bis IIb fanden sich in 16,1% (Abb. 16-4).

Da R. M. Graham [3] bereits bei Border-line lesions des Ovars intraperitoneale Tumorzellaussaaten zytologisch nachweisen konnte, sind die Heilungschancen der Frühfälle nicht so günstig, wie sie die geringe Tumorgröße erwarten läßt.

Bei 54% unseres Patientengutes war das Malignom nicht auf die Ovarien beschränkt, sondern in die nähere oder weitere Umgebung des Primärtumors vorgedrungen (Ic bis IV). G. A. Hauser [4] spricht deshalb von dem „Drama des Ovarialkarzinoms", das nur wenige charakteristische Frühsymptome liefert und durch eine gynäkologische Untersuchung kaum im Frühstadium zu verifizieren ist.

*Symptomatik des Ovarialkarzinoms* (Abb. 16-5): Eine Übersicht dieser Symptome von Engeler [5] beweist, wie unspezifisch sich nicht nur die Früh-, sondern auch die Spätsymptomatik des Ovarialkarzinoms ausprägt. So dürften Bauchschmerzen und Zunahme des Leibesumfanges wohl eindeutig

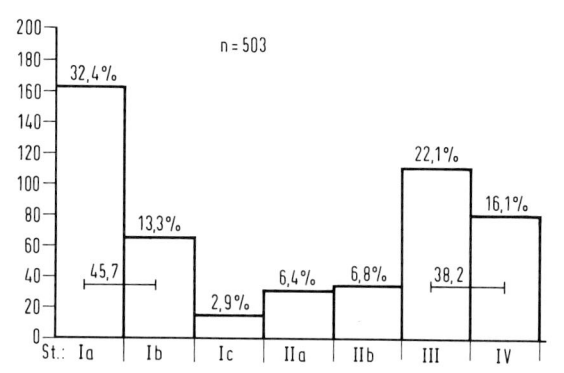

Abb. 16-4 Stadien nach FIGO (praetherap.) bei Ovarialkarzinom-Patientinnen

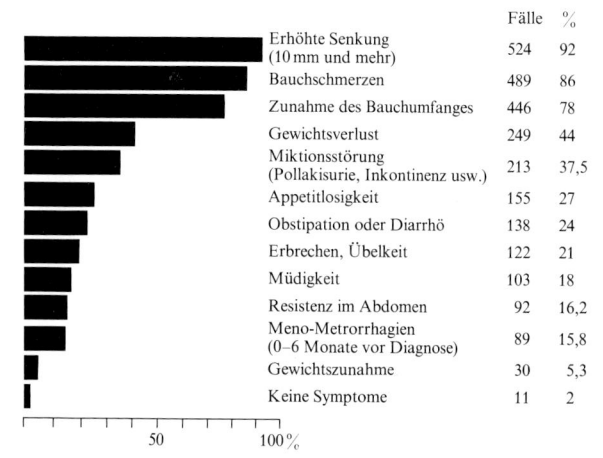

| | Fälle | % |
|---|---|---|
| Erhöhte Senkung (10 mm und mehr) | 524 | 92 |
| Bauchschmerzen | 489 | 86 |
| Zunahme des Bauchumfanges | 446 | 78 |
| Gewichtsverlust | 249 | 44 |
| Miktionsstörung (Pollakiurie, Inkontinenz usw.) | 213 | 37,5 |
| Appetitlosigkeit | 155 | 27 |
| Obstipation oder Diarrhö | 138 | 24 |
| Erbrechen, Übelkeit | 122 | 21 |
| Müdigkeit | 103 | 18 |
| Resistenz im Abdomen | 92 | 16,2 |
| Meno-Metrorrhagien (0–6 Monate vor Diagnose) | 89 | 15,8 |
| Gewichtszunahme | 30 | 5,3 |
| Keine Symptome | 11 | 2 |

Abb. 16-5 Symptomatik des Ovarialkarzinoms (nach Engeler)

als Spätsymptome zu werten sein und eine schlechte Prognose signalisieren.

Nach Pfleiderer [3] konnte in Südwürttemberg-Hohenzollern im Jahre 1972 nicht ein einziges Ovarialkarzinom während einer Vorsorgeuntersuchung diagnostiziert werden. Vielerorts hat sich in den letzten 20 Jahren das Ovarialkarzinom zahlenmäßig verdoppelt!

In der Freiburger Klinik fand man in der Beweglichkeit des Ovarialtumors einen wichtigen Hinweis auf eventuelle Malignität. So waren 33,2% der adhaerenten Neoplasmen Karzinome oder Sarkome gegenüber 3,6% der frei beweglichen. Von den bilateralen konnten 29,3%, von den unilateralen Tumoren nur 13,3% histologisch als bösartig bestätigt werden.

Jeder klinisch unklare Adnexbefund, sei es ein vermutlich entzündlicher Prozeß, ein gestieltes Myom oder ein als gutartig imponierender Ovarialtumor, müssen durch Sonographie, Pelviskopie oder Laparotomie abgeklärt sein, bevor eine adäquate Therapie eingeleitet werden kann.

*Tumorhistologie* (Tab. 16-1): Die adenomatösen, papillären und serös-papillären Karzinome faßten wir in der Gruppe der serösen Karzinome zusammen; sie dominieren mit 70% am Gesamtmaterial. Fanden sich histologisch neben differenzierten auch undifferenzierte Zellformationen, so wurde der Fall als histologisch unreifes Karzinom bewertet. Bei 75 Patientinnen = 15% ließ sich ein undifferenziertes Karzinom nachweisen. Die restlichen 15% verteilen sich auf die bekannten histologischen Varianten. Border-line-Tumoren sind vermutlich wegen der günstigen Prognose nicht in unserem Krankengut vertreten.

*Tabelle 16-1* Tumor-Histologie bei n = 503 Ovarialkarzinom-Patientinnen

| | |
|---|---|
| Serös. K | bei 352 Patientinnen |
| Mucin. K | bei 31 Patientinnen |
| Endometr. K | bei 14 Patientinnen |
| Mesonephr. K | bei 2 Patientinnen |
| Undifferenz. K | bei 75 Patientinnen |
| Granulosa-Thekazell-Tumor | bei 12 Patientinnen |
| Andro-(Arrheno-)blastom | bei 1 Patientin |
| Mal. Teratom | bei 3 Patientinnen |
| Dysgerminom | bei 5 Patientinnen |
| Nicht näher bez. Karzinom | bei 8 Patientinnen |

*Nebenwirkungen der Primärtherapie:* Als Nebenwirkungen der Primärtherapie dokumentierten sich im wesentlichen radiogene Schäden an Nieren, Ureter, Blase, Scheide und Rektum (Tab. 16-2). Die Strahlenschäden der Blase und des Rektums boten nur in den seltensten Fällen einen Anlaß zu einer chirurgischen Intervention und konnten konservativ gebessert werden. Nur jede vierte Patientin mit einer Ureterstenose blieb von einer Hydronephrose der betroffenen Seite bewahrt. Hingegen mußte jede vierte Kranke mit einer Rektumstenose einen Anus praeter anlegen lassen.

*Tabelle 16-2* Nebenwirkungen der Primär-Therapie bei n = 503 Ovarialkarzinom-Patientinnen

| | | |
|---|---|---|
| Radiog. Cystitis | in 101 Fällen | |
| Radiog. Proktitis | in 74 Fällen | |
| Ureterstenose | in 9 Fällen | |
| Ureterstenose mit Hydronephrose | in 31 Fällen | 55,2% aller Fälle |
| Rectumstenose | in 45 Fällen | |
| Rectumstenose mit Anus praeter | in 10 Fällen | |
| Blasen-Scheiden-Fistel | in 2 Fällen | |
| Rectum-Scheiden-Fistel mit Blasen-Scheiden-Fistel | in 6 Fällen | |

*Metastasenlokalisation:* Durch die weiterführenden röntgenologischen und nuklearmedizinischen Untersuchungen konnten wir bei 228 Patientinnen = 45,3% eine bisher nicht bekannte Metastase im kleinen Becken oder in ferneren Organen wie Leber und Lunge nachweisen (Tab. 16-3). Das Beckenbindegewebe war mit 34,6% am häufigsten metastatisch befallen; dicht gefolgt von den intraperitonealen Absiedlungen mit 29%. Fernmetastasen fanden sich vorwiegend in der Leber (15,4%) und in der Lunge (11,8%).

*Tabelle 16-3* Lokalisation der 228 in der Klinik neu festgestellten Metastasen bei n = 503 Ovarialkarzinom-Patientinnen

| | |
|---|---|
| Rest-Ovar | in 7 Fällen |
| Uterus o. Tube | in 5 Fällen |
| Beckengewebe | in 79 Fällen |
| Intraperitoneal | in 66 Fällen |
| Leber | in 35 Fällen |
| Lunge | in 27 Fällen |
| Vagina | in 3 Fällen |
| Darm | in 1 Fall |
| Knochen | in 2 Fällen |
| Lymphknoten | in 3 Fällen |

*Behandlung bei Nachweis von Metastasen:* 143 Frauen wurden mit Metastasen eingewiesen, so daß insgesamt 371 Patientinnen einer spezifischen antineoplastischen Therapie zugeführt werden mußten (Tab. 16-4).

*Tabelle 16-4* Spezielle, durch unsere Klinik veranlaßte therapeutische Maßnahmen bei n = 503 Ovarialkarzinom-Patientinnen

| | | |
|---|---|---|
| a) Radiatio | in 18 Fällen | |
| b) Chemotherapie | in 245 Fällen | |
| c) Hormontherapie | in 63 Fällen | 73,7% aller Fälle |
| d) Ureter-Verpflanzung | in 1 Fall | |
| e) Anus praeter | in 16 Fällen | |
| f) Second-look Op. | in 38 Fällen | |

Dabei dominierte die Chemotherapie mit 235 (= 63,3%) Behandlungsfällen. Konnte diese wegen Leuko- oder Thrombopenie nicht verabfolgt werden, wurde der Versuch unternommen, mit hochdosierten Gestagenen eine Beeinflussung der Tumorprogression zu erzielen. 63 (= 17%) Kranke erhielten diese hormonelle Therapie in einer Dosierung von 500 bis 1000 mg pro Tag. Weitere Maßnahmen waren Radiatio bei 18, Anlage eines Anus praeter bei 16 und Second look-Operation bei 38 Patientinnen.

*Zweiterkrankungen* (Tab. 16-5): Eine Korrelation zwischen Ovarialkarzinom und Zweiterkrankungen ließ sich nicht mit Signifikanz nachweisen. Wenn auch der meist szintigraphisch festgestellte Leberumbauprozeß 71mal ein Ovarialkarzinom begleitete (= 14%), so dürfte dieser Leberschaden häufiger eine Folge der zytostatischen Therapie als das Residuum einer früheren Lebererkrankung sein.

*Tumorzentrum:* Die Zugehörigkeit zum Tumorzentrum der Medizinischen Universität München ermöglichte uns bei 75% der behandelten Patientinnen eine spezielle Beratung mit einem oder mehreren der sechs an unserem Hause konsiliarisch tätigen Universitätskollegen aus den Fachrichtungen: Onkologie, Interne Medizin, Röntgen- und Nuklearmedizin, Gynäkologie, Urologie und Radiologie.

Dieses Teamwork zwischen Universität und Spezialklinik sichert eine optimale Diagnostik und Therapie.

*Tabelle 16-5* Behandlungsbedürftige bzw. in unserer Klinik erkannte Zweitkrankheiten bei n = 503 Ovarialkarzinom-Patientinnen

| | |
|---|---|
| a) Chron. Leberparenchym-Umbauprozeß | 71 |
| b) Diabetes mellitus | 31 |
| c) Tuberkulose | 7 |
| d) Hyperlipidämie | 7 |
| e) Hyperthyreose | 19 |
| f) Ulc. duod. o. ventr. | 4 |
| g) Herz-Kreislauf-Krankheiten | 29 |
| h) Erkr. d. ZNS | 6 |
| i) Chron. Nephritis | 7 |
| k) Sonstige | 15 |
| Zus.: 196 Patientinnen = 39% | |

*Ergebnisse der Primärtherapie bei 503 Ovarialkarzinom-Patientinnen:* Bei der stationären Aufnahme unserer Frauen mit Ovarialkarzinom besorgte uns seit Jahren die nach unserer Meinung unzureichende Primärtherapie. Wir haben deshalb unser Material sorgfältig hinsichtlich der nach herrschender Lehrmeinung notwendigen Therapie aufgelistet und sind zu einem bedrückenden Ergebnis gelangt (Tab. 16-6).

*Tabelle 16-6* Ergebnis der Primär-Therapie bei n = 503 Ovarialkarzinom-Patientinnen

| |
|---|
| Eine ausreichende Primär-Therapie wurde durchgeführt bei 85 Patientinnen d.s. 16,9% |
| Eine insuffiziente Primär-Therapie wurde durchgeführt bei 418 Patientinnen d.s. 83,1% |

Fordert man auch bei Befall nur eines Ovars die Entfernung beider Adnexe einschließlich Uterus und eine Nachbestrahlung, bei fortgeschrittenen Fällen eine ausreichende cytostatische Zusatztherapie über 1 bis 2 Jahre, so waren diese Voraussetzungen nur bei 17% der Betroffenen erfüllt.

Die Entfernung nur eines Ovars erschien in 71 Fällen dem Operateur als ausreichende Maßnahme, war aber nach dem histologischen Befund höchstens in 3 Fällen eines Dysgerminoms berechtigt. Schwierigkeiten während der Operation und Zweiterkrankungen, die nur eine palliative Operation erlaubten, konnten wir nicht berücksichtigen, da hierüber Angaben oft fehlten.

18 Frauen wurden einer einseitigen Ovarektomie und Hysterektomie unterzogen, nur zwei erschienen ausreichend behandelt (Status nach einseitiger Ovarektomie).

Eine doppelseitige Adnektomie unter Belassung des Uterus erfuhren 111 Kranke, nur bei 34 war die Therapie nach dem Ausgangsbefund zu rechtfertigen. Unter diesen waren Fälle mit fortgeschrittenem Tumorwachstum, so daß die Uterusexstirpation weder sinnvoll noch zumutbar erschien.

Der „rite" zu fordernde operative Eingriff mit doppelseitiger Ovarektomie und Hysterektomie kam in 228 Fällen zur Anwendung. 43% erhielten eine zusätzliche Radiatio, 21% in Kombination mit einer zytostatischen Therapie. Bei Abwägung der Tumorausdehnung konnte nur 35 Patientinnen das Prädikat: „ausreichend primärtherapiert" zugestanden werden (keine Radiatio, keine zytostatische Therapie, keine ausreichende Radiatio oder Chemotherapie!).

Bei 75 Frauen wurde die Diagnose durch eine Probelaparotomie geklärt, nur 11 von ihnen erhielten bei kritischer Wertung eine angemessene zytostatische Behandlung.

## Schlußfolgerung

Wir sind uns bewußt, daß die geforderte optimale Therapie nur theoretisch als Vergleichsmaßstab für unsere Fälle herangezogen werden kann. Unberücksichtigt blieben das Alter, der Allgemeinzustand und die Operabilität sowie einschränkende Zweiterkrankungen. Trotzdem zwingt das Resultat unserer klinischen Erfahrung wie der statistischen Auswertung zur Empfehlung einheitlicher Richtlinien für die Behandlung der verschiedenen Stadien des Ovarialkarzinoms durch berufene Primärbehandlungszentren.

## Literatur

[1] Beller, F.K., Schweppe, K.W.: Zur Frage der prophylaktischen Ovarektomie. Geburtshilfe u. Frauenheilkunde 39 (1979) 1024.
[2] Beral, V. et al.: Doses pregnancy protect against ovarian cancer. Lancet Nr. 8073, Vol. I (1978) 1083–1086.
[3] Pfleiderer, A., Freiburg Österreichisch-Bayerische Gynäkologentagung in Dornbirn VI/1975.
[4] Graham, J.B., Graham, R.M.: Cul-De-Sac puncture in the diagnosis of early ovarian carzinoma. J. Obstet. Gynaec. Brit. Cwlth. 74 (1967) 371.
[5] Hauser, G.A.: Das Drama des Ovarialkarzinoms. Therapeutische Rundschau 36 (1979) Heft 6/532.

# 17. Empfehlungen des Ausschusses „Onkologie" der Deutschen Gesellschaft für Gynäkologie und Geburtshilfe[1])

Auf Vorschlag des Vorstandes der Deutschen Gesellschaft für Gynäkologie und Geburtshilfe hat sich der Ausschuß „Onkologie" der Gesellschaft mit der Diagnostik und Therapie des Ovarialkarzinoms beschäftigt.
Nachfolgend werden die Empfehlungen des Ausschusses wiedergegeben:

## Zur gegenwärtigen Situation der Diagnostik und Therapie des Ovarialkarzinoms

Empfehlungen des Ausschusses „Onkologie" der Deutschen Gesellschaft für Gynäkologie und Gebeurtshilfe.
Bearbeitet durch die Herren Burkhardt (Graz), Frischbier (Hamburg), Maass (Bremen), Ober (Erlangen), Pfleiderer (Freiburg), Schmidt-Matthiesen (Frankfurt), Stoll (Mannheim) und Zander (München).

## 17.1 Einleitung

Beim Ovarialkarzinom stehen Probleme der Diagnostik und Therapie gleichermaßen im Vordergrund.
Neben relativ wenigen Fällen, die über Jahre als gutartige Tumoren imponieren, kennen wir gerade beim Ovarialkarzinom viele besonders rasch wachsende Tumoren, die sich, ungeachtet einjähriger Vorsorgeuntersuchungen, fast immer der Früherkennung entziehen. Die Folge ist eine ungewöhnlich große Zahl weit ausgedehnter Karzinomfälle. Im Mittelpunkt einer Besserung der Prognose des Ovarialkarzinoms steht deshalb wie kaum bei einem anderen Karzinom die Suche nach einer erfolgversprechenden Frühdiagnostik und eine sorgfältige Abklärung jedes Verdachtsfalles.
Die moderne Therapie des Ovarialkarzinoms beruht auf einer ausgewogenen Kombination von Operation, Strahlen- und Chemotherapie. Die Unsicherheit über die individuelle Wahl der jeweiligen Therapiemaßnahmen ist beim Ovarialkarzinom besonders groß. Die erste Voraussetzung einer erfolgreichen Therapie ist eine besonders sorgfältige, exakte und einheitliche Diagnostik vor, während und nach der ersten Operation. Auswahl, Art und Reihenfolge der verschiedenen Therapiemaßnahmen sind von dieser Primärdiagnostik entscheidend abhängig. Hier sind spezialisierte Zentren oft überlegen. Gerade die Primärtherapie des Ovarialkarzinoms gehört deshalb in die Hand des spezialisierten Zentrums.

### 17.2.1 Vorsorge und Früherkennung

Bis heute ist die einzige entscheidende Vorsorgemaßnahme die sorgfältige Abtastung der Ovarien bei der gynäkologischen Untersuchung. Wenn man im Zusammenhang mit der zytologischen Vorsorgeuntersuchung über größere Kontrollintervalle als 1 Jahr noch diskutieren kann, ist dies im Hinblick auf das Ovarialkarzinom sicher nicht zulässig.
Bei Frauen in der Geschlechtsreife kann eine einseitige Vergrößerung des Ovars auch funktionell bedingt sein (zystischer Follikel, zystisches Corpus luteum). Hier ist die Menstruationsanamnese wich-

---

[1]) Die Veröffentlichung dieser Empfehlungen erfolgte in den Mitteilungen der Deutschen Gesellschaft für Gynäkologie und Geburtshilfe (5, 11–22, 1981). Der Herausgeber dankt dem Schriftleiter dieser Zeitschrift, Herrn Prof. Dr. D. Krebs, Lübeck, für die Zustimmung zur Übernahme der Richtlinien in diese Monographie.

tig und eine Kontrolluntersuchung nach 4 Wochen nötig. Bei eindeutig erwiesener Größenzunahme der Zysten von über Hühnereigröße ist, ebenso wie bei Mehrkammrigkeit im Ultraschall, eine abwartende Haltung nicht verantwortbar.

Die zytologische Untersuchung der Douglasflüssigkeit, auch nach sog. Lavage, ist als Screening im Normalfall zu belastend und hat vom Ergebnis her enttäuscht, da sie nur im positiven Fall verwertbar ist und bei negativem Ausfall ein Karzinom nicht ausschließt!

Bei jedem auch noch so geringen Verdachtsfall ist eine Ultraschalluntersuchung zu empfehlen und zumindest eine Narkoseuntersuchung, besser jedoch eine Laparoskopie erforderlich.

### 17.2.2 Verdachtsfall

Verdachtsfälle sind: Jeder auf einen Tumor verdächtige Tastbefund an den Ovarien. Jegliche Knotenbildung im Douglas und an der Ansatzstelle der Ligamenta sacrouterina. Nimmt man Skybala als Erklärung an, so muß die Untersuchung nach gründlichem Abführen kurzfristig wiederholt werden. Ferner sind Metrorrhagien ohne pathologischen Befund bei der Abrasio, insbesondere nach der Menopause, als Verdachtshinweise zu werten. Die Wahrscheinlichkeit, daß es sich bei einem Ovarialtumor um ein Malignom handelt, liegt bei bis zu 30jährigen unter 3%, bei 40jährigen bei ca. 5%, bei 50jährigen bei ca. 15%, bei über 60jährigen bei über 30%.

### 17.2.3 Vorgehen bei Verdachtsfall

An erster Stelle steht heute hier die Ultraschalluntersuchung, die bei entsprechender Erfahrung des Untersuchers richtungsweisend für alle weiteren Maßnahmen (kurzfristige Beobachtung, Laparotomie oder die direkte Überweisung an die optimal eingerichtete, fachlich speziell qualifizierte Großklinik bei Malignomverdacht) sein kann.

Die Indikation zur Laparoskopie ist gegeben, wenn Ultraschall bzw. Computertomographie keine eindeutige Aussage erlauben zur sicheren Abgrenzung gegen ein Myom, das von sich aus keine Indikation zur Operation geben würde. Ferner, wenn als „funktionell" angesehene Zystenbildungen länger bestehen, wenn Verdacht auf eine entzündliche Ursache des Adnextumors bei Frauen über 45 Jahren gegeben ist und bei jeder vermutlichen Endometriose.

Läßt sich ein Ovarialtumor tasten und ist eine funktionelle Zyste weitgehend ausgeschlossen, so muß immer baldmöglichst laparotomiert werden. Die transvaginale Blindpunktion einer Zyste ist immer kontraindiziert. Die Punktion bei einer Laparoskopie mit zytologischer Untersuchung des Inhaltes und eventueller Probe-Excision ist in der Regel ebenfalls kontraindiziert. Sie kann die operative Tumorentfernung mit sorgfältiger, histologischer Untersuchung des ganzen Tumors nicht ersetzen.

## 17.3 Prätherapeutische Diagnostik

Die Möglichkeiten einer modernen Therapie lassen sich nur dann voll ausschöpfen, wenn die Primärdiagnostik mit höchster Sorgfalt und unter Einsatz aller Methoden erfolgt ist.

### 17.3.1 Die präoperative Diagnostik bei sicherem oder wahrscheinlichem Malignom

Ziel dieser Untersuchung muß es sein, die Verdachtsdiagnose „maligne" zu stützen oder sie zu entkräften, die Stadiendiagnostik zu ergänzen und einen anderen Primärtumor so gut wie möglich auszuschließen.

*17.3.1.1 Klinische Untersuchung* mit besonderer Beachtung der typischen Metastasenlokalisation (Corpus uteri, Vagina, Leiste, Lunge, Pleura, Nabel, Brust) und sorgfältiger Beschreibung (Zeichnung) des Tastbefundes; Messung des Leibesumfanges.

*17.3.1.2 Labor:* Blutbild, Elektrolyte, alkalische Phosphatase, Transaminasen, Kreatinin und Harnstoff, Blutzucker, Gesamteiweiß, Gerinnungsstatus.

*17.3.1.3 Ultraschall:* Bestimmung der Tumorgröße, ihrer Ein- oder Mehrkammrigkeit und Schalldichte. Untersuchung der Leber und gegebenenfalls der paraaortalen Lymphknoten.

*17.3.1.4 Röntgenuntersuchungen:* Thorax, intravenöses Pyelogramm, Kolonkontrasteinlauf, besonders bei linksseitigen Prozessen; eventuell Lymphographie.

*17.3.1.5* Bei Pleuraerguß *Punktion* und zytologische Untersuchung.

*17.3.1.6 Endoskopische Untersuchungen:* Blase und Rektum, gegebenenfalls bei entsprechendem Befund im Kolon-Doppelkontrasteinlauf auch endoskopische Untersuchung des Sigmas und Kolons.

*17.3.1.7* Sorgfältige *Aufklärung* der Patientin über die eventuelle Radikaloperation einschließlich einer eventuellen Darmresektion mit Anus praeter sowie einer Läsion oder Operation an Blase und Ureteren.

**17.3.2 Diagnostik bei Laparotomie**

Eine Laparotomie sollte, wenn es der Zustand der Patientin erlaubt, immer vorgenommen werden, da nur so entschieden werden kann, ob der Tumor ganz oder teilweise resezierbar ist, und nur so genügend Gewebe für alle Untersuchungen entnommen werden kann.

Eine optimale Tumorexstirpation bei ausgedehntem Ovarialkarzinom und eine befriedigende Festlegung des Ausbreitungszustandes ist im Grunde nur von einem medianen Längsschnitt aus möglich, der gegebenenfalls bis zum Xiphoid verlängert werden kann. Bei gesicherter Malignität, besonders bei größeren Tumoren, ist deshalb immer der Längsschnitt indiziert.

Da die Operation der entscheidende erste Behandlungsschritt ist, sollte sie immer unter optimalen klinischen Allgemeinbedingungen vorgenommen werden. Sind diese nicht gegeben und wird man von einem entsprechenden Befund überrascht, so wird der besonnene Operateur das Abdomen verschließen und die Patientin einer Klinik zuweisen, wo unter günstigen Bedingungen und eventuell anderer Schnittführung doch noch „radikal" operiert werden kann.

*17.3.2.1* Festlegung des *Ausbreitungszustandes* (vgl. Stadieneinteilung).

17.3.2.1.1 Zytologische Untersuchung der Abdominalflüssigkeit (Douglas, Peritonealtaschen, evtl. Aszites).

17.3.2.1.2 Sorgfältige Beschreibung der Ausdehnung des Tumors in abdomine und Messung (Angabe in Zentimetern, gegebenenfalls Volumina) insbesondere aller zurückbleibenden Tumoren. Letztere sind möglichst durch Clip zu markieren.
Man achte auf folgende besondere Lokalisationen: Ovarialtumoren (Größe, Oberflächenstruktur, Konsistenz, Adhärenz, Verwachsungen [wo?]), Tuben, Ligamenta lata, Uterus, Ligamenta sacrouterina, Douglas, Blasenumschlagsfalte, Rektum, Sigma. Lymphknoten des kleinen Beckens (möglichst Externa- und Communis-Lymphknoten freilegen), Infundibulum ovarii beidseits, Colon, Netz, Dünndarm, Mesenterium, Appendix, Leber, insbesondere Leberoberfläche und Leberhilus, Zwerchfellkuppeln, paraaortale Lymphknoten, Retroperitoneum.

17.3.2.1.3 Netzresektion zur Diagnose und Therapie.

*17.3.2.2 Gewebsentnahme* aus verschiedenen Bereichen, speziell bei großen, zurückbleibenden Tumoren zur histologischen Untersuchung (Festlegung des histologischen Typs) sowie möglichst zur Tumortestung und Bestimmung von Hormonrezeptoren.

*17.3.2.3 Stadieneinteilung.* Die Stadieneinteilung erfolgt aufgrund des Befundes bei der Laparotomie, unter Berücksichtigung des zytologischen und histologischen Befundes sowie aller sonstigen klinischen und röntgenologischen Untersuchungen.

*Stadieneinteilung (FIGO, Oktober 1974)*

Stadium I:
Karzinom ist auf die Ovarien beschränkt.
Ia  Nur ein Ovar befallen, kein Aszites.
(i) Kein Tumor auf der äußeren Oberfläche, Kapsel intakt.
(ii) Tumor auf der Oberfläche, Kapsel rupturiert.
Ib  Beide Ovarien befallen, kein Aszites.
(i) Kein Tumor auf der äußeren Oberfläche, Kapsel intakt.
(ii) Tumor auf der Oberfläche, Kapsel rupturiert.
Ic  Wie Stadium Ia oder Ib, aber mit eindeutigem Aszites oder Tumorzellen in der Peritonealflüssigkeit.

Stadium II:
Karzinom auf das Becken ausgedehnt.
IIa  Ausdehnung oder Metastasen auf Uterus oder Tuben.
IIb  Ausdehnung auf andere Gewebe im Becken.
IIc  Wie Stadium IIa oder IIb, aber mit eindeutigem Aszites oder Tumorzellen in der Peritonealflüssigkeit.

Stadium III:
Karzinom mit intraperitonealer (auch nur histologisch nachweisbarer) Metastasierung außerhalb des kleinen Beckens und/oder positiven retroperitonealen Knoten.

Stadium IV:
Karzinom mit Fernmetastasen. Bei Pleuraergüssen nur mit positivem Tumorzellnachweis. Lebermetastasen im Parenchym.

Sondergruppe:
Nicht abgeklärte Fälle, die für Ovarialkarzinome gehalten werden.

## Primärtherapie

## 17.4 Operation

Die Laparotomie ist für die Diagnostik und die Therapie die wichtigste Maßnahme bei der Behandlung des Ovarialkarzinoms. Idealziel ist die vollständige Entfernung des Tumors. Die Entfernung beider Adnexe, des Uterus und des Netzes muß in jedem Fall angestrebt werden.

### 17.4.1 Operation bei ein- oder doppelseitigem Ovarialkarzinom ohne Hinweis auf Metastasen

Die Entfernung beider Adnexe und des Uterus sowie die Resektion des großen Netzes sind nötig. Der Abdominalzytologie kommt besondere Bedeutung für die weitere, individualisierte Therapieplanung zu.

*17.4.1.1 Sonderfälle.* Bei einseitigem, makroskopisch malignem Ovarialtumor ohne Metastasen ist bei jungen Frauen (unter 30 bis 35 Jahre) der Prozentsatz von Karzinomen „geringer Malignität" (sog. „Borderline-Fälle")[2], von Dysgerminomen, malignen Teratomen, Granulosazelltumoren sowie anderen, seltenen malignen Tumoren relativ hoch. Eine genaue Beurteilung ist im Schnellschnitt in der Regel nicht möglich, da erst genügend Schnitte, evtl. unter Zuhilfenahme von Spezialfärbungen an gut eingebettetem Gewebe zur richtigen Diagnosestellung untersucht werden müssen. Man wird sich deshalb in solchen Fällen auf die Exstirpation des befallenen Ovars beschränken und erste Diagnostikergebnisse abwarten, da eine unnötige Kastration schwerer ins Gewicht fällt als eine zweite Operation.

Ist sichergestellt, daß keine Metastasen vorhanden sind (glatter, beweglicher Tumor ohne Kapseldurchbruch, Abdominalzytologie negativ, Netz bei histologischer Untersuchung und verbleibendes Ovar makroskopisch als negativ beurteilt), so ist es zweckmäßig, nach Instrumentenwechsel das gesunde Ovar zur besseren Beurteilung zu spalten. Nach Auswertung aller bei der Primäroperation erhobenen Befunde können sich dann Fragen stellen, die man tunlichst in Zusammenarbeit mit Kliniken beantworten sollte, die über größere Erfahrungen verfügen.

### 17.4.2 Operation bei Ausbreitung im kleinen Becken

Entfernung beider Adnexe und des Uterus. Netzresektion. Es ist empfehlenswert, bei einer Metastasierung gegebenenfalls Teile des Blasen- und des Douglasperitoneums mit den Ligamenta sacrouterina nach Präparation der Ureteren zu entfernen. Dabei sollten die Infundibula dargestellt und entfernt werden. Darstellung der Lnn. iliaci externi und communes. Vergrößerte Knoten und solche, die lymphographisch positiv sind (auch paraaortale!) müssen entfernt werden, wenn dadurch eine makroskopisch vollständige Tumorentfernung möglich wird. Auch hier darf die Abdominalzytologie nicht vergessen werden. Die Schwierigkeiten der Bauchfellzytologie haben vielerorts dazu geführt, multiple Bauchfellbiopsien histologisch untersuchen zu lassen.

### 17.4.3 Operationen bei im gesamten Abdomen ausgedehntem Karzinomwachstum

Bei ausgedehntem Tumorwachstum sollte das gesamte Tumorgewebe oder soviel wie irgend möglich und verantwortbar entfernt werden. Das gilt insbesondere für Karzinome, bei denen sich die

---

[2] Histologisch bösartig, ohne Zeichen einer Invasion.

Metastasierung auf das große Netz beschränkt und die Tumoren aus dem kleinen Becken ganz oder weitgehend entfernt werden können.

Auch bei schlechtem Allgemeinzustand, insbesondere, wenn die Diagnose nicht endgültig gesichert ist, sollte immer laparotomiert werden, da die absolute Inoperabilität nur durch eine Laparotomie festgestellt werden kann.

In der Diskussion ist, inwieweit Teilresektion durchgeführt werden sollen. Aus theoretischer Sicht bedeutet jede Teilresektion eine bessere Chance eines Ansprechens auf eine Chemotherapie. Gelingt es, die Tumormasse wesentlich (über 90%) zu reduzieren, so scheint das sehr günstig. Der Nutzen einer geringeren Tumorreduktion scheint dagegen zweifelhaft.

Leider gibt es eine relativ große Zahl von Fällen mit diffuser, massiver Peritonealkarzinose und starken Verwachsungen der Ovarialtumoren, bei denen man sich schon wegen des schlechten Allgemeinzustandes auf eine Probeexzision beschränken muß.

### 17.4.4 Besondere Risiken bei und nach der Operation von Ovarialkarzinomen

Retrospektive Ermittlungen haben gezeigt, daß bei der Operation von Ovarialkarzinomen die Verletzungen von Nachbarorganen häufiger als bei jeder anderen gynäkologischen Operation sind. Insgesamt besteht ein erheblich erhöhtes Risiko thromboembolischer Komplikationen. Dies gilt für die klinisch feststellbaren Fälle ebenso wie für die Ermittlungen bei der Verwendung markierten Fibrinogens (tiefe thrombotische Prozesse in 40%). Eine besonders sorgfältige Thromboseprophylaxe ist deshalb unerläßlich.

## 17.5 Strahlentherapie

### 17.5.1 Postoperative Strahlentherapie im Stadium I und II

Bei lokalisierten, besonders invasiv im kleinen Becken wachsenden Tumoren, oder wenn Hinweise für eine Chemoresistenz gegeben sind, kommt der Strahlentherapie eine gewisse Bedeutung zu. Sie kann insbesondere dann indiziert sein, wenn Tumorreste im kleinen Becken zurückgeblieben sind oder eine Chemoresistenz angenommen werden muß. Bei der Operation zurückbleibende Tumoranteile sollten im Hinblick auf diese Bestrahlung und ihre optimale Einstellung durch Clips markiert werden. Ob eine Nachbestrahlung nach vollständiger Operation auch bei gut gesichertem Stadium I notwendig ist, ist zweifelhaft. Bis dies geklärt ist, wird man, wenn die Oberfläche des Tumors vom Karzinom durchbrochen, beide Ovarien beteiligt oder Adhäsionen zur Umgebung bestanden, zur Bestrahlung raten, wenn man nicht der Chemotherapie doch noch den Vorzug geben möchte.

Die Strahlendosis wird üblicherweise bei 40 Gy, wenn anschließend eine Chemotherapie geplant ist, sonst bis 60 Gy im kleinen Becken liegen. Bei Verdacht auf paraaortale Metastasen wird man paraaortal mit weiteren 40 Gy bestrahlen.

### 17.5.2 Postoperative Strahlentherapie beim Tumoraszites

Die früher weitverbreitete Instillation von radioaktiven Isotopen (Yttrium oder $^{198}$Au) ist heute weitgehend verlassen. Beim Stadium Ic und IIc sowie bei Ruptur des Tumors während der Operation im Stadium I oder II kann bei primär chemoresistenten Ovarialkarzinomen die Yttrium-Instillation angezeigt sein.

### 17.5.3

Beim *ausgedehnten Ovarialkarzinom* sollte eine Strahlentherapie nach der Striptechnik oder der Großfeldmethode versucht werden, wenn eine primäre Chemoresistenz (Testung oder Verlauf) besteht und es der Zustand der Patientin erlaubt.

Es gibt einige Hinweise dafür, daß auch bei den chemotherapie-sensiblen Fällen die Kombination einer entsprechend dosierten Strahlentherapie mit einer Chemotherapie zu besseren Ergebnissen führt als die reine Chemotherapie. Demgegenüber müssen allerdings die sehr erheblichen Nebenwirkungen einer derartigen kombinierten Behandlung sehr sorgfältig abgewogen werden.

Die verschiedenen Kombinationsmöglichkeiten sind in besonderem Maße von der Ausdehnung des Tumors, der Art und Ausdehnung der Operation, dem histologischen Typ des Tumors, seiner möglichen Chemosensibilität abhängig und sollten nur in spezialisierten Zentren unter sorgfältiger Abstimmung der einzelnen Therapiemaßnahmen durchgeführt werden.

## 17.6 Die Chemotherapie im Rahmen der Primärtherapie

Mit einem Ansprechen des Ovarialkarzinoms auf eine Chemotherapie kann man in etwa 40% der Fälle rechnen. Bis heute ist, im Gegensatz zum Mammakarzinom, nicht endgültig geklärt, ob eine Kombinationstherapie einer Monotherapie wirklich überlegen ist. Zweifelsohne ist die Remissionsrate bei aggressiver Chemotherapie höher. Bei schlechtem Allgemeinzustand sollte die Therapie jedoch vorsichtiger begonnen werden.

### 17.6.1 Indikation zur Chemotherapie

Ziel der Chemotherapie ist, primär inoperable Karzinome operabel zu machen, nicht entfernbare Tumorreste zu vernichten, eine Remission zu erhalten und das Angehen einer Tumorzellaussaat in der Peritonealhöhle zu verhindern.
Im einzelnen gelten damit folgende Indikationen:
Stadium Ic und IIc:
Chemotherapie für 1 bis 2 Jahre.
Stadium III und IV:
In allen Fällen mindestens 2 Jahre.
Ob im Stadium Ia, IIa und IIb ein Vorteil durch eine adjuvante Chemotherapie gegeben ist, ist bis heute nicht geklärt.

### 17.6.2 Chemoresistenz und Testung

Von den primär zytostatisch nachbehandelten Ovarialkarzinomen zeigen trotz konsequenter Chemotherapie etwa 50% eine Progression, bedingt durch eine primäre Zytostatikaresistenz. Letztere läßt sich in Grenzen prätherapeutisch einschätzen. Die Chemosensibilität steht in direkter Beziehung zur Proliferationsrate. Rasch proliferierende Tumoren sprechen in überwiegender Mehrzahl, langsam proliferierende so gut wie nie auf eine Chemotherapie an. Es scheint möglich, die primäre Chemoresistenz durch eine In-vitro-Testung vorauszusagen.
Bei der primären Progression unter konsequenter Chemotherapie ist beim Ovarialkarzinom auch ein Wechsel der Chemotherapie in der Regel erfolglos.

### 17.6.3 Auswahl der Präparate

Im Vordergrund stehen die Alkylantien. Am meisten Erfahrung besteht in Deutschland mit Endoxan®, in den USA mit Melphalan®, das in Deutschland als Alkeran® im Handel ist, und mit Thio-Tepa®, das kam noch Verwendung findet. Neuerdings gewinnt die Anwendung von Cisplatin (Platinex®) mehr und mehr Bedeutung. Die Remissionsraten mit Adriamycin scheinen ebenfalls hoch. Da die Dauer der Applikation durch die Kardiotoxizität eingeschränkt ist, wird diese Substanz oft erst zur Rezidivtherapie eingesetzt.
Zur Kombination werden heute besonders Cisplatin, Adriamycin, Hexamethylmelamin, 5-Fluorouracil und Vincristin eingesetzt. Bekannte und gut erprobte Kombinationen, die nach Aussage der Erstuntersucher allen bisherigen, insbesondere einer Monotherapie in der Primärtherapie überlegen sind, sind u.a.:

Endoxan + 5-Fluoro-Uracil + Clinovir.
Adriamycin + Endoxan + 5-Fluoro-Uracil.
Platinex + Adriamycin + Endoxan.
Hexamethylmelamin + Endoxan + Methotrexat + Fluoro-Uracil.

Entscheidend ist, daß die Chemotherapie unter sorgfältiger Kontrolle konsequent durchgeführt wird. Dringend wird empfohlen, die oft sehr aggressiven Zytostatikabehandlungen nur dort durchzuführen, wo große Erfahrung besteht und alle prä- und intratherapeutischen Vorsichtsmaßnahmen getroffen werden können. Tritt eine Remission ein, so muß die Chemotherapie trotzdem weitergeführt werden. In der Regel wird dann die aggressive Primärtherapie durch eine Dauertherapie mit vorsichtigen Intervallen ersetzt. Dabei werden besonders Ixoten® oder bei den ersten Zeichen einer Reaktion der Harnwege Leukeran® eingesetzt.

### 17.6.4 Remission und Second-look-Operation

Ist es unter der Chemotherapie zu einer wesentlichen Rückbildung des zurückgelassenen Tumorgewebes gekommen, so muß damit gerechnet werden, daß früher oder später trotz Fortsetzung der Chemotherapie eine Sekundärresistenz eintritt und das Karzinomwachstum erneut einsetzt. Es wird deshalb heute in der Regel empfohlen, das Resttumorgewebe möglichst vollständig zu entfernen. Dazu dient die sogenannte Second-look-Operation. Dabei werden dann, soweit das noch nicht geschehen ist, die Adnexe, der Uterus, das Netz und alles tumorverdächtige Gewebe entfernt. Der Eingriff ist erfahrungsgemäß nur erfolgreich, wenn eine Remission wesentlichen Ausmaßes eingetreten ist. Bei unter Chemotherapie progredientem Karzinom ist eine Second-look-Operation nur dann sinnvoll, wenn es sich um eine unwesentliche Teilresektion handelt. Bei solchen Operationen muß man auf einen Längsschnitt bis zum Rippenbogen eingestellt sein, noch mehr aber auf die Notwendigkeit ausgedehnter Darmresektionen.

Die günstigste Zeit für den Zweiteingriff liegt etwa 8 bis 10 Monate nach der Erstoperation. Nach der Operation muß die Chemotherapie fortgesetzt und/oder evtl. eine Strahlentherapie angeschlossen werden.

### 17.6.5 Dauer der Chemotherapie

Über die notwendige Dauer der Chemotherapie gibt es keine zuverlässigen Daten. In der Regel wird man bei Stadium-I- und -II-Fällen 1 bis maximal 2 Jahre, bei weiter ausgedehnten Karzinomen mindestens 2 Jahre behandeln.

In den letzten Jahren sind zahlreiche Leukämien nach längerdauernder Therapie, besonders mit Alkylantien, beobachtet worden. Die Tendenz geht deshalb heute dahin, die Chemotherapie möglichst bald wieder abzusetzen. Dazu wird man sich natürlich nur dann entschließen, wenn das Karzinom sicher vollständig verschwunden ist.

Zur Sicherung ist eine sorgfältige Inspektion der Bauchhöhle unerläßlich. Während zur Sicherung eines Rezidivs bzw. eines Weiterwachsens die Laparoskopie in der Regel ausreicht, ist zur Bestätigung eines tumorfreien Abdomens eine Laparotomie notwendig. In den USA werden heute schon bei solchen Fällen äußerst umfangreiche, über viele Stunden dauernde Laparotomien mit zahllosen Gewebeentnahmen durchgeführt. Bei negativem Befund wird dann die Chemotherapie abgesetzt.

## 17.7 Sonstige Medikamente bei der Zusatzbehandlung

### 17.7.1 Hormontherapie

Über eine günstige Wirkung von Gestagenen als Monotherapie oder als Zusatz zu einer Kombinationstherapie wurde immer wieder berichtet. Zuverlässige Ergebnisse liegen jedoch bisher nicht vor. Ein Teil der Ovarialkarzinome enthält auch in den Metastasen Östrogen- und Gestagenrezeptoren. Bisher wurde eine konsequente Anti-Östrogen-Therapie jedoch noch nicht versucht.

### 17.7.2 Immuntherapie

Eine Immuntherapie beim Ovarialkarzinom ist bis heute nicht bekannt. Solange die theoretischen Grundlagen nicht besser erforscht sind, wird vor einer unspezifischen Immuntherapie bei einem unkontrollierten Versuch gewarnt.

## 17.8 Die Behandlung der sogenannten Sekundärfälle

### 17.8.1 Progression trotz Chemotherapie

Bei einem trotz Chemotherapie progredienten Ovarialkarzinom ist erfahrungsgemäß von einem Wechsel in der Chemotherapie, den man natürlich immer wieder versuchen wird, kein Erfolg zu erwarten. Auch verzweifelte Operationen zur Tumorresektion bleiben meist erfolglos. Palliative Maßnahmen, wie Darmanastomosen, helfen dagegen gelegentlich noch längere Zeit, den drohenden Ileus zu vermeiden. Bei gutem Allgemeinzustand kann auch eine Strahlentherapie versucht werden.

### 17.8.2 Wiederauftreten des Karzinoms nach Remission (Rezidiv)

Bei einem Tumorrezidiv nach Absetzen einer erfolgreichen Chemotherapie ist unter einer zweiten Chemotherapie in etwa einem Drittel aller Fälle mit einer erneuten Remission zu rechnen. Diese neue Chemotherapie muß sich nach dem Zustand der Patientin und nach der vorausgegangenen Chemotherapie richten. Bei der Auswahl der Substanzen kann eine Zytostatikatestung hilfreich sein.
Operative Maßnahmen sind indiziert, eine Tumorresektion ist anzustreben. Bei lokalisierten Metastasen kommt auch eine Strahlentherapie in Betracht.

## 17.9 Nachsorge

Bei kaum einem gynäkologischen Tumor ist die Nachsorge und gegebenenfalls die Nachbehandlung so wichtig wie beim Ovarialkarzinom. Die außergewöhnlich hohe Rezidivrate primär ausgedehnter Ovarialkarzinome einerseits, die Kontrolle der Chemotherapie andererseits erfordern eine gleichmäßige Überwachung.

### 17.9.1 Die Nachsorge bei radikal operiertem Ovarialkarzinom

In der Regel wird man hier sorgfältige gynäkologische Untersuchungen im üblichen Abstand (zunächst 6 Wochen, dann vierteljährlich) durchführen und bei geringstem Verdacht auf ein Rezidiv eine Ultraschalluntersuchung und eine Laparoskopie vornehmen. Ein erster Hinweis auf ein Rezidiv sind nicht selten kleine Knötchen im Douglas. Notwendig sind die Perkussion des Thorax, entsprechende Röntgenaufnahmen, die Kontrolle des Gewichtes, des Leibesumfanges und eine sorgfältige Überwachung und Beratung zur Chemotherapie. Wichtig ist auch eine sorgfältige Kontrolle der Brust wegen der häufigen Kombination mit Mammakarzinomen.

### 17.9.2 Die Nachsorge bei nicht radikal operiertem Karzinom

Bei solchen Fällen ist eine konsequente, hochdosierte Chemotherapie notwendig, evtl. in Kombination mit einer Strahlentherapie. Die Patientinnen sollen am besten in Dauerbeobachtung der Klinik bleiben. Zur Kontrolle der Befunde sollten neben vergleichbaren gynäkologischen Untersuchungen Ultraschallmessungen, Computertomographien und Laparoskopien großzügig herangezogen werden. Bei Remission Versuch einer Resektion der Tumorreste.

### 17.9.3 Laboruntersuchungen

Im wesentlichen konzentrieren sich die Laboruntersuchungen auf das Blutbild, die Bestimmung der alkalischen Phosphatase, der Transaminasen und evtl. des CEA. Eine Aussage ist nur bei laufenden Kontrollen als Trendmittlung möglich. Dazu kommen bei entsprechenden Fällen das Alpha-Feto-Protein (AFP) und das Beta-HCG.

### 17.9.4 Invalidisierung oder soziale Hilfemaßnahmen?

Einer konsequenten, psychosozialen Führung kommt bei Patientinnen mit einem Ovarialkarzinom besondere Bedeutung zu. Wenn es der Zustand der Patientin erlaubt, sollen aktive und jüngere Frauen möglichst vorsichtig, unter Ausnützung des Krankengeldes wieder in den Arbeitsprozeß integriert werden. Nicht im Berufsleben stehende Frauen müssen frühzeitig invalidisiert werden.

# Anschriften der Autoren

| | |
|---|---|
| Almendral, A.C. | Prof. Dr. med., Leiter d. Abt. f. Gynäkolog. Onkologie a.d. Univ.-Frauenklinik, Schanzenstr. 46, CH-4056 Basel/Schweiz |
| Atzinger, A. | Dr. med., Städt. Krankenhaus, Radiolog. Abt., 8390 Passau |
| Baltzer, J. | Priv.-Dozent, Dr. med., Oberarzt a.d.I. Frauenklinik der Universität München, Maistraße, 11, 8000 München 2 |
| Breit, A. | Prof. Dr. med., Direktor d. Instituts f. Strahlentherapie u. Radiolog. Onkologie d. Techn. Univ., Ismaninger Straße 22, 8000 München 80 |
| Brunner, K.W. | Prof. Dr. med., Direktor d. Instituts f. Med. Onkologie d. Univ., Inselspital, CH-3000 Bern/Schweiz |
| Derbolowsky, J. | Dr. med., I. Frauenklinik der Universität München, Maistraße 11, 8000 München 2 |
| Eder, M. | Prof. Dr. med., Direktor d. Patholog. Instituts d. Univ., Thalkirchner Str. 26, 8000 München 2 |
| Käser, O. | Prof. Dr. med., Direktor d. Univ.-Frauenklinik, Kantonsspital, Schanzenstraße 46, CH-4056 Basel/Schweiz |
| Köhler, Chr. | Dr. med., praktizierender Gynäkologe, Stadtplatz 38, 8358 Vilshofen |
| Kuß, E. | Prof. Dr. rer. nat. Dr. med., I. Frauenklinik der Universität München, Maistraße 11, 8000 München 2 |
| Leonhardt, A. | Dr. med., Ärztl. Direktor und Chefarzt d. Abt. I. d. Gynäkolog.-onkolog. Klinik Bad Trissl, Auerbachstraße 15, 8203 Oberaudorf |
| Lochmüller, H. | Priv.-Dozent Dr. med., Leiter d. Strahlenabt. a.d. I. Frauenklinik der Universität München, 8000 München 11 |
| Lohe, K.J. | Prof. Dr. med., Oberarzt a.d. I. Frauenklinik der Universität München, Maistraße 11, 8000 München 2 |
| Merkl, H. | Dr. med., Chefarzt d. Abt. II der Gynäkolog.-onkolog. Klinik Bad Trissl, Auerbachstraße 15, 8203 Oberaudorf |
| Pfleiderer, A. | Prof. Dr. med., Geschäftsführender Ärztl. Direktor d. Univ.-Frauenklinik, Hugstetter Str. 55, 7800 Freiburg/Br. |
| Rhode, U. | Dr. med., Städt. Krankenhaus, Radiolog. Abt., 8390 Passau |
| Rutledge, F. | Prof. M.D., Chairman, Dept. of Gynecology, M.D. Anderson Hospital and Tumor Institute, University of Texas System Cancer Center, Houston, Texas, USA |
| Schneider, E. | Dr. med., Oberarzt a.d. I. Frauenklinik der Universität München, Maistraße 11, 8000 München 2 |
| Schuster, H. | Dr. med., Gynäkologisch-onkolog. Klinik Bad Trissl, Auerbachstraße 15, 8203 Oberaudorf |
| Soost, H.-J. | Prof. Dr. med., Direktor d. Instituts f. Klin. Zytologie d. Techn. Univ., Prinzregentenplatz 14, 8000 München 80 |
| Vahrson, H. | Prof. Dr. med., Leiter d. Abt. f. Gynäkolog. Onkologie u. Strahlentherapie, Zentrum f. Frauenheilkunde und Geburtshilfe d. Univ., Klinikstr. 32, 6300 Gießen |
| Zander, J. | Prof. Dr. med., Direktor d. I. Frauenklinik der Universität München, Maistraße 11, 8000 München 2 |